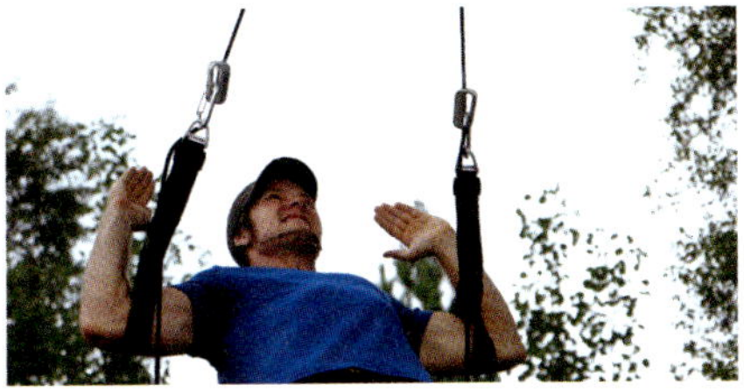
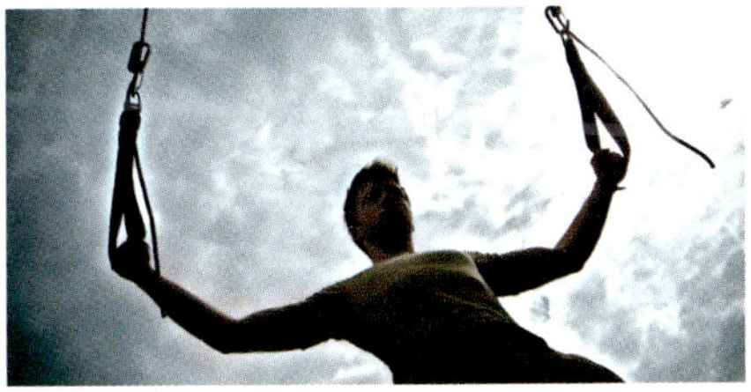
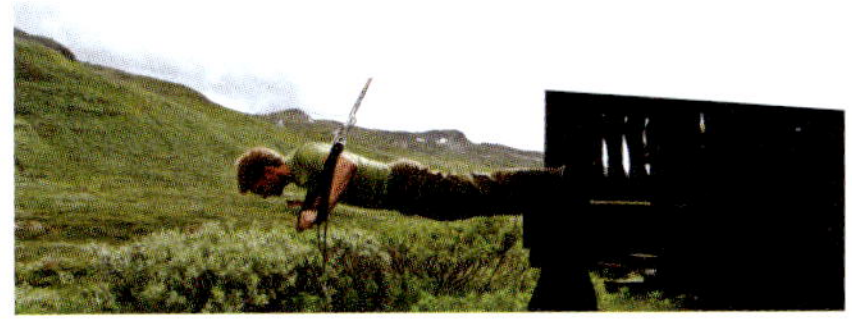

그림과 사진으로 배우는 **슬링운동**

Sling Training

Anders A. Berget and Lennart Krohn-Hansen

역자 김선엽

- 대전대학교 보건의료과학대학 및 대학원 물리치료학과 교수
- 대한정형도수물리치료학회(KAOMPT) 회장

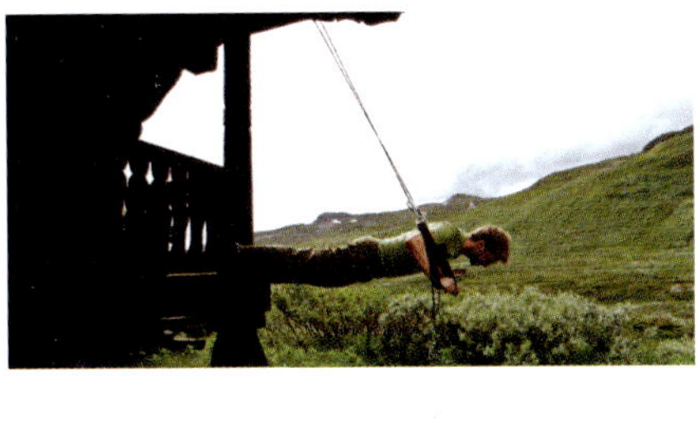
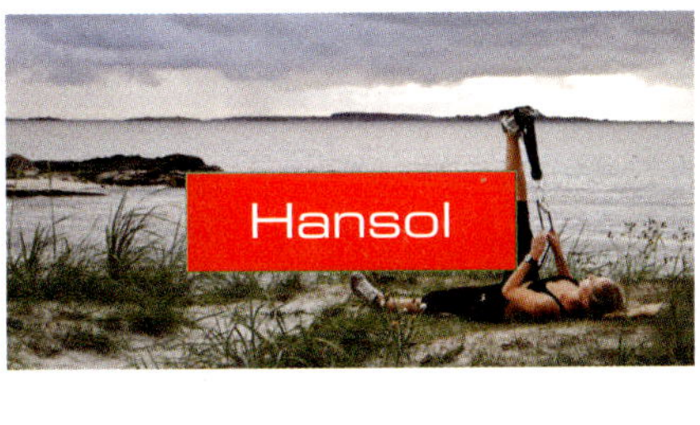

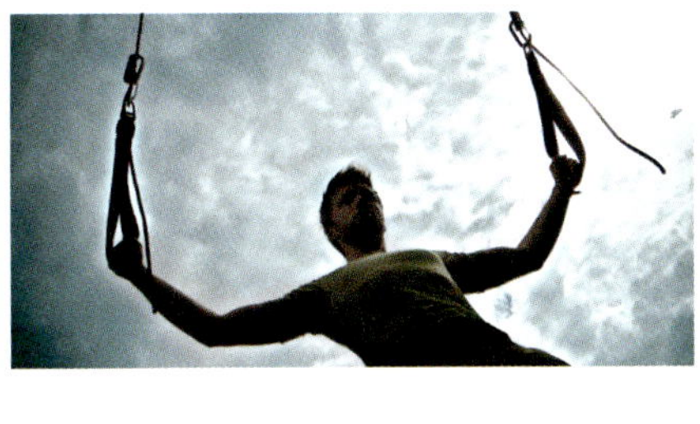

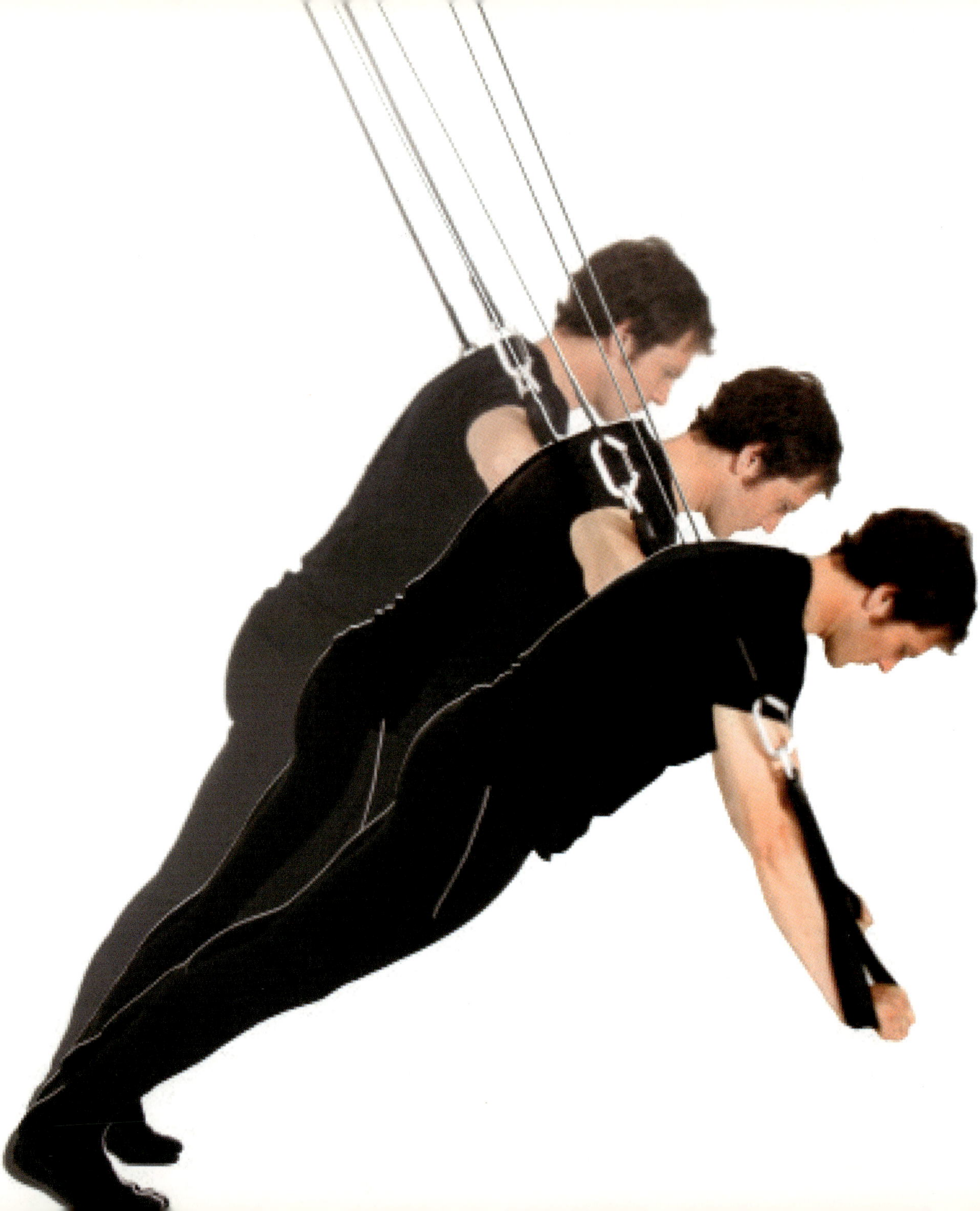

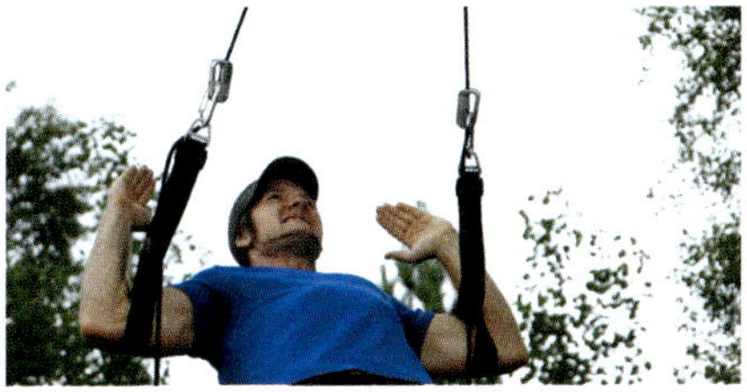
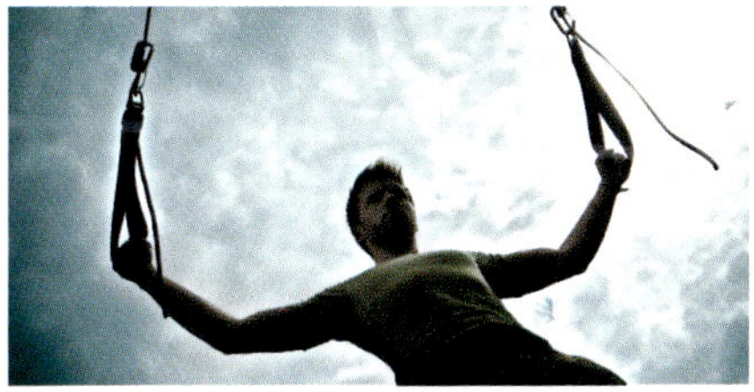
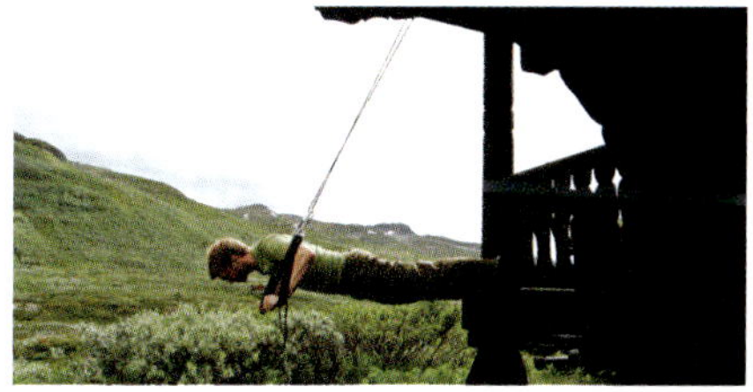

그림과 사진으로 배우는 슬링운동

Sling Training

Anders A. Berget and Lennart Krohn-Hansen

역자 김선엽

대전대학교 보건의료과학대학 및 대학원
물리치료학과 교수

대한정형도수물리치료학회(KAOMPT) 회장
대한물리치료과학회(KAPTS) 회장

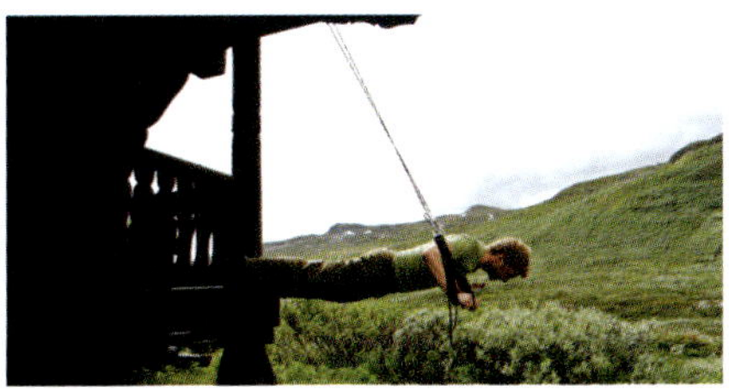
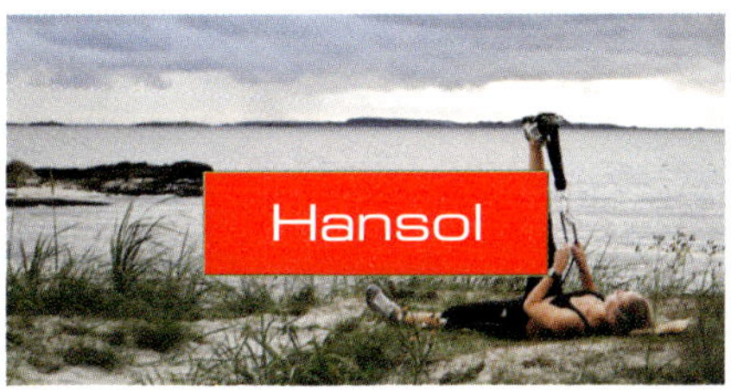
Hansol
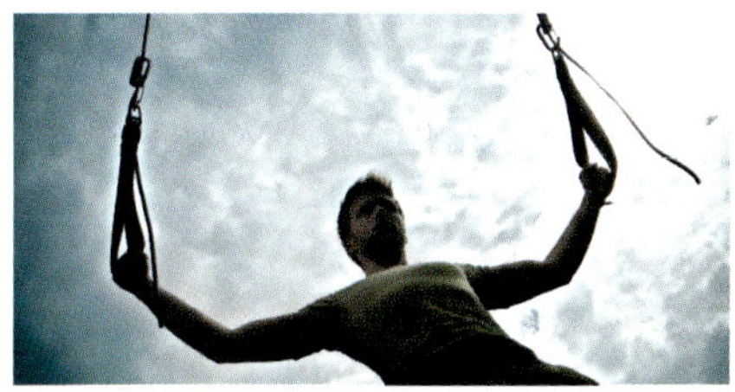

Translation from english language edition *Sling Training: Full Body Suspension Workout* (ISBN : 978-82-998851-1-9) by Anders A. Berget and Lennart Krohn-Hansen. Copyright by FRISK FORLAG AS.

Original version ISBN : 978-82-998851-1-9

Translated version ISBN : 978-89-94679-95-2

Publication Date in Korea : 2018.4.30

Photograph: Gry G. Thorsen
Models: Lene Løland, Kari Elise Grimstad, Dag Sandvik and Siw Øie Norheim

그림과 사진으로 배우는 슬링운동
(Sling Training: Full Body Suspension Workout)

발 행 2018년 6월 30일
저 자 Anders A. Berget and Lennart Krohn-Hansen
역 자 김선엽
발행처 한솔의학(Hansol medical book Co Ltd)
주 소 서울시 마포구 성미산로 116-6(연남동)
전 화 02-3144-6788, 02-325-6788
정 가 25,000원

ISBN 978-89-94679-95-2
mdbook.co.kr

역자서문

슬링(sling) 운동은 수천 년에 역사를 가지고 있는 운동법이며, 초기 물리치료의 역사와 그 맥을 같이 할 정도로 오랜 역사를 가지고 있는 운동 개념입니다. 중력을 이겨내지 못하는 사람들의 근력을 강화시키기 위해 물을 이용하였고, 물이 가지고 있는 물리학적 원리를 지상에서 구현하기 위해 줄을 이용하는 슬링 운동으로 발전되었습니다. 이러한 과정에서 노르웨이에 물리치료사는 매우 중요한 역할을 해 왔고, 약 30년 전 새로운 개념에 슬링 운동(sling exercise)가 물리치료사와 의사에 의해 다시 관심을 받게 되고 현재까지 많은 새로운 아이디어가 통합된 다양한 운동기구로 발전되어져 오고 있습니다.

이 책에서 다루고 있는 슬링 운동(sling training)은 근골격계 등에 신체적 약화를 호소하는 환자들을 대상으로 하기보다는 건강증진을 위해 운동을 하는 일반인이나 전문 운동종목 선수들을 대상으로 운동트레이너가 적용하기에 적합한 평균 수준 이상의 강한 운동 강도를 이용하는 운동들이 많습니다. 그러나 여기서 다루고 있는 다양한 운동방법들을 응용하여 물리치료사들이 운동 강도를 적절히 조절하여 적용한다면 환자들이나 쇠약한 사람들에게도 매우 긍정적인 효과를 얻을 수 있을 것입니다. 그 이유는 이 책에서 제시되고 있는 많은 운동 방법과 운동 강도들이 이미 물리치료사가 환자들을 대상으로 사용하고 있는 슬링운동방법들과 일치하는 것들이 많기 때문입니다.

슬링 운동은 인체 전 부분에 균형적 발달과 뇌의 운동조절 시스템에 영향을 주며, 아주 쉬운 운동부터 극한 수준의 운동 강도를 제공할 수 있는 효율적인 운동방법입니다.

이 책의 구성은 독자들이 스스로 공부하면서 자연스럽게 슬링 운동의 원리를 이해하고 운동 방법과 운동 강도를 적절히 조절할 수 있고 쉽게 인체 부위별로 적용할 수 있도록 제작되어 있습니다. 또한 후반부에는 특별히 전문 운동종목에 대해 각 분야의 우수한 선수들이 스스로의 경험을 기초로 기능 향상을 위해 도움이 될 수 있는 슬링 운동 프로그램을 운동 종목별로 제시하고 있다는 점이 매우 특별한 부분이 될 수 있습니다.

국내에서는 슬링 운동에 관심을 가진 많은 운동 전문가와 물리치료사, 의사들이 있습니다. 이 전문가들이 쉽게 슬링운동 관련 정보를 제공하는 자료가 부족했던 현실에서 이 책의 발간을 결정하시고 번역을 의뢰해 주신 도서출판 한솔의학에 양방섭사장님에게 감사의 마음을 전합니다. 부디 이 책이 슬링 운동에 관심과 애정을 가지고 있는 모든 운동전문가와 일반인들에게 뜨거운 사랑을 받는 귀한 책이 되기를 기원합니다. 감사합니다.

대전대학교 물리치료학과

김 선 엽, PhD., PT.

목차 (Contents)

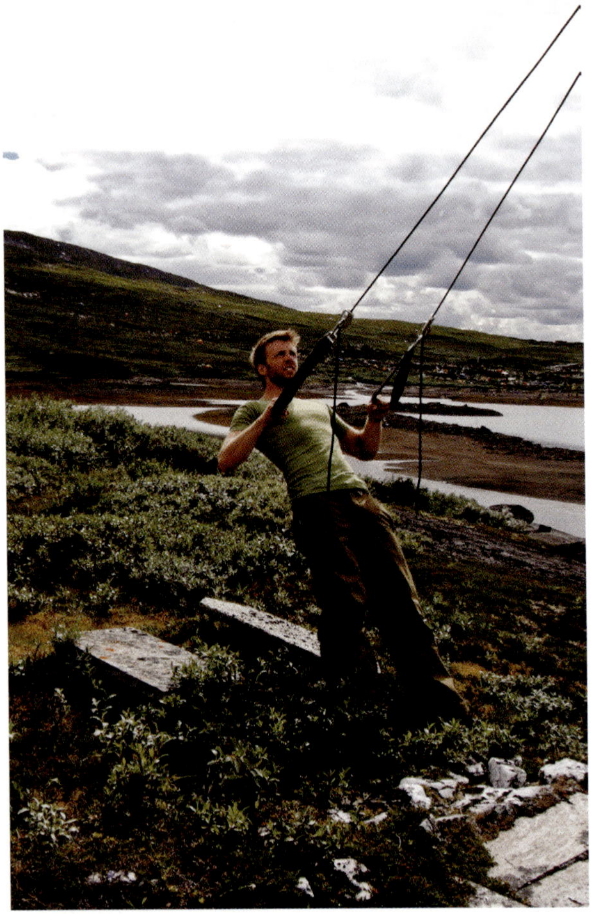

운동(EXERCISE)

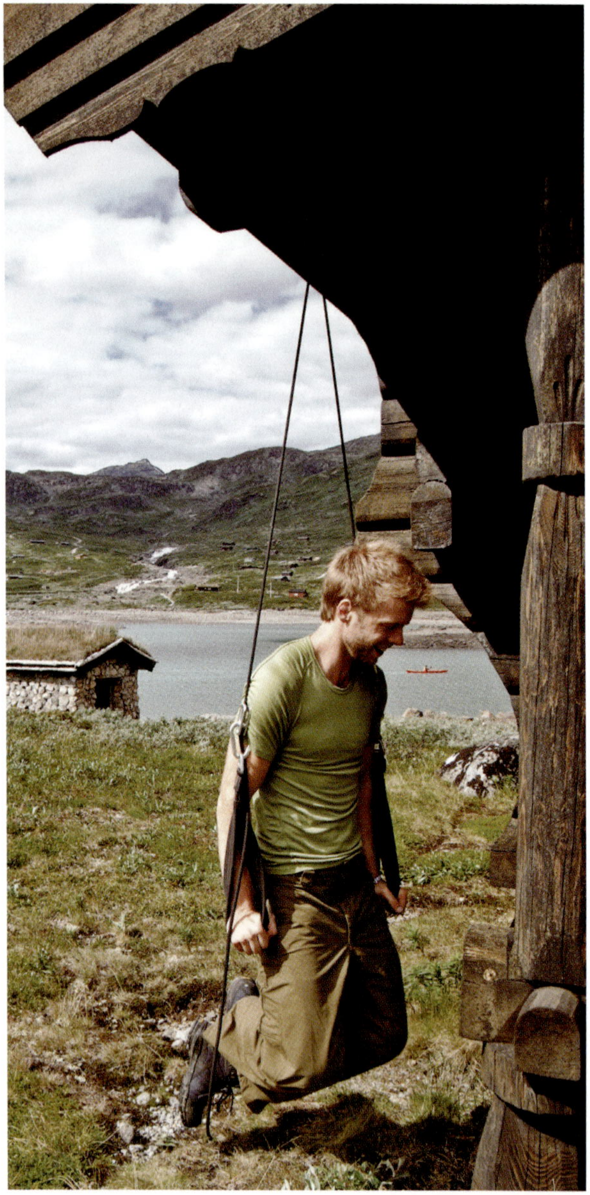

서론(Introduction)

슬링(sling)

조절가능한 고리형 로프를 이용하여 일반 운동에 비해 더 높은 근력과 균형 감각을 필요로 한다. 슬링 운동, 슬링 훈련이라고도 불린다.

나는 두 손으로 슬링을 단단히 잡고서 운동할 준비를 마쳤습니다. 양 발은 어깨 넓이로 벌리고 몸통은 플랭크 자세를 취했습니다. 슬링 푸시업이 얼마나 어려운지 좀 해볼까?

몸을 바닥으로 낮추면서 나는 손이 흔들리기 시작하는 걸 느끼고 균형을 유지하기 위해 사투를 벌입니다. 가슴, 팔, 주요 근육들은 각자의 최대치를 발휘하면서 협동하고 있습니다.

나는 손이 흔들리지 않도록 집중합니다. 맥박은 빨라지지만 다시 몸을 낮춥니다.

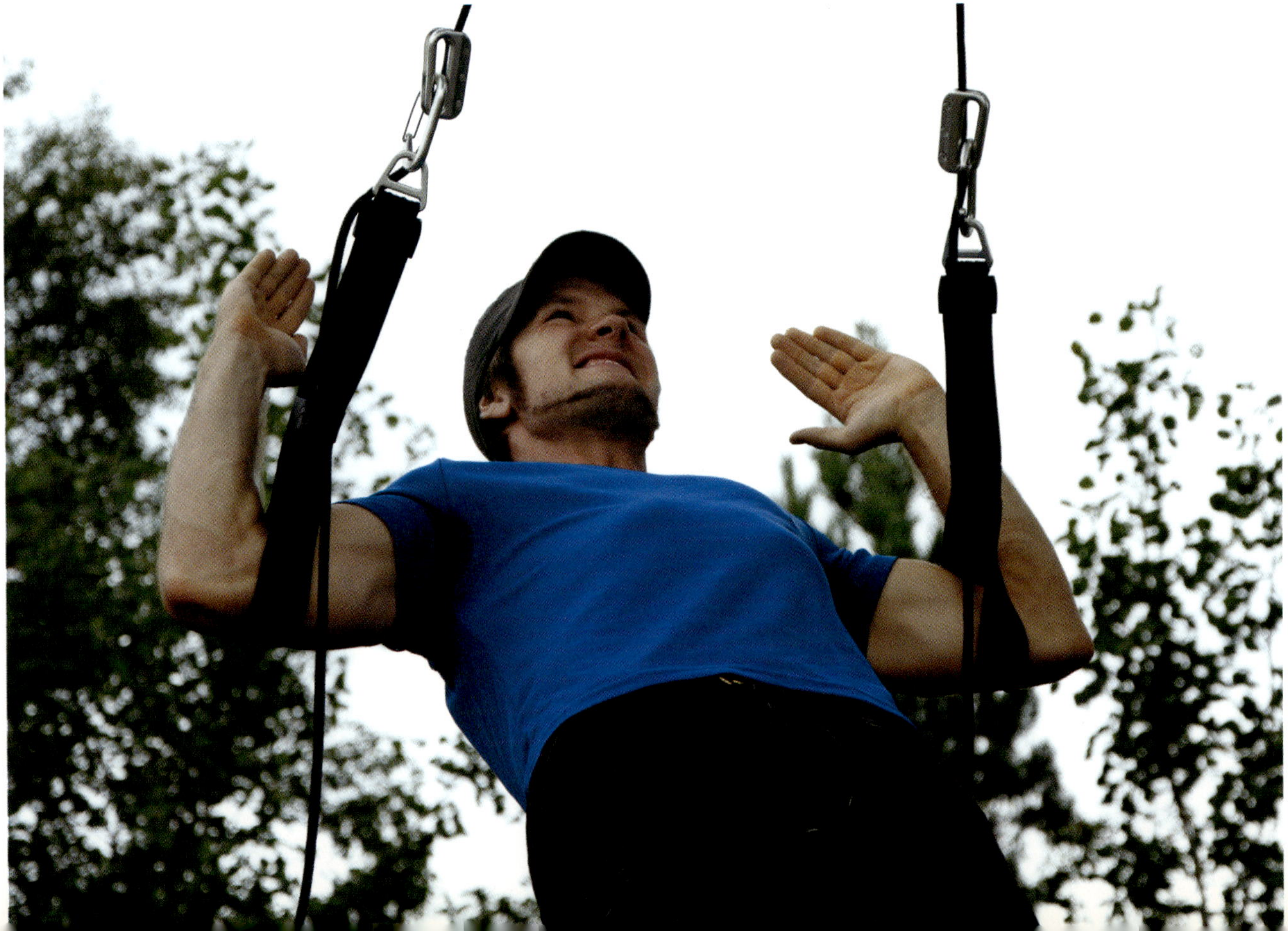

내가 언제 이렇게 어렵게 숨을 쉬었던가? 난 일곱 번을 반복한 후에 바닥으로 고꾸라집니다. 겨우 푸시업 일곱 번에? 예전에 나는 그것의 다섯 배는 할 수 있었는데! 이것이 슬링 운동과 나의 첫 만남이었습니다.

슬링 운동은 우리에게 어떤 도움이 되는 것일까?

슬링 운동은 특별하고 우리를 더 강하고 더 빠르고 더 유연하게 만들어 주며, 균형 감각을 발달시키고 스포츠 부상을 방지해 줍니다. 우리는 런닝에서도, 골프 스윙에서도 또는 암벽 타기에서도 분명히 신체능력이 향상되는 것을 느낄 수 있습니다. 내가 유일하게 걱정하는 문제는 누군가가 이 운동에 중독될 수도 있다는 점입니다.

완전히 새로운 형태의 동작에 접하시게 된 것을 환영합니다. 우리는 여러분이 체형, 신장, 체중, 또는 연령 등을 반영한 자신에게 알맞은 운동을 시도할 준비가 되어 있기를 바랍니다. 슬링 운동은 일반적인 기구를 이용한 운동보다 더 빠른 결과를 보여주는 균형 잡힌 전신 운동입니다. 이 운동은 근력, 균형 감각, 관절 안정성을 동시에 개선시킵니다. 무엇보다 중요한 점은 이 운동의 효과를 일상 생활에서도 느낄 수 있다는 사실입니다.

여러분이 이사를 하느라 하루 종일 박스를 나르고 있다고 가정해 보겠습니다. 무거운 박스를 들어올리기 위해서는 팔만이 아니라 모든 근육이 강해야 합니다. 팔은 들어 올리는 동작의 일부를 맡을 뿐이며 그 나머지 부분은 어깨, 심부, 다리 근육이 담당합니다.

운동과학에서는 이를 "근육 사슬"(muscle chain)이라고 부릅니다. 근육 사슬은 들어올리기, 점프하기, 달리기, 또는 던지기와 같은 여러 동작의 수행에서 이루어지는 근육들의 협동을 가리킵니다. 사슬의 강도는 그 연결고리 중 가장 약한 부분에 의해 결정되며 이는 신체의 근육 사슬에서도 마찬가지입니다.

"균형 잡힌 전신 운동"이라는 것은 가장 약한 연결고리에 가장 강한 압력이 가해지면서 모든 근육이 강해진다는 것을 의미합니다. 근력 기구운동이나 바벨/덤벨 등을 이용하는 프리웨이트 운동은 서로 다른 방식으로 우리 몸을 단련시킵니다. 슬링 운동의 가변적이고 흔들거리는 지지는 관절 안정성을 높여 주고 스포츠 부상 위험을 낮추어 줍니다. 여러분의 근육이 강해질 뿐만 아니라 덤으로 부상도 예방됩니다!

슬링 운동용 장비를 구입하면 수백 가지의 운동이 가능한 헬스장을 가지게 되는 것입니다. 어떤 장치도 이처럼 맞춤형 운동을 제공하지는 못합니다. 줄을 서서 기다릴 필요도, 나른 기계로 이동할 필요도, 덤벨 무게와 시트를 조정할 필요도 없으며 시간도 절약됩니다. 밸런스 보드나 웨이트를 추가해 자신만의 창의적 운동을 만들 수 있습니다.

이 책의 목표는 슬링 운동이 얼마나 즐겁고 가치를 가질 수 있는지를 여러분에게 알려드리는 것입니다. 집에서 슬링 운동을 한다면 자신이 원할 때마다 전신 근력 트레이닝을 할 수 있습니다. 슬링 트레이너와 함께 공원에 가거나 런닝후에 자신의 차고에서 슬링 루틴을 할 수도 있습니다.

다니는 체육관이 있다면 슬링 운동은 더 빠르고 더 우수한 결과를 얻게 해 줄 것입니다. 스스로에게 도전하고 잠자는 근육을 깨우십시오!

왜 이 책을 보아야 하는가?

이 책의 집필 의도는 여러분에게 슬링 트레이너로 가질 수 있는 다음과 같은 모든 가능성을 보여주는 것입니다.

- 최고의 기본 운동
- 특정한 근육 또는 근육군을 위한 운동
- 익스트림 슬링 운동
- 스트레칭 및 유연성 운동
- 운동 루틴 및 각 스포츠 종목별 프로그램

변형이 모든 운동의 핵심입니다. 완벽한 상체와 하체 운동을 이미 알고 있다고 하더라도 한 두 가지의 슬링 운동을 추가해 그 효과를 직접 확인하시기를 적극 권장합니다.

우리는 우리가 찾은 모든 슬링 운동을 엄격하게 테스트했으며 그 중 가장 효과적인 운동만을 모아 이 책에 실었습니다.

대부분의 슬링 운동은 의료용 볼(medicine ball), 밸런스 보드, 프리 웨이트, 필라테스 볼과 같은 장비를 이용해 변형시킬 수 있습니다. 마찬가지로 발끝부터 무릎을 이동시키거나 지지를 두 손이 아닌 한 손으로만 함으로써 운동을 변형시킬 수도 있습니다.

수많은 변형 방법을 통해 거의 무한대의 운동 방법이 가능합니다. 저희는 이러한 변형의 제시해 드릴 것이며 여러분이 자신만의 운동법을 개발할 수 있기를 바랍니다.

그리고 여기 개인트레이너와 강사들에게 드리는 희소식이 있습니다. 우리는 모든 운동에 대해 사진 이외에도 설명을 덧붙였기 때문에 친구의 운동을 돕거나 클라이언트를 지도하는 데에 매우 유용하게 이용될 수 있을 것입니다.

슬링 운동 준비

체조는 수천년 전 고대 그리스에서 시작되었습니다. 신체적 건강이 권장되었고 그리스의 모든 도시에는 체육관 즉 운동을 할 수 있는 야외 공간이 있었습니다. 그 후 로마 시대에 체조용 링 즉 강철 링이 개발되었고 군사 훈련의 일부로 이용되었습니다. 슬링 운동의 일부는 이러한 체조용 링의 동작을 기초로 합니다.

슬링은 즐기기 위해 그리고 신체 건강을 위해 이용되어 왔습니다. 슬링 운동의 근대적 버전이 처음 소개된 때는 1866년으로 "청소년을 위한 운동 경기"(Athletic Sports For Boys)라는 제목의 책을 통해서였습니다. 이 책은 슬링 운동을 포함해 여러 운동법을 제안했습니다. 1800년대 말까지 다양한 디자인의 슬링 트레이너들이 특허 등록을 마쳤습니다.

1900년대가 시작하면서 의사와 물리치료사들이 슬링을 이용하기 시작했습니다. 슬링치료 또는 슬링요법을 이용해 신체 일부를 상승시킴으로써 마찰 없는 동작을 제공했습니다. 이러한 "중력 제거"를 통해 허약한 환자가 자신의 신체 일부를 움직일 수 있도록 함으로써 치료 목적의 동작과 유연성을 확보할 수 있었습니다. 우리는 제 6장 (스트레칭)에서 이 원리를 이용해 경직된 관절과 근육을 이완시킬 것입니다.

슬링요법은 오랜 기간 이용되어 왔지만 슬링 운동은 최근 약 5년 사이에 다시 떠오르고 있으며 점차 확산되고 있습니다. 슬링 운동은 기능성과 가치 있는 트레이닝 도구라는 명성으로 이용층을 넓혀나가고 있습니다.

체중 저항 트레이닝은 신체 지각을 강화시키며 일상생활에서 눈에 띄는 결과를 가져옵니다.

이제 시작하십시오!

슬링 운동을 올바르게 하기 위해서는 전문적인 지도가 필요하다. 이건 잘못된 사실입니다.

다른 모든 형태의 운동처럼 최상의 결과를 얻고 부상을 방지하기 위해서는 기본 원리를 알아야 하며 이것이 올바른 팩트입니다.

우리는 “Before You Begin”(운동 시작 전에) 섹션을 먼저 읽기를 권해 드립니다.

슬링 운동의 범위는 매우 쉬운 것부터 극도로 어려운 것까지 다양합니다. 이 책은 여러분에게 기본부터 고급 운동까지 모든 것을 알려드리기 때문에 자신의 수준에 맞춘 운동을 하면서 계속 새로운 것에 도전할 수 있습니다.

가장 쉬운 운동부터 시작하면서 기초를 학습하십시오. 모든 고급 운동은 기초 운동을 바탕으로 하기 때문에 우선 기초 운동을 완벽한 형태로 익히기 바랍니다.

여러분에게 행운이 있기를 바랍니다!

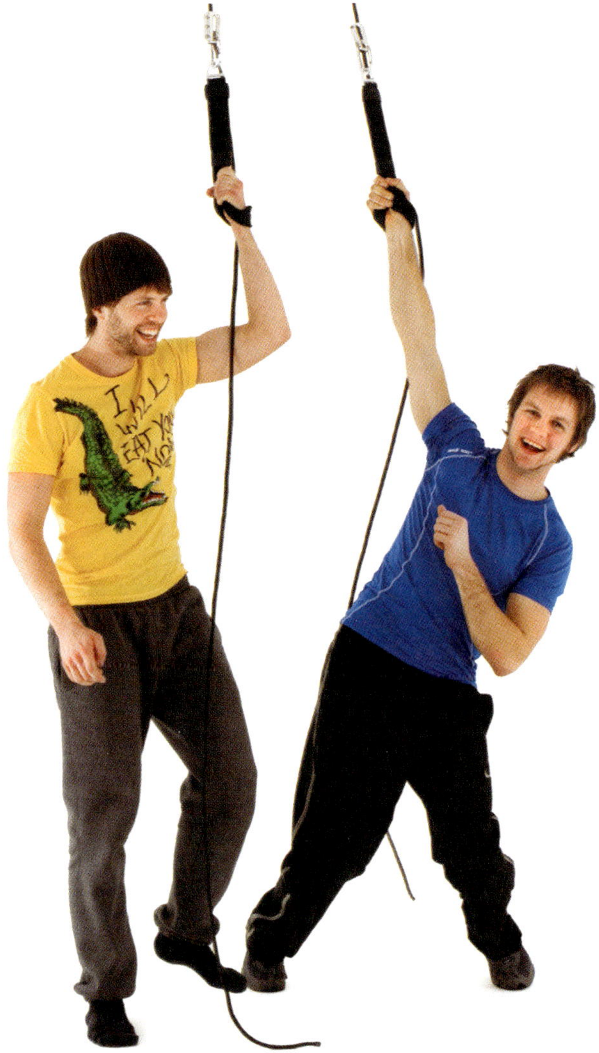

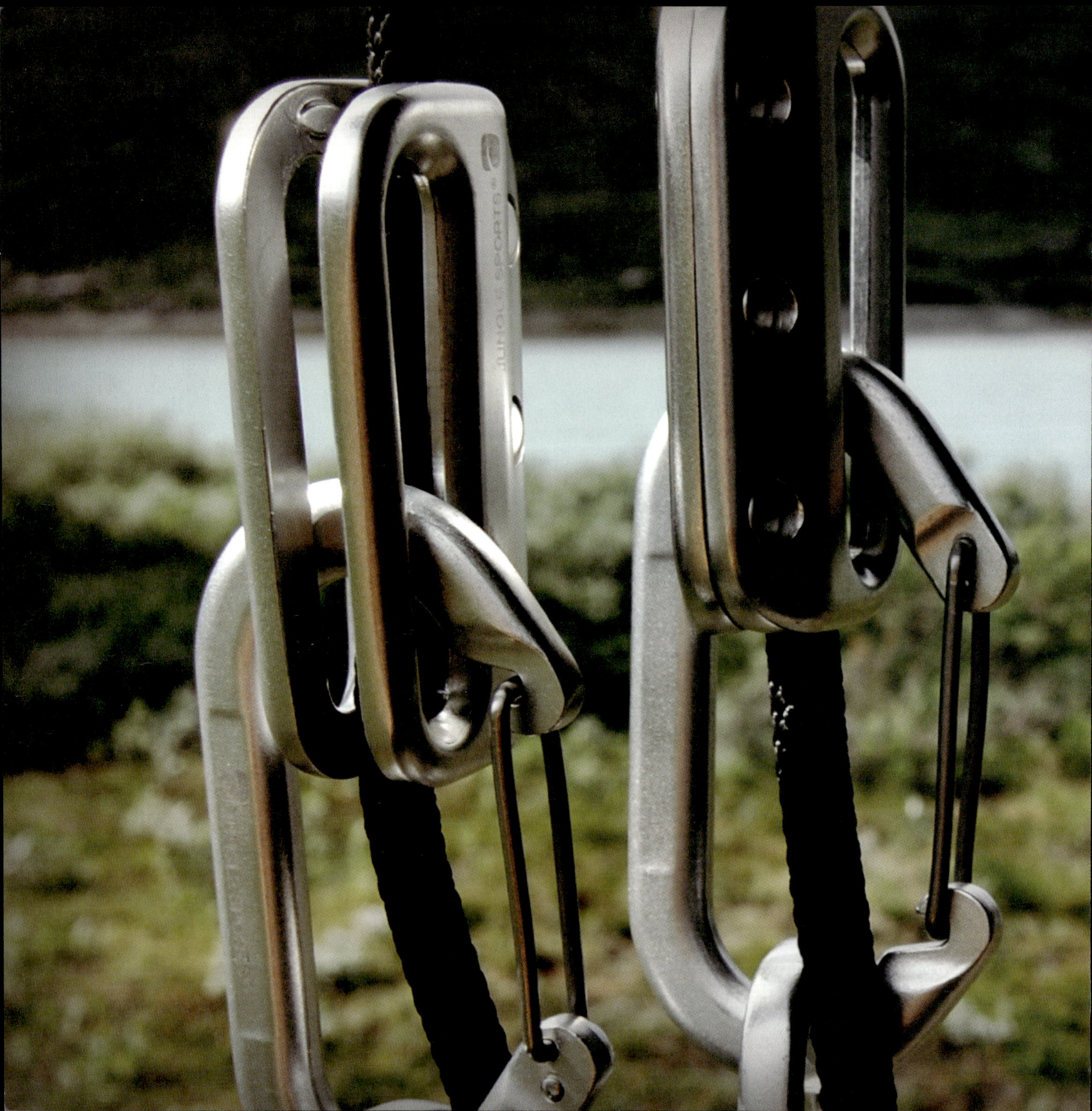

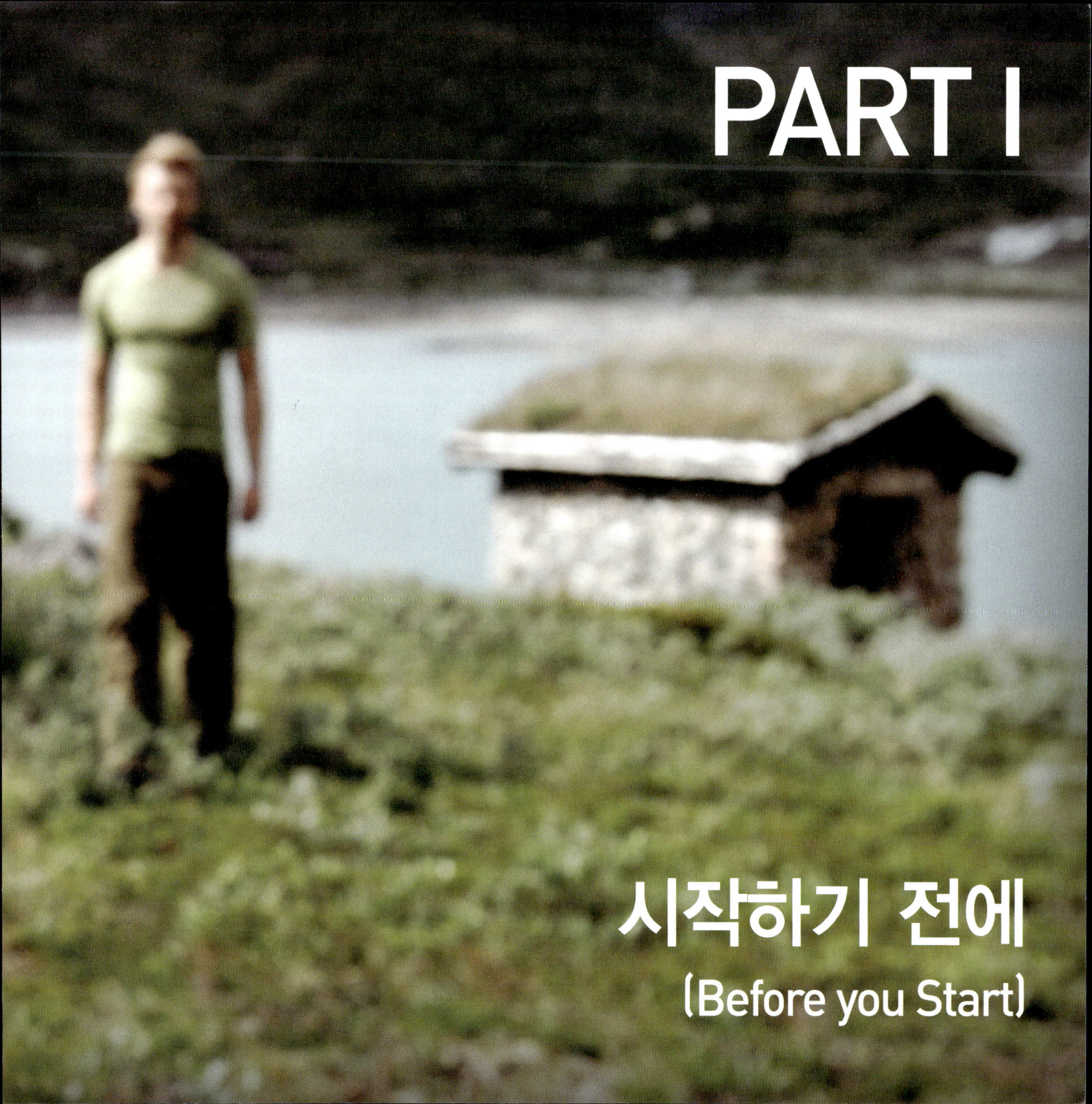

PART I

시작하기 전에
(Before you Start)

시작하기 전에(Before You Start)

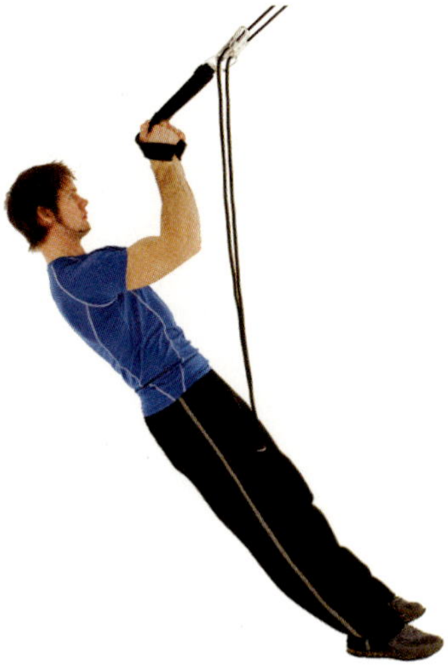

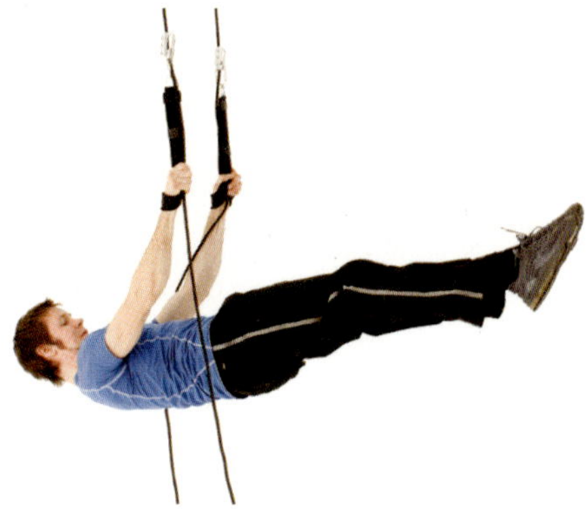

슬링 운동은 전신 운동을 가능하게 합니다. 머리에서 발끝까지, 당신은 당신이 전혀 알지 못했던 근육을 운동시키게 될 것입니다.

어떤 가이드가 없을 경우, 여러분은 슬링 운동 중 좋은 자세나 강한 부하에 대해 안전하지 않을 수 있습니다. 그리고 최대의 결과를 얻기 위해서 여러분은 올바른 방법으로 훈련해야 합니다. 수 년간의 고객 교육을 통해, 우리는 슬링 운동을 익히기 위한 3가지 원칙이 있다는 것을 알게 되었습니다.

- 완벽한 자세(Perfect posture)
- 코아 근육의 활성화(Core activation)
- 80/100 옵션(option)

완벽한 자세 (Perfect posture) 누군가가 여러분이 슬링 운동을 하는 모습을 보았을 때, 나는 그들이 "와! 이 사람은 완벽한 자세로 운동하고 있구나"라고 생각하길 바랍니다. 완벽한 자세란 어깨를 낮은 자세로 유지하고, 목은 편안하게 그리고 허리는 중립적인 자세를 유지하는 것입니다. 만약 여러분이 완벽한 자세로 운동을 한다면 제대로 된 운동을 할 수 있는 가능성이 높습니다!

코아 근육의 활성화 (Core activation) 일상 생활에서 우리는 서거나 앉은 자세를 취할 때 두 가지의 치팅(cheating) 방법이 있습니다. 서있을 때, 등을 뒤로 제치고 엉덩이를 더 튀어나오게 하는 "오리 자세(duck pose)"를 취하면 상체의 직립을 유지하는 동안 허리의 관절과 인대가 복근을 이완시킵니다. 그리고 복근이 수축하고 있지 않기 때문에 편안한 느낌이 들지만, 잠시 후 여러분은 허리 부위가 긴장되고 복근이 수축되는 것을 느낄 것입니다.

또 다른 치팅(cheating) 방법은 앉아있는 자세입니다. 이 자세에서 여러분은 의자의 앞쪽으로 미끄러져 가서 "바나나 포즈(banana pose)"라고 알려진 의자의 끝에서 허리를 뒤로 최대로 저친 자세를 해 보십시오. 이때 여러분은 등의 근육들을 사용하지 않고 허리 부위에 인

치팅(cheating)이란 근육이 피로해져 더 이상 정자세를 유지할 수 없는 경우 몸의 반동이나 관성을 이용하여 추가로 운동을 완수하는 방법이다.

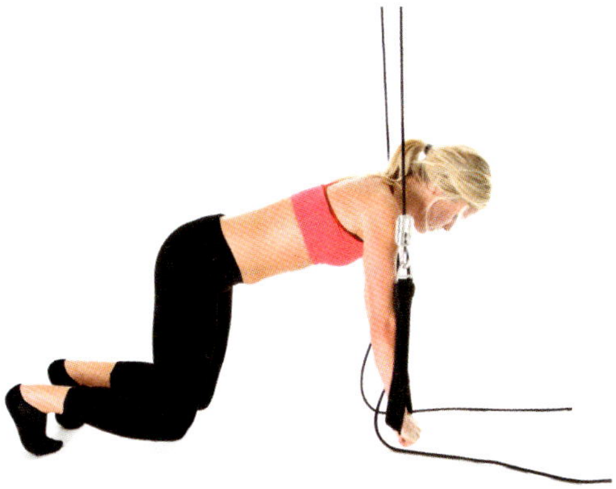

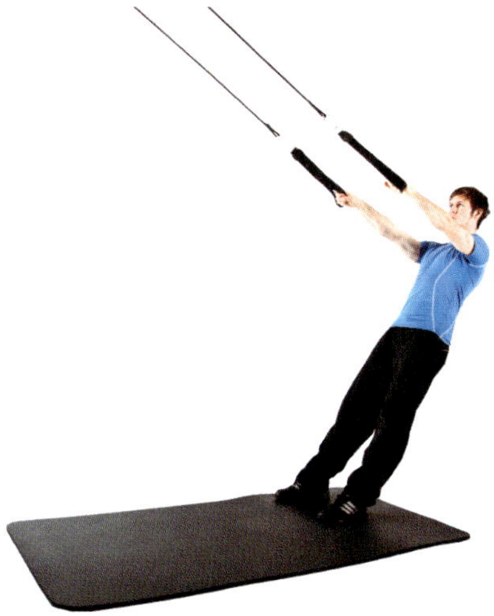

대와 관절은 안정을 취하게 되기 때문에 편안하게 느낄 것입니다. 그러나 시간이 지날수록 여러분은 불편해질 것이고, 허리 뒤쪽에서 통증을 느끼게 될 것입니다.

복근은 허리가 지나치게 뒤로 제쳐지지 않도록 작용을 해야 합니다. 앉거나 서 있든 간에 등은 반드시 중립 위치에서 약간 구부러진 올바른 자세로 유지해야 합니다.

다음 페이지에 나오는 운동은 중립적이고 올바른 자세를 찾는 아주 간단한 방법입니다. 여러분은 복근의 아래 부분이 중립 자세로 유지하기 위해 작동되는 것을 느낄 것입니다. 여러분은 운동을 할 때 이 운동에서와 같은 방식으로 복근이 수축되는 것을 느껴야만 합니다.

80/100 옵션
(The 80/100 option)

다음 페이지에 나오는 운동에서, 여러분은 고관절을 펴는 마지막 동작이 복근과 허리를 위해 가장 필요하다 것을 알게 될 것입니다.

고관절을 똑바로 유지하는 것은 매우 어렵기 때문에 슬링 운동을 하기 위해 자신이 전혀 강하지 못하다고 생각하는 일부 사람들을 낙담시킬 수 있습니다.

만약 여러분이 고관절을 약간 구부린 상태로 운동을 하면 80%의 운동을 하는 것입니다. 이 때는 코아 근육에 부담을 덜 주게 되고, 초보자의 경우 큰 피로감 없이 더 많은 운동을 시도할 수 있게 됩니다.

80%의 운동에는 아무런 문제가 없습니다. 슬링을 시작하는 단계에서 100% 운동을 할 수는 없기 때문에 80%에서 시작하여 최대 100%까지 도달하는 것을 목표로 운동을 하십시오. 여러분이 운동을 할 때 고관절을 곧게 편 상태로 한다면, 여러분은 100%로 하는 것입니다. 이것이 80%에서 100% 간에 차이를 느낄 수 있는 가장 좋은 방법입니다.

만약 이 세 가지 원칙이 너무 많다면, 다음의 한가지 규칙을 꼭 기억하십시오.

여러분의 복근이 긴장되면, 운동을 정확히 하는 것입니다. 만약 등이 긴장된다면, 여러분은 휴식을 취하거나 보다 더 쉬운 운동을 선택해야 합니다.

코아 근육 안정화(Core stability)

모든 슬링 운동은 올바른 자세(correct posture)와 좋은 방법(good form)으로 실시해야 합니다. 이 운동은 여러분에게 어떻게 척추의 중립 자세를 유지하고 긴장을 피하는 방법을 보여줄 것입니다.

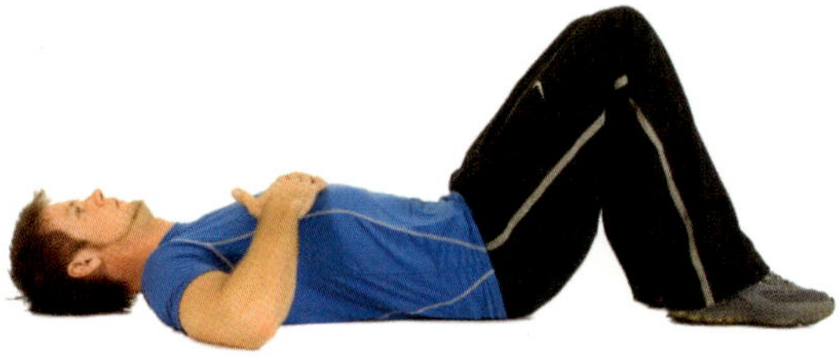

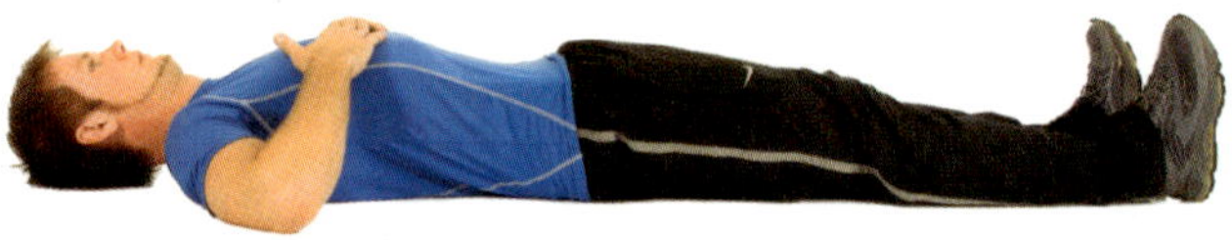

척추의 움직임 (Spinal movement) 사진에서와 같이 바닥에 양 무릎을 구부리고 등을 대로 누우십시오. 여러분의 허리 부위에 집중하고 허리의 곡선을 증가시키고 곧게 펴는 동작을 교대로 합니다. 이때 허리는 등과 바닥 사이가 손가락이 들어가기에 충분할 정도로만 구부려야 합니다. 복근에 힘을 주어 허리 부위에서 손가락이 가볍게 눌려지도록 노력합니다. 이것이 척추가 올바른 자세가 되는 중립 자세입니다.

일반적인 팁(General tips)

일반적인 팁 (General tips) 모든 슬링 운동을 할 때 절대 통증이 없어야 합니다. 만약 운동 중에 불편함이나 통증이 느껴지면 즉시 운동을 중지하십시오. 운동을 계속하려면 그 전에 운동을 좀 더 쉽게 조절하십시오.

만약 허리에서 피로감이나 긴장감을 느끼기 시작하였다면 운동이 너무 힘들거나 척추가 중립 자세에 있지 않다는 것을 의미합니다.

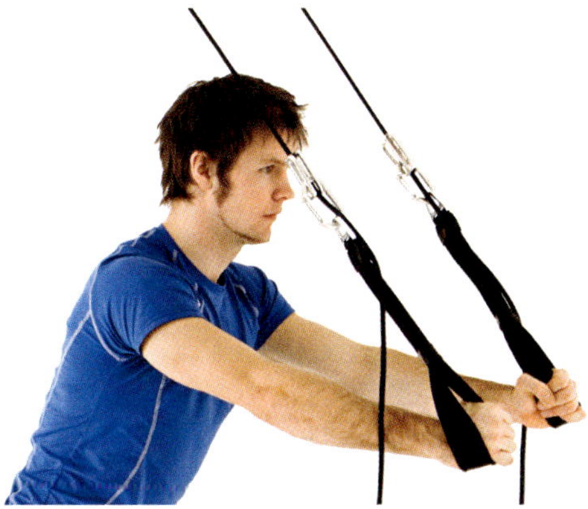

어깨를 낮추고 목을 편안하게 하십시오 (Keep shoulders low and relax the neck). 어깨를 낮추고 목이 중립 자세와 이완된 자세로 유지한다면 운동들은 훨씬 더 부드러워지고 기분이 좋아질 것입니다. 목은 반드시 척추의 자연스러운 신전 자세로 유지되어야 합니다.
목의 중립 자세는 서있을 때 머리가 목 위에 편안히 얹혀 있는 상태입니다.

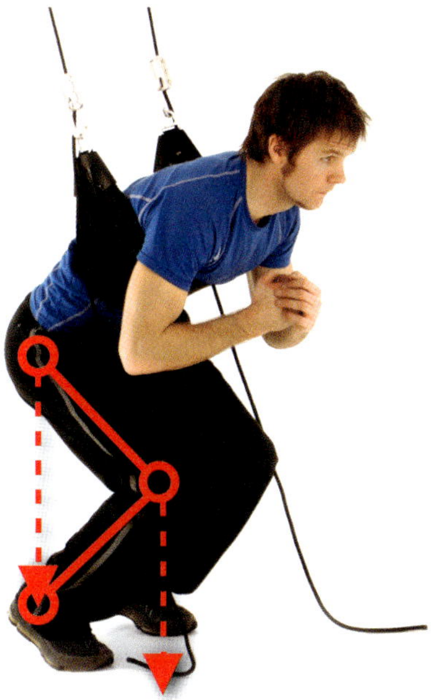

발가락과 무릎, 고관절이 일직선 (Hips over knees over toes) 하체 운동 시에 여러분의 고관절과 무릎 그리고 발가락은 나란히 일직선 상에 있어야 합니다. 이것은 슬링 운동뿐만 아니라 모든 다리 운동 시에도 적용됩니다.
고관절과 무릎 그리고 발가락이 일직선 상에 있을 때 관절들에는 동일한 압력이 분포되고 균형된 근육 작용이 일어납니다. 이것은 무릎의 긴장과 부상을 방지하는 데 도움이 될 것입니다.

프랭크 코아 안정화(Plank core stability)

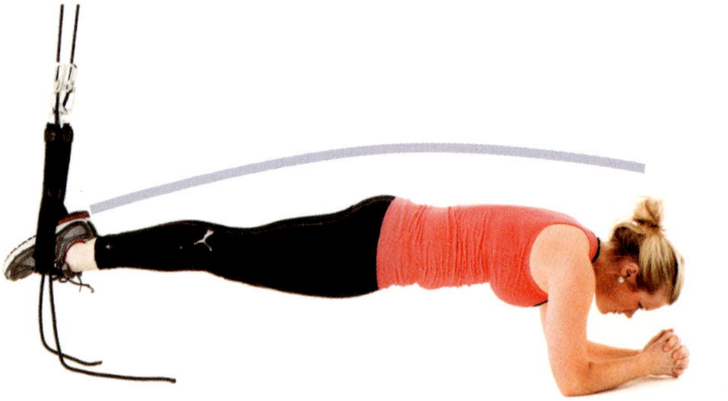

바른 자세(Correct)

몸통은 머리와 발끝과 수평을 이루게 합니다; 척추는 약간의 곡선을 가진 중립 자세에 있게 합니다. 양 어깨는 몸통과 90도 각도를 이루게 합니다.

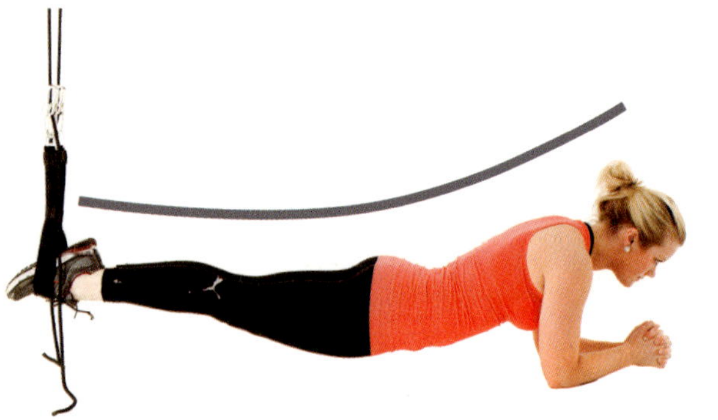

잘못된 자세(Wrong)

복근은 작동되지 않아 고관절이 밑으로 내려가게 되어 척추가 과도하게 휘었습니다.

만약 여러분이 스스로 이 자세를 하고 있다고 느낀다면 복근에 힘을 주어 고관절을 위로 들어 올리고 골반을 뒤로 기울여 보십시오.

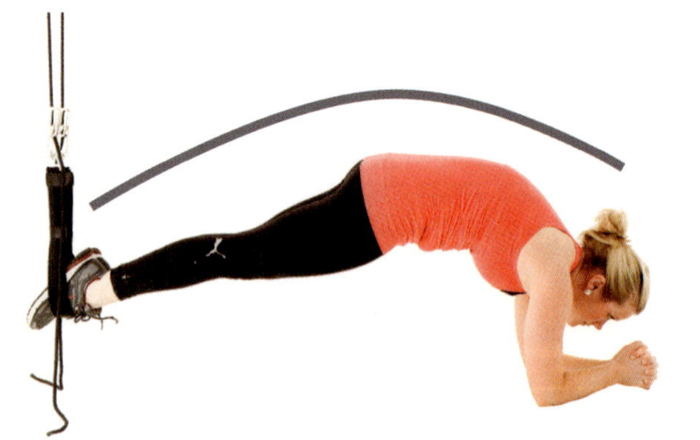

잘못된 자세(Wrong)

양측 고관절이 하늘로 올라가 있습니다. 이 자세는 어깨에 부담을 커지게 하고 나쁜 자세를 만들게 됩니다. 이 때는 고관절을 낮추어 허리를 똑바로 펴면 올바른 중립 위치를 할 수 있습니다.

선 자세에서 코아 근육 안정화(Standing core stability)

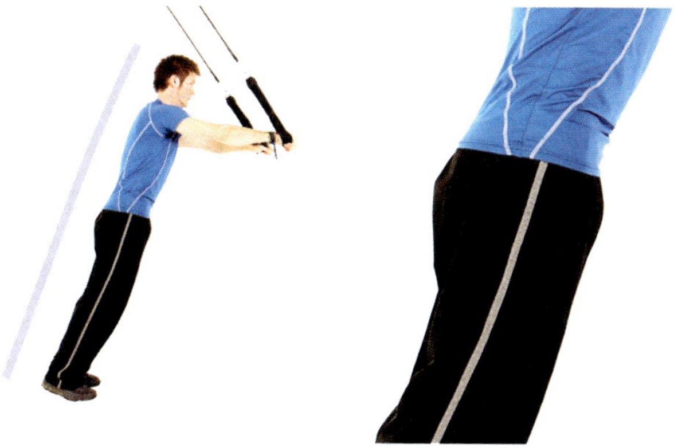

바른 자세(Correct)

고관절은 곧게 펴고 허리는 중립 자세를 취합니다. 양 팔은 몸통과 90도를 이루게 합니다.

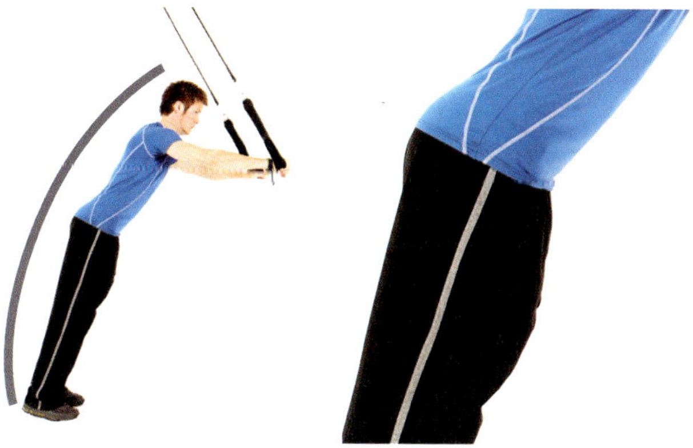

바른 자세(Correct) 80%

몸통은 고관절에서 구부러져 엉덩이가 뒤로 튀어 나와 있습니다. 고관절을 곧게 펴고 중립 자세로 돌아갑니다. 고관절을 곧게 폄으로서 복근과 등 근육에 힘든 도전을 하도록 할 수 있습니다.

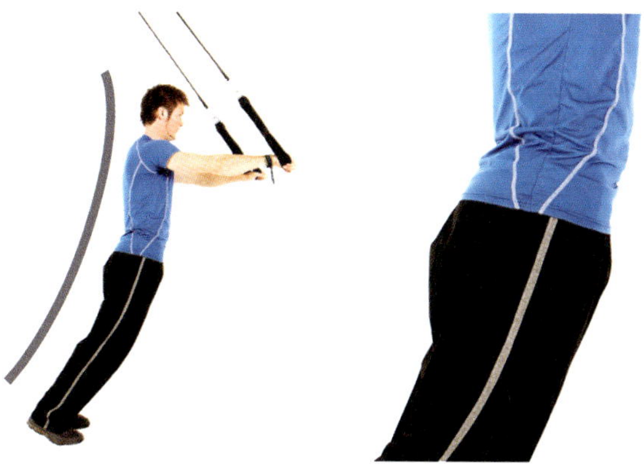

잘못된 자세(Wrong)

복근이 수축되지 않았고 척추는 구부러져 고관절이 앞으로 떨어져 있습니다. 만약 자신이 이 자세를 취하고 있다는 것을 알게 된다면 중립 자세로 되돌아가십시오.

세트와 반복(Sets and repetitions)

반복 횟수와 가볍고 무거운 부하량 간에 차이는 무엇입니까? 이것들이 나의 운동 결과에 어떤 영향을 미칠까요?

반복 (Repetitions; reps) 휴식을 취하기 전까지 운동을 얼마나 많은 횟수를 반복하나요? 만약 여러분이 8회 반복을 한다면, 저항을 반드시 조정해야 하고 그렇게 해서 이러한 반복(9, 10회가 아닌 그 이상) 횟수를 관리해야 합니다.

세트 (sets) 한가지 운동에 대한 반복 단위입니다. 한 세트를 마친 후에 여러분은 반드시 다시 시작하기 전에 1분간 휴식을 취해야 합니다. 또 다른 방법으로는 수퍼세트(superset)를 할 수 있습니다.

수퍼세트(푸시-풀 수퍼세트, Superset(push-pull superset)) 두 가지(또는 그 이상) 운동들을 쉬지 않고 교대로 반복합니다. 이 운동은 반드시 반대측 근육군(예: 가슴/등)끼리 실시해야 하며, 이때 한쪽 근육군이 운동을 할 때 반대측 근육군은 쉬게 됩니다. 이 방법은 여러분의 운동을 절반의 시간 안에 할 수 있게 합니다.

드롭세트/맥스로드/피라미드 세트 (Dropset / Maxload / Pyramid set) 이 방법은 손상된 근육으로 강한 저항운동을 하는데 실패했을 때 낮은 저항으로 운동을 지속적으로 하게 하는 기술입니다. 예를 들어, 낮은 노 젓기(low row) 운동을 올바른 자세로 추가적인 반복을 완벽하게 할 수 없는 경우, 뒤로 한 단계 물러나고, 저항을 낮추고 또 다른 반복을 시도하는 것입니다. 운동 시 근육에 이상이 나타나면 다시 단계를 낮추십시오(22쪽에 지지하는 발을 참고해 주십시오).

저항의 조절 (Adjusting resistance) 일반적인 웨이트 트레이닝에서, 웨이트를 증가시켜 저항을 증가시킵니다(예를 들어, 좀 더 무거운 덤벨이나 더 큰 웨이트를 추가). 슬링 운동에서는 저항을 높이기 위해 여러 가지 옵션이 있습니다 (31쪽 참조).
저항을 조정하는 가장 쉬운 방법은 당신의 몸이 만드는 각도를 편평(floor)하게 바꾸는 것입니다. 바닥으로 부터 각도를 작게 하는 것이 자신의 체중을 더 많이 가해지게 할 수 있다는 의미입니다.
다음 페이지에서는 슬링 운동을 쉽게 또는 어렵게 하는 몇 가지 방법을 보여 드리겠습니다. 저항을 조절하는 다양한 방법들이 여러분의 운동에 더 많은 변화를 줄 것입니다.

운동에 따른 추천하는 반복과 세트(Rep and set recommendations according to activity)

운동	반복	세트	부하량
준비운동	30회 내외	2	가볍게
지구력	20~25	3	중간 수준
근육량 증가(비대)	10~12	4~8	힘들게
최대 근력 증가	4~6	3	매우 힘들게

다음은 일반적인 권장 사항입니다. 수백 가지의 반복-세트 방법과 마법 같이 공식들을 통해 더 빠르고 더 나은 결과를 제공할 것입니다. 연구에 따르면 이와 같은 간단한 반복-시트(rep-set) 방법이 다른 어떤 것보다 효율적입니다*.

* Siff MC (2003). Supertraining. Supertraining Institute.

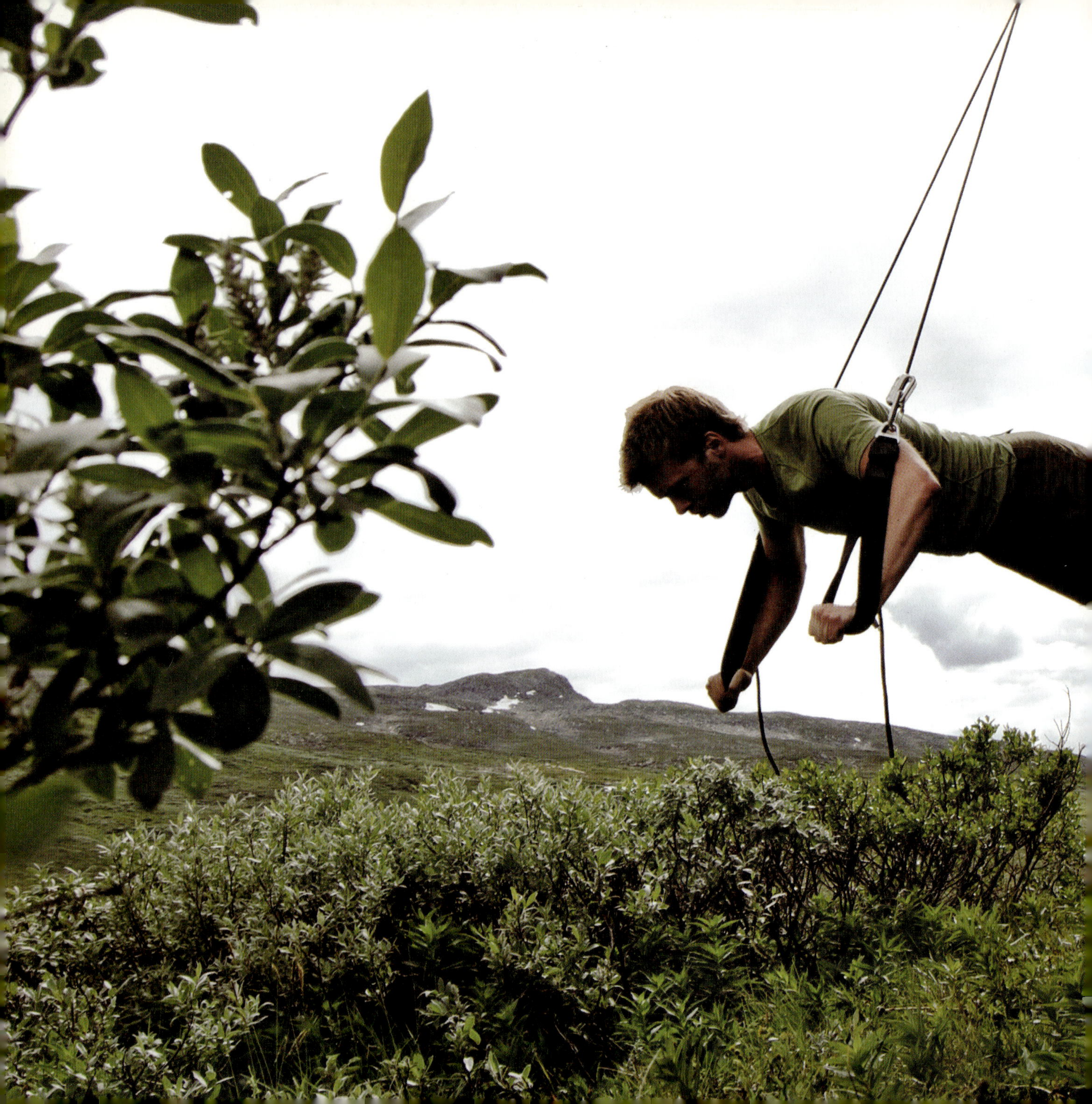

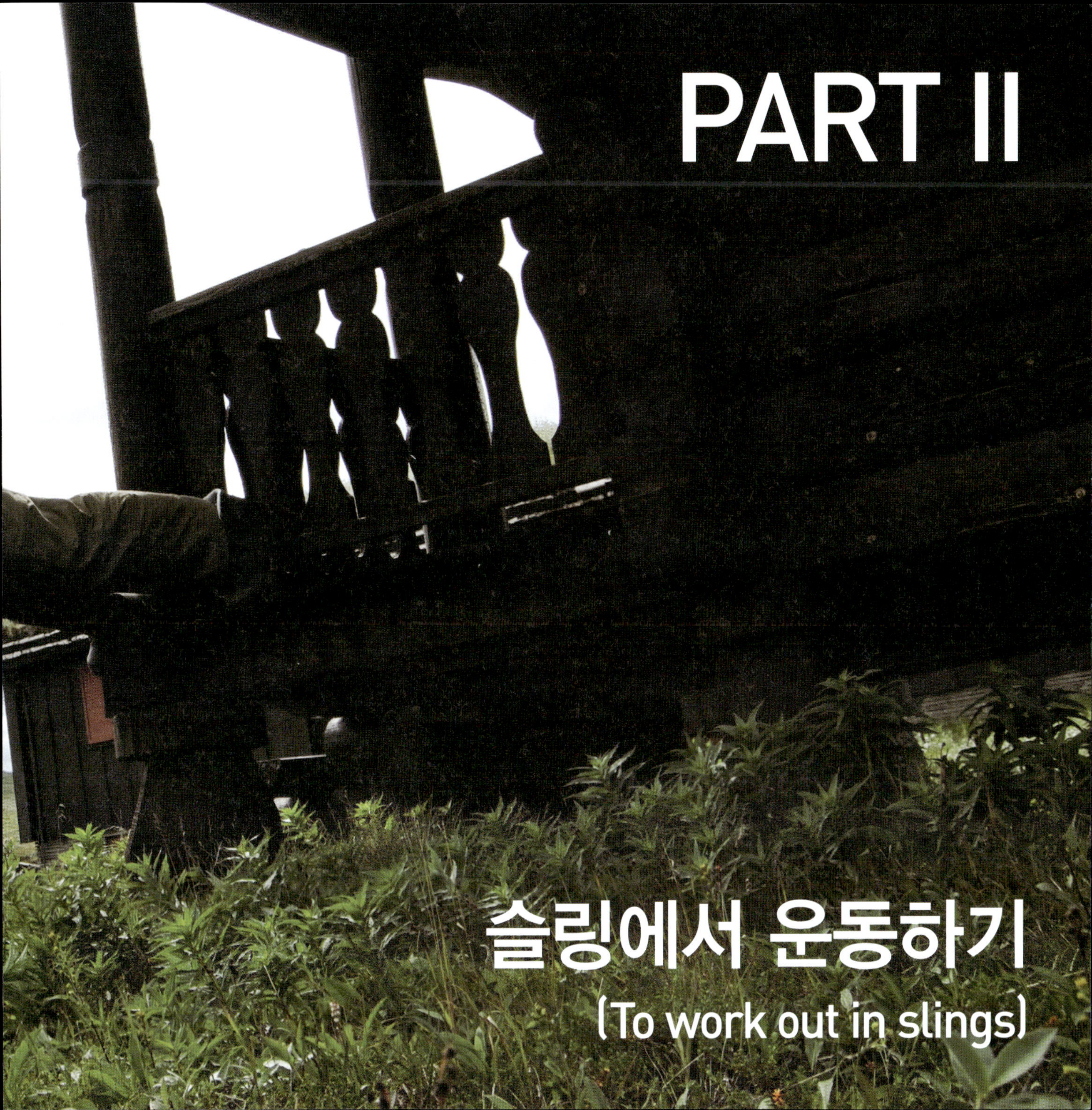

PART II

슬링에서 운동하기

(To work out in slings)

기본: 후방 자세(Basics: backward position)

고관절을 굽히거나 곧게 펴서 복근/등에 가해지는 부하를 조절할 수 있습니다(80/100 옵션, 17쪽 참조).

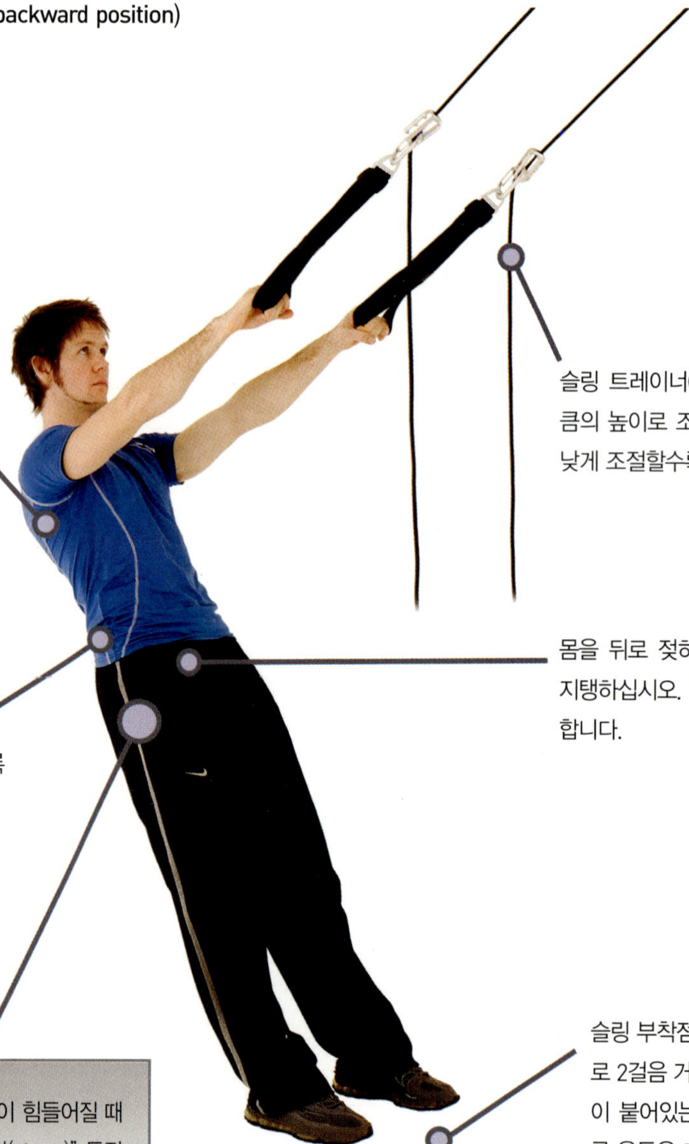

슬링 트레이너(sling trainer)를 필요한 만큼의 높이로 조절하십시오. 슬링의 높이를 낮게 조절할수록 운동이 어려워집니다.

몸을 뒤로 젖히고 팔을 펴서 자신의 몸을 지탱하십시오. 팔은 몸통과 90도가 되어야 합니다.

척추의 중립 자세가 되도록 허리를 유지하십시오.

슬링 부착점(attachment point)에서 뒤로 2걸음 거리에 섭니다. 여러분이 슬링이 붙어있는 지점으로 더 가까이 갈수록 운동은 더 힘들어집니다.

몸이 직선이 되게 유지하십시오. 운동이 힘들어질 때 여러분은 고관절을 앞으로 미는 "치팅(cheat)" 동작을 이용해 할수 있습니다.

발의 위치를 앞이나 뒤로 조정하여 운동의 난이도 조절을 쉽게 할 수 있습니다. 발의 위치를 앞으로 내미는 동작을 취하면 몸과 바닥 사이에 더 작은 각도가 만들어져 들어올려야 하는 체중이 더 증가하게 됩니다.

발의 위치가 슬링 부착점에 가까워 질수록 운동이 더 어려워 집니다. 여러분의 몸과 바닥이 적은 각도로 서 있을 때 여러분의 발은 앞으로 미끄러질려고 합니다. 이것을 방지하려면 무릎을 약간 구부려 발바닥 전체가 바닥에 닿도록 하십시오.

무릎을 구부리고 운동을 할 때도, 등은 여전히 중립 자세에 있어야 합니다. 추가적인 운동을 하기 위해서 여러분은 뒤로 더 가는 자세가 되어 자신을 끌어 당기는 것처럼 무릎을 곧게 펴는 동작을 시도 할 수 있습니다.

더 쉬운 운동(Easier Exercise)

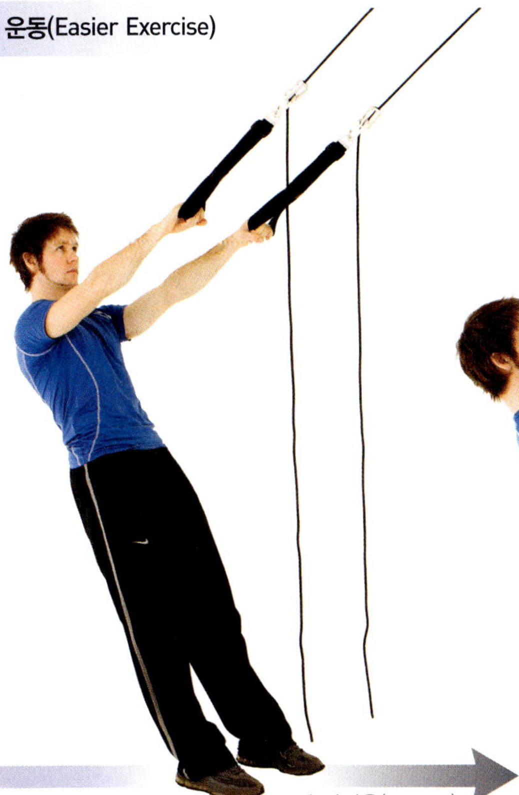

더 쉬워짐(Easier) 더 어려움(Harder)

더 어려운 운동(Harder Exerc

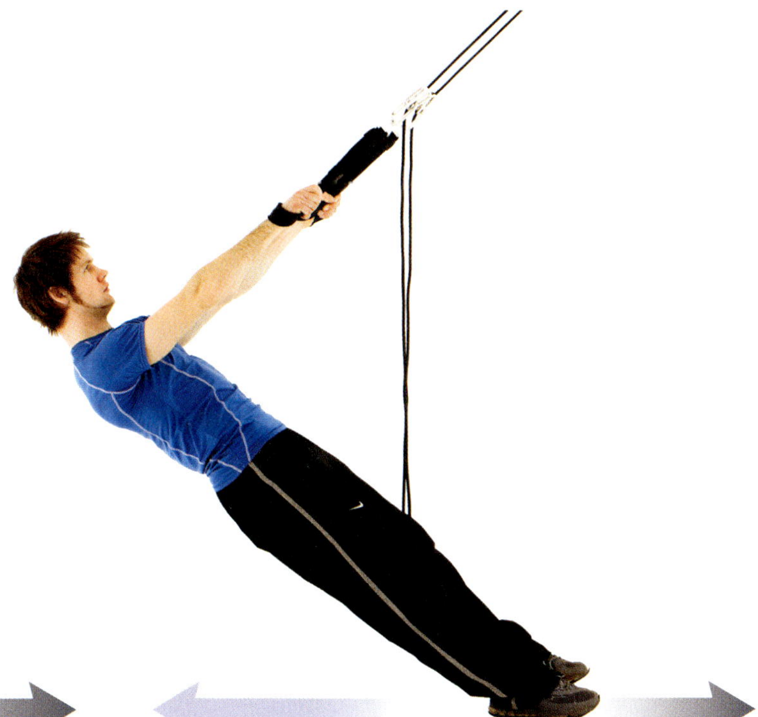

더 쉬워짐(Easier) 더 어려움(Harder)

전방 자세(Forward position)

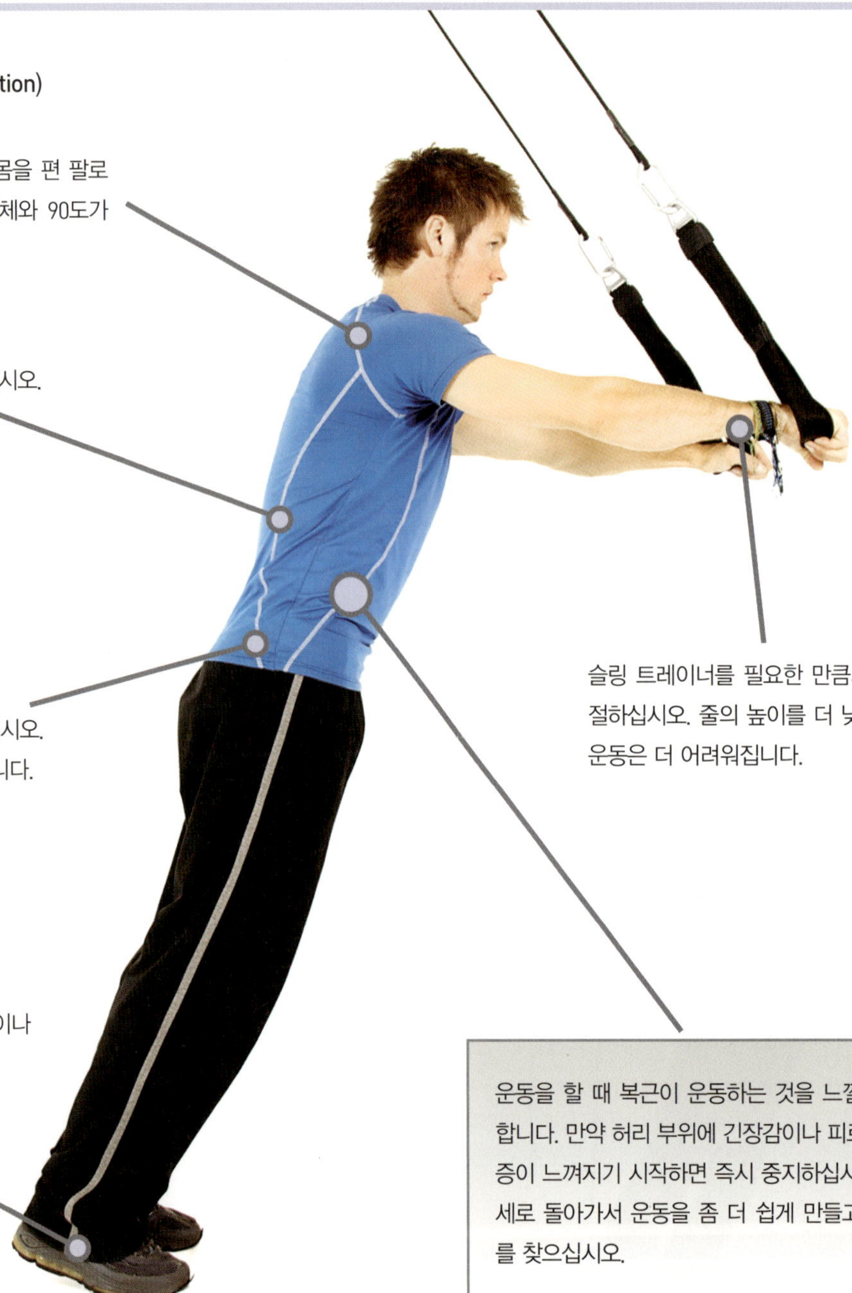

몸을 앞으로 기울이고, 자신의 몸을 편 팔로 지탱합니다. 양 팔은 반드시 신체와 90도가 되어야 합니다.
항상 허리는 중립 자세로 유지하십시오.
몸을 항상 직선이 되게 유지하십시오. 고관절을 구부려서 "속이기" 쉽습니다.
슬링 부착점에 앞쪽으로 한 걸음이나 두 걸음이 되는 지점에 섭니다.
슬링 트레이너를 필요한 만큼의 높이로 조절하십시오. 줄의 높이를 더 낮게 조절하면 운동은 더 어려워집니다.

운동을 할 때 복근이 운동하는 것을 느낄 수 있어야 합니다. 만약 허리 부위에 긴장감이나 피로감 또는 통증이 느껴지기 시작하면 즉시 중지하십시오. 시작 자세로 돌아가서 운동을 좀 더 쉽게 만들고 중립 자세를 찾으십시오.

발의 위치를 앞이나 뒤로 조정하여 운동의 난이도 조절을 쉽게 할 수 있습니다. 발의 위치를 앞으로 내미는 동작을 취하면 몸과 바닥 사이에 더 작은 각도가 만들어져 들어올려야 하는 체중이 더 증가하게 됩니다.

발의 위치가 슬링 부착점에 가까워 질수록 운동이 더 어려워 질 겁니다.

여러분이 더 강한 운동을 좀 더 경험하고자 할 때는, 슬링 부착점을 지나 뒤로 가서 서면 가능합니다!

더 쉬운 운동(Easier Exercise)

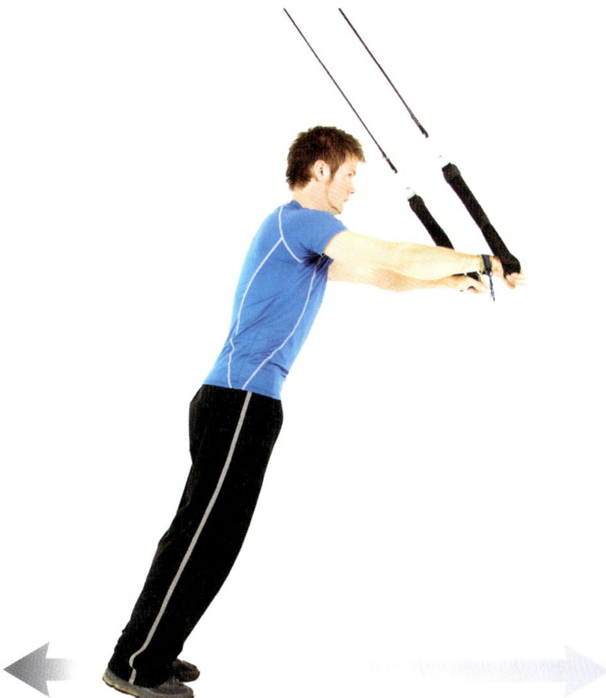

더 어려움(Harder) 더 쉬워짐(Easier)

더 어려운 운동(Harder Ex…

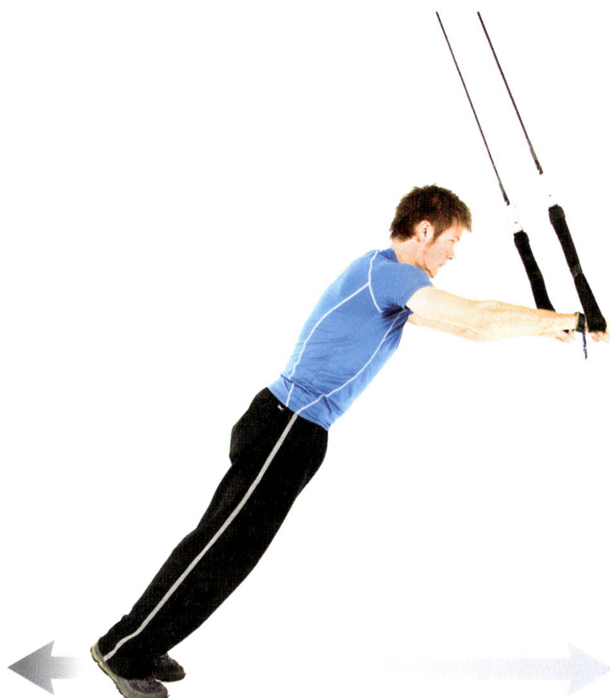

더 어려움(Harder) 더 쉬워짐(Easier)

지탱하는 발(Supporting foot)

추가적인 지지(extra support)를 위해 한쪽 발을 사용 한다면 다음과 같은 경우에 유용합니다:

- 운동을 처음으로 시도할 경우.
- 운동에 대한 자신감이 없을 때
- 드롭세트(dropsets)를 위한 운동(23쪽 참조)

지탱하는 발을 사용하려면 운동을 할 때 한 쪽 다리를 다른 쪽 다리 앞에 놓으십시오.

그런 다음 지탱하는 발을 사용해 몸을 밀어내면 운동을 더 쉽게 할 수 있을 겁니다. 지탱하는 발은 특히 코아 근육에 대한 부담을 줄여 줍니다. 만약 팔 운동을 하는 경우 지탱하는 발을 사용하면 근육 기능이 저하될 때까지 팔을 운동시키는 좋은 방법입니다.

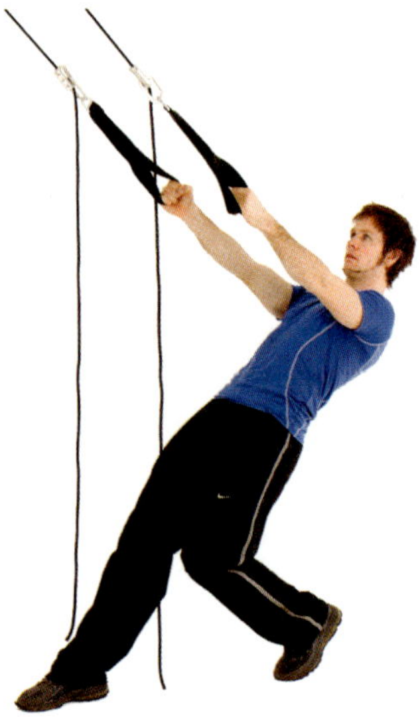

후방 자세에서 (In the backward position) 한쪽 발을 다른 발 뒤에 놓고, 발가락으로만 바닥에 닿게 하십시오. 그 다음 힘든 운동을 하는 동안 뒤쪽 발로 밀어낼 수 있습니다. 항상 중립 자세를 유지하고 고관절을 이용해 몸을 곧게 세우십시오.

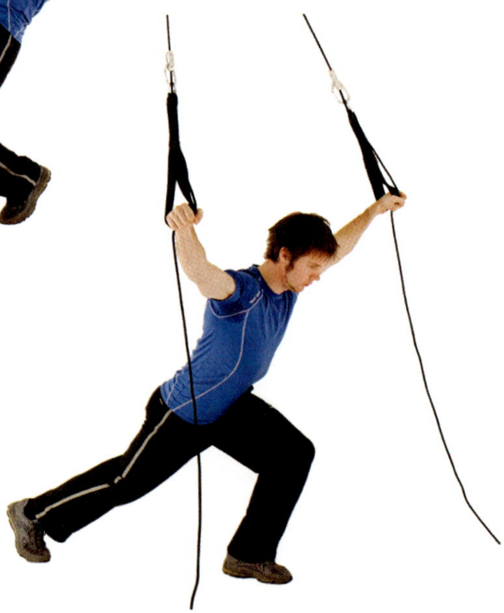

전방 자세에서 (In the forward position) 한쪽 발을 다른 발에 앞쪽에 놓습니다. 만약 운동이 너무 힘들다면 앞 발을 사용하여 바닥에서 밀어냅니다. 항상 척추의 중립 자세와 몸통을 직선으로 유지하십시오.

슬링 운동의 가장 큰 장점 중 하나는 여러분의 수준에 맞게 저항을 조절할 수 있다는 것입니다. 아래의 방법들은 모든 운동 시에 적용할 수 있는 난이도의 증가 방법들입니다.

1. 후방으로 이동하기

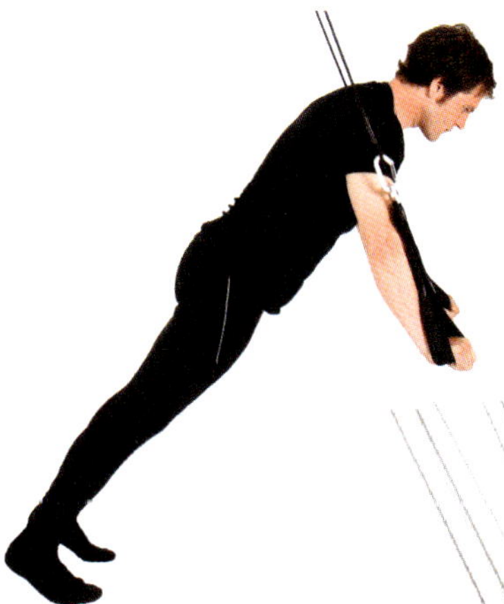

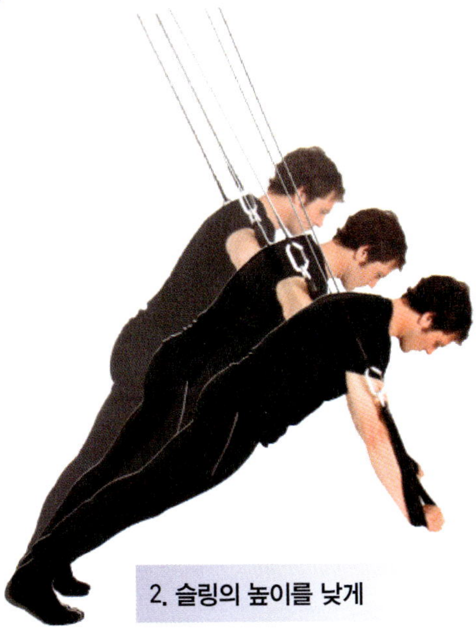

2. 슬링의 높이를 낮게

사용 가능한 장비에 따라 운동을 좀 더 쉽거나 어렵게 만드는 여러 가지 다른 방법이 있습니다. 경사 보드(incline board), 웨이트 벨트(weight belt) 또는 도르래(pulleys)는 운동을 더욱 어렵게 만들 수 있습니다.

슬링 운동은 새로운 운동법으로, 슬링 트레이너와 기타 장비들을 조합하는 방법으로 계속해서 빠르게 발전하고 있습니다.

3. 한 다리로 운동하기

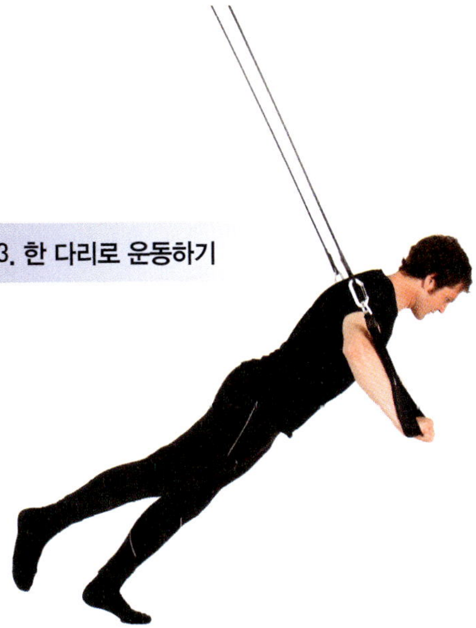

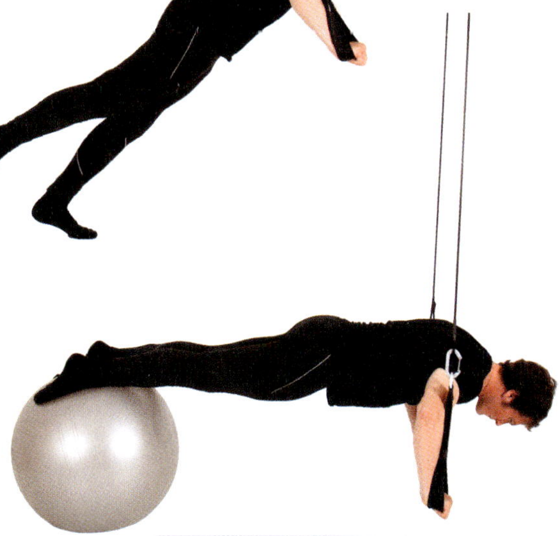

4. 불안정한 지지면을 사용하기

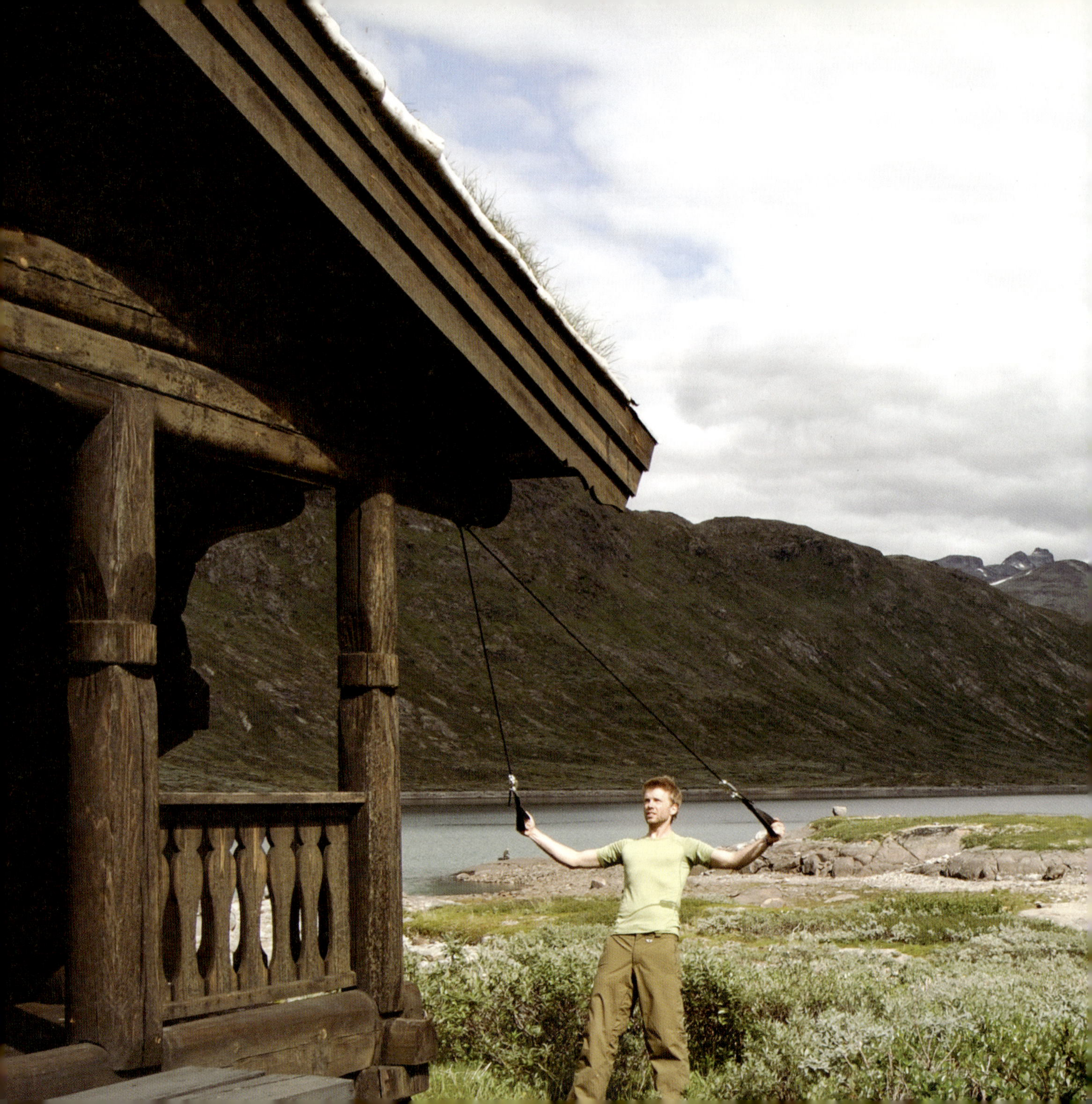

PART III

책을 최대한 활용하십시오

GET THE MOST OUT OF THE BOOK

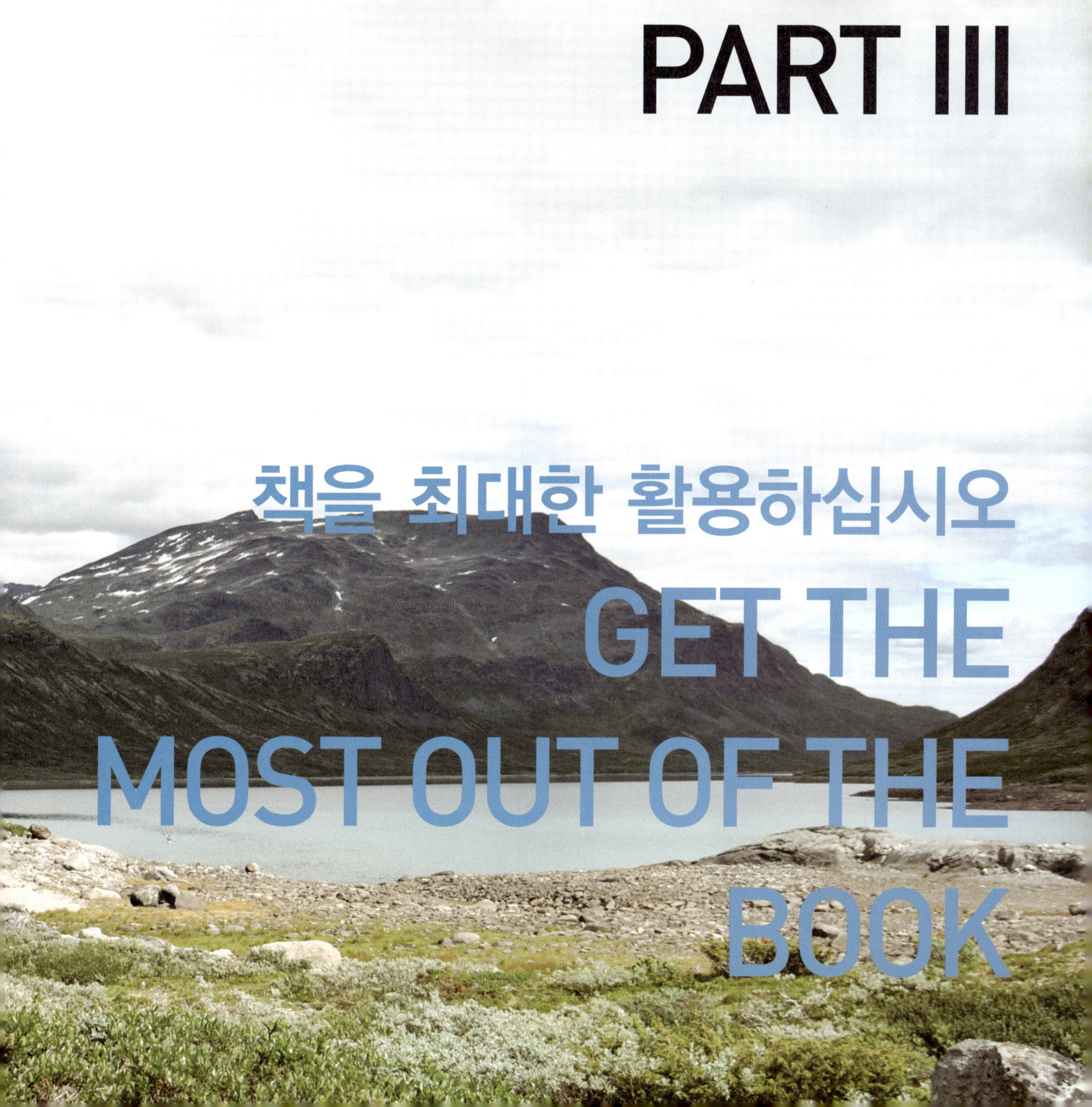

책을 최대한 활용하십시오(Get the most iut of the book)

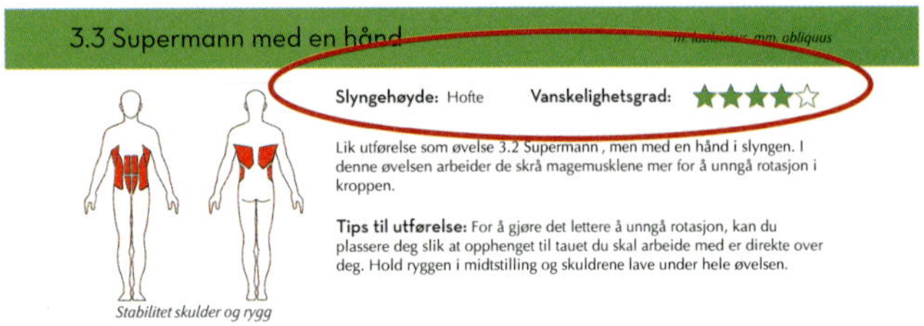

여러분은 방법을 알아야 합니다 (Know your way around) 이 책에서 여러분은 운동을 어떻게 해야 하는지에 대한 자세한 설명을 찾을 수 있을 것입니다. 내용의 아래에는 설명이 담긴 그림도 볼 수 있을 것입니다. 여러분이 새로운 운동을 배우는 경우, 운동을 시작하기 전에 반드시 시작과 끝 자세를 각각 먼저 실시해 봐야 합니다.

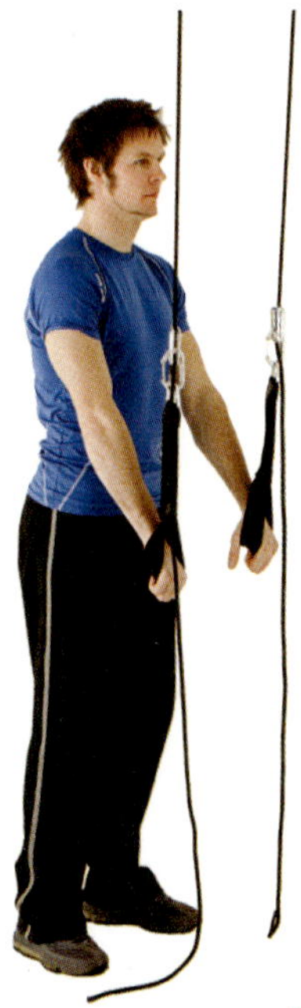

시작 자세 (Start position) 운동을 시작하기 전에, 슬링 부착점과 상대적인 여러분의 위치를 확인하십시오. 이것이 운동을 쉬거나 또는 어렵게 만들까요? 여러분은 자신을 어느 위치로 갈 것인가를 선택해야 합니다. 허리는 항상 중립 자세에 있는지 확인하십시오.

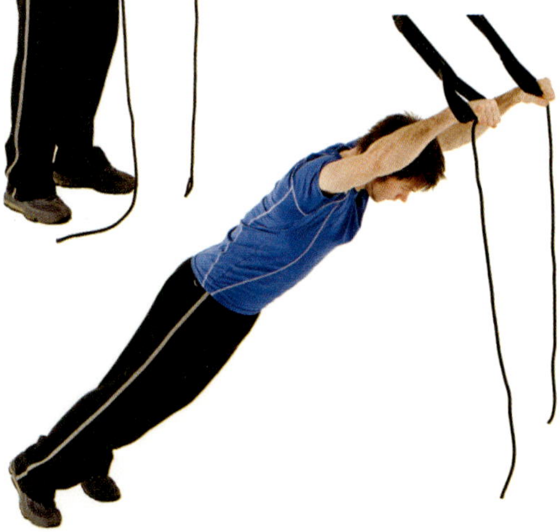

끝 자세 (End position) 각 페이지의 맨 오른쪽 그림은 항상 운동의 끝 자세를 보여줍니다. 만약 여러분이 이 자세를 하고 어떤 근육들을 목표로 운동하는지 보려면 근육 그림을 확인하십시오.

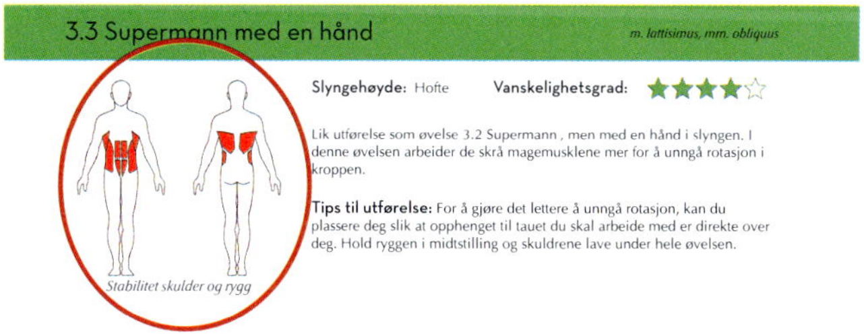

운동하는 근육을 보고 느끼십시오. 모든 운동에서 빨강색으로 표시된 주동 근육을 찾을 수 있을 겁니다. 모든 슬링 운동 시에 코아 근육이 관여하기 때문에 그림에서 해당 운동을 위한 주요 근육만을 빨강색으로 표시하였습니다. 운동 할 때, 여러분은 그 근육들이 운동하는 것을 느껴야만 합니다.

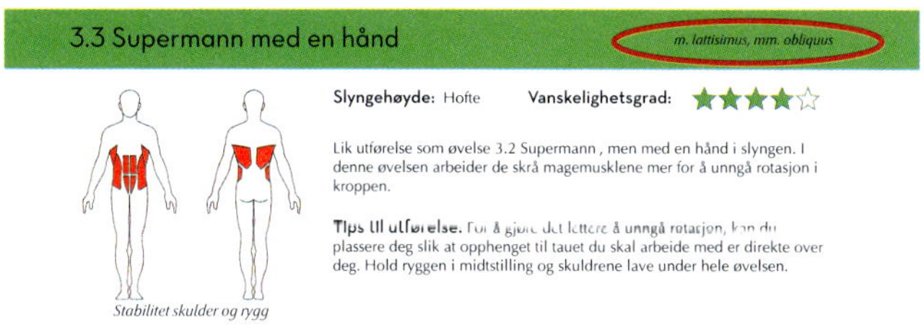

대흉근 (pectoralis, 큰가슴근) 주요 근육의 이름은 국제적인 기준에 따라 라틴어로 명명되어 있습니다. 아마도 이것이 퍼서널 트레이너와 해부학을 아는 분에게 편리할 겁니다.

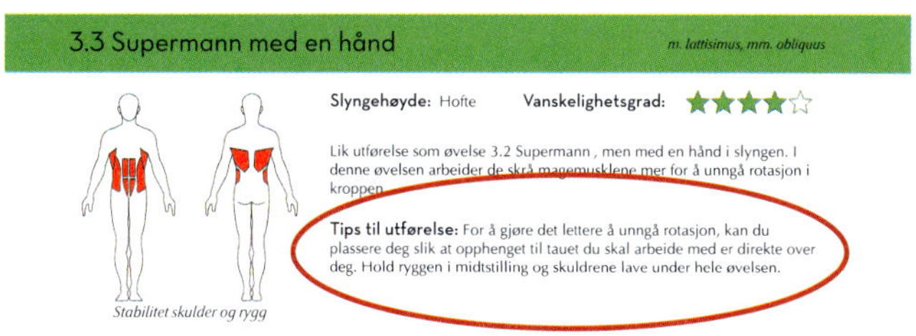

전문가의 조언 (Expert advice) 이 부분에서는 어떻게 운동 방법을 개선하고, 일반적으로 하는 실수를 피하는가에 대한 조언이 제공됩니다. 또한 이 단원의 변화를 위한 새로운 방법도 찾아보십시오.

슬링 높이(Sling height)

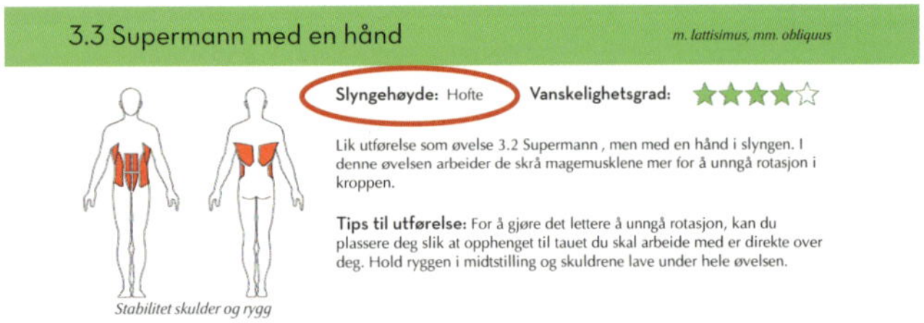

3.3 Supermann med en hånd *m. lattisimus, mm. obliquus*

Slyngehøyde: Hofte **Vanskelighetsgrad:** ★★★★☆

Lik utførelse som øvelse 3.2 Supermann , men med en hånd i slyngen. I denne øvelsen arbeider de skrå magemusklene mer for å unngå rotasjon i kroppen.

Tips til utførelse: For å gjøre det lettere å unngå rotasjon, kan du plassere deg slik at opphenget til tauet du skal arbeide med er direkte over deg. Hold ryggen i midtstilling og skuldrene lave under hele øvelsen.

Stabilitet skulder og rygg

운동의 이름 아래에는 제안하는 슬링의 높이를 볼 수 있을 겁니다. 여러분이 운동을 좀 더 진행(progress)시키면 더 큰 도전을 할 수 있을 것입니다. 슬링의 높이를 더 낮추면 모든 운동들은 더 어려워집니다.

발목(Ankle)

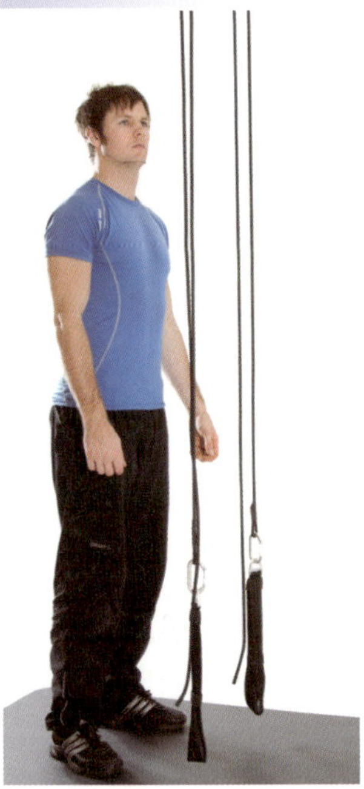

무릎(Leg)

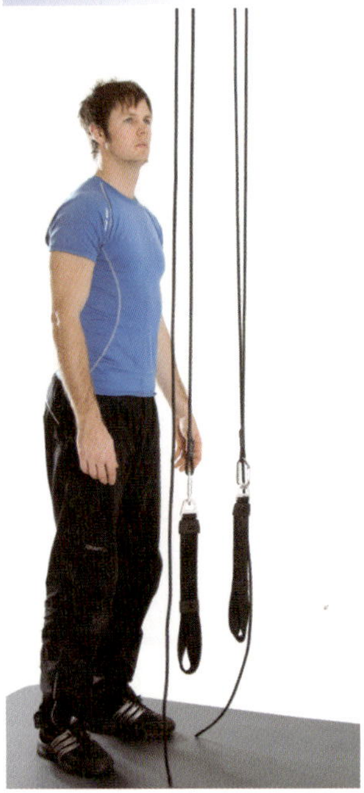

허벅지(Thigh)

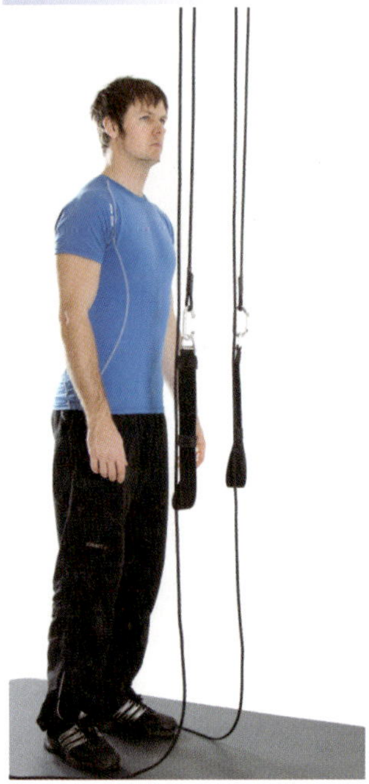

가슴(Chest)

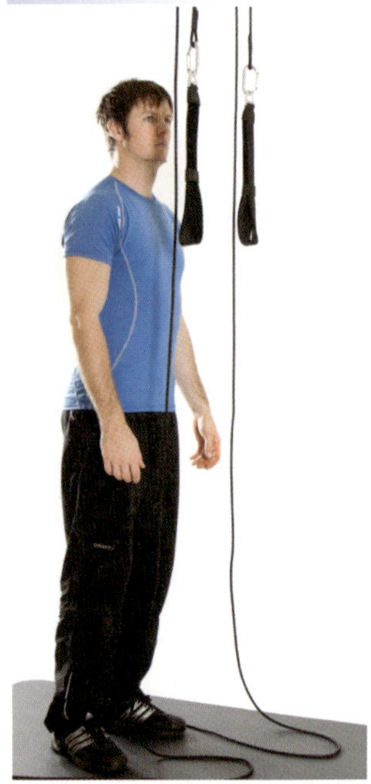

난이도 수준(Difficulty level)

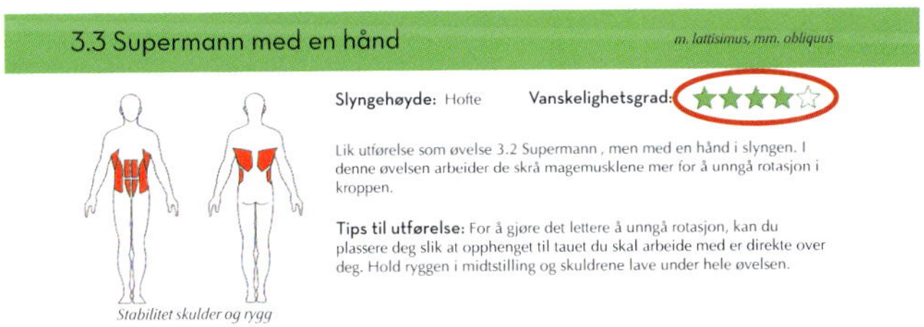
3.3 Supermann med en hånd *m. lattisimus, mm. obliquus*

Slyngehøyde: Hofte **Vanskelighetsgrad:** ★★★★☆

Stabilitet skulder og rygg

Lik utførelse som øvelse 3.2 Supermann , men med en hånd i slyngen. I denne øvelsen arbeider de skrå magemusklene mer for å unngå rotasjon i kroppen.

Tips til utførelse: For å gjøre det lettere å unngå rotasjon, kan du plassere deg slik at opphenget til tauet du skal arbeide med er direkte over deg. Hold ryggen i midtstilling og skuldrene lave under hele øvelsen.

슬링 높이에 따라 난이도가 다르다는 것을 여러분은 알 수 있을 겁니다. 이것은 운동에 필요한 기술적 수준과 근력에 기초한 1~5점까지의 주관적인 척도입니다.

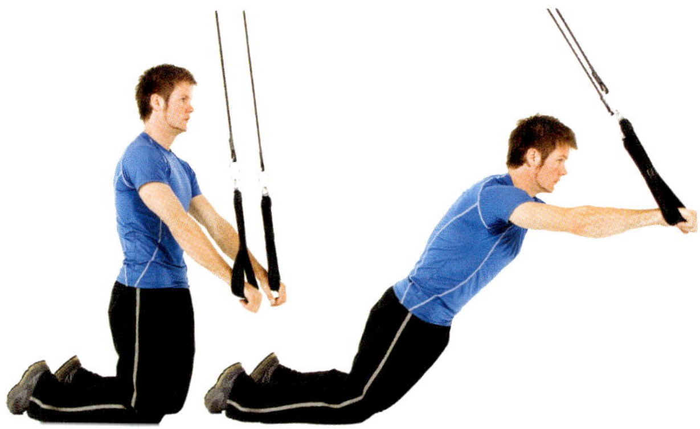

★☆☆☆☆

낮은 난이도
(Low level of difficulty)

이 운동 수준은 배우기 쉽고 큰 힘이나 협응(coordination) 또는 균형 능력을 크게 필요로 하지 않습니다. 모든 슬링 운동은 더 어렵게 만들 수 있지만 이 설정에서는 운동의 난이도가 매우 낮습니다.

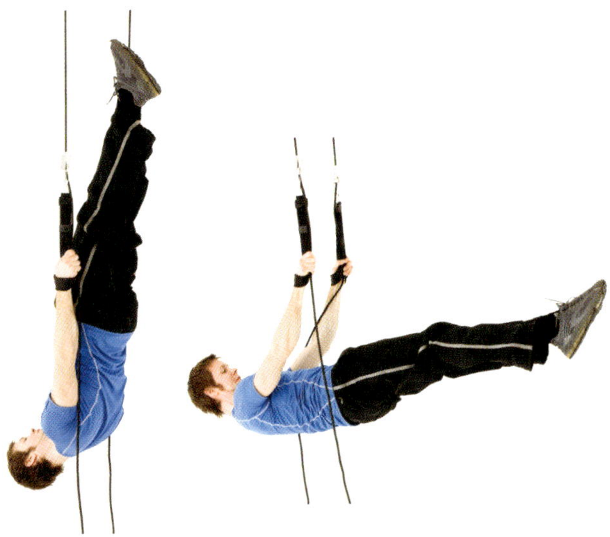

★★★★★

높은 난이도
(High level of difficulty)

이 운동 수준은 근력과 협응 또는 균형 능력이 많이 요구되는 운동입니다. 이 운동은 더 쉽게 만들 수 없으며 경험이 많은 슬링 운동을 했던 사람들만이 시도해야 합니다.

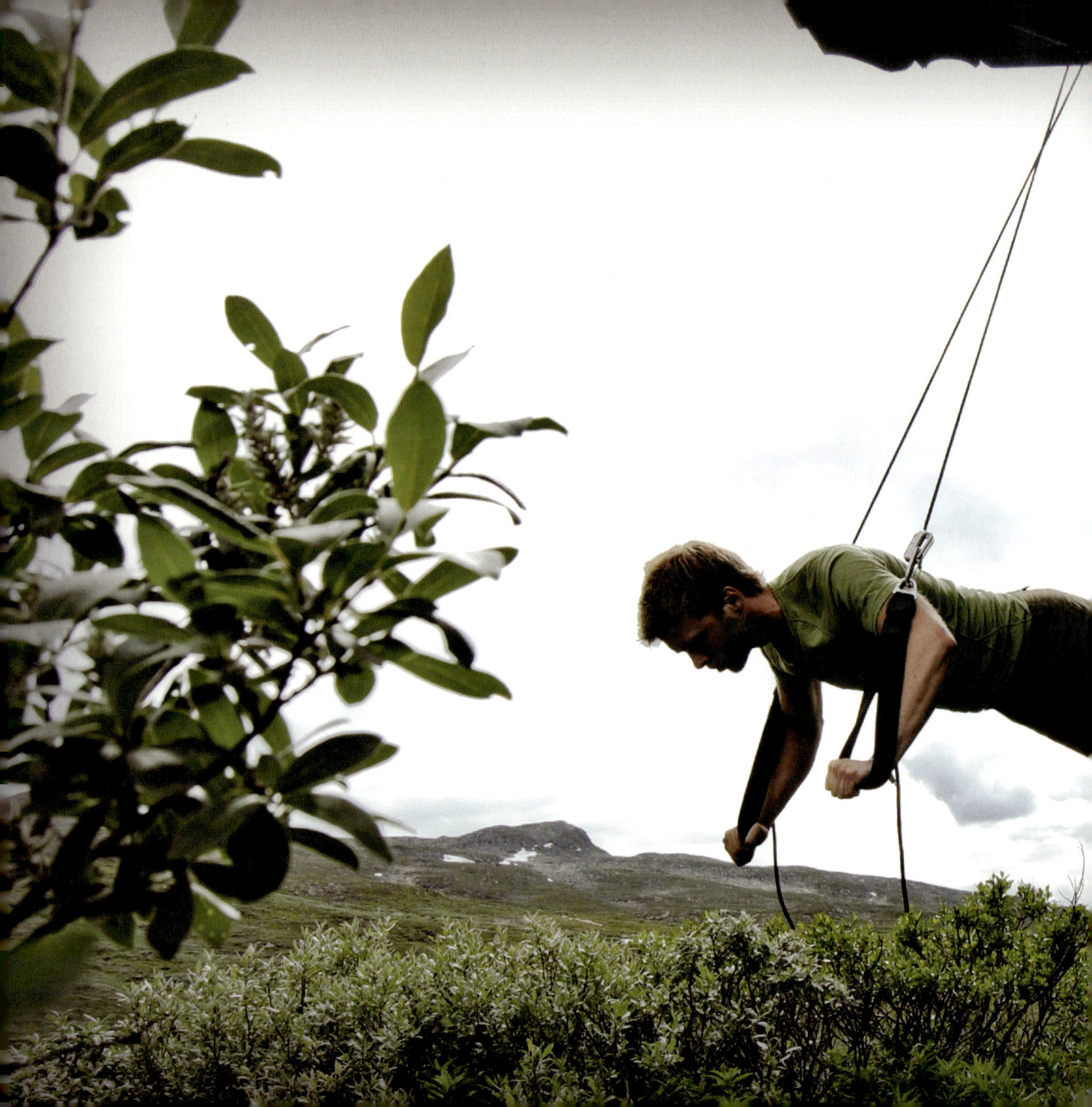

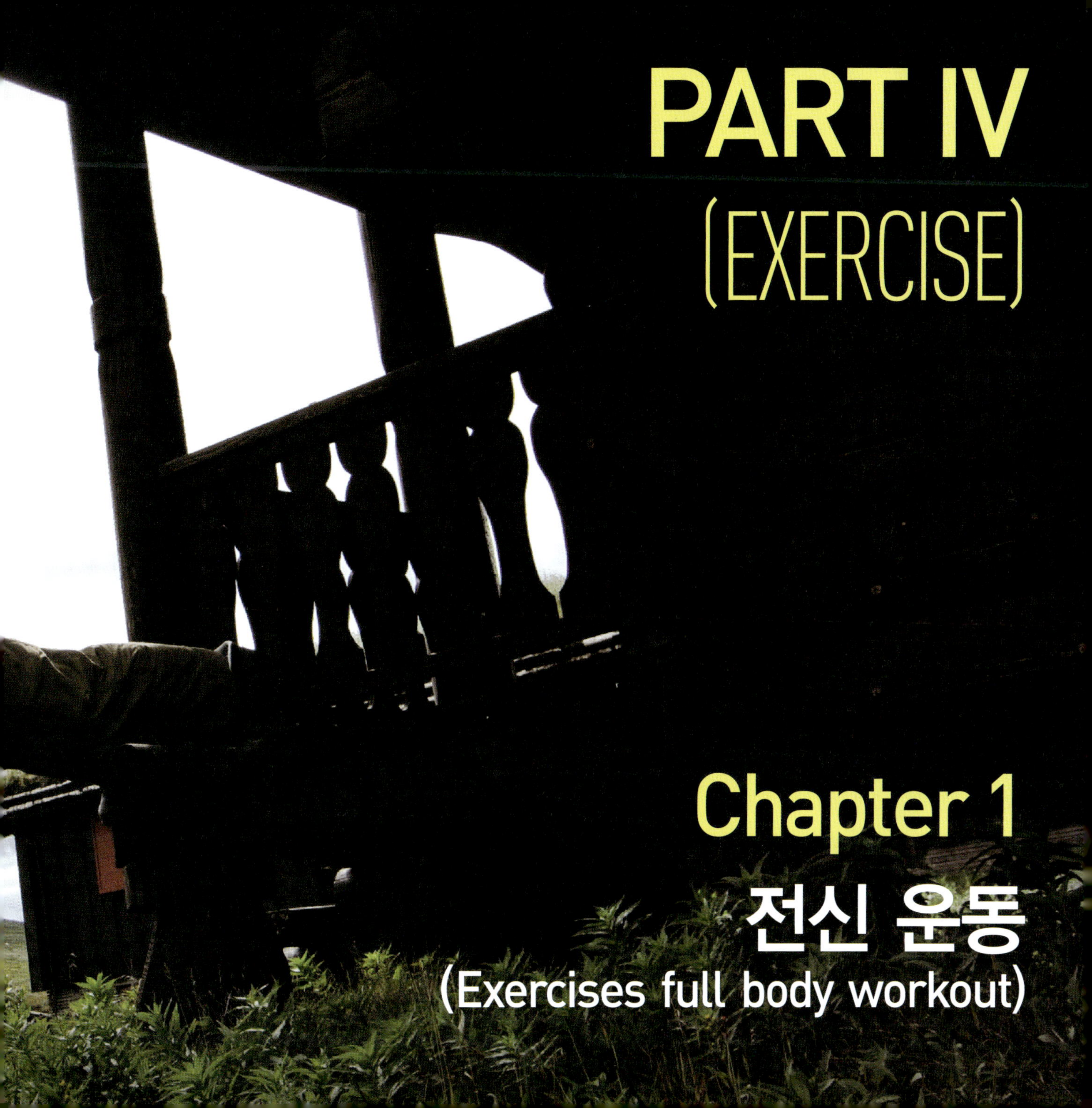

PART IV (EXERCISE)

Chapter 1 전신 운동 (Exercises full body workout)

1.1 스쿼트와 로우(Squat and row)

대퇴사두근(quadriceps), 둔근(gluteus)

슬링 높이	난이도
허벅지	★☆☆☆☆

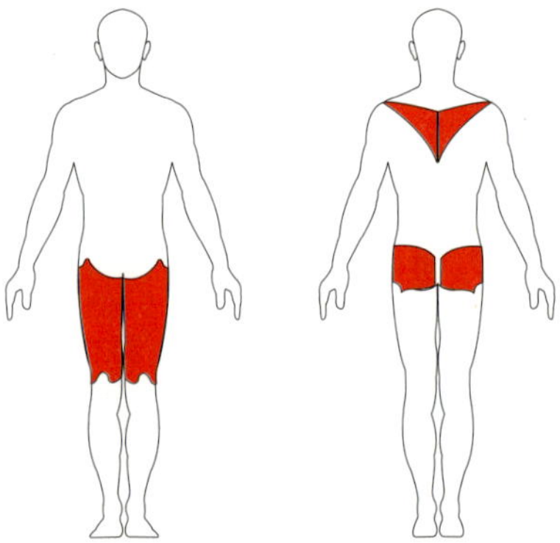
허벅지와 허리 상부(thighs & upper back)

후방 자세에서 시작하십시오. 양 팔을 펴고 몸통을 뒤로 기울이고 양 무릎은 깊은 스쿼트(deep squat)가 되도록 구부립니다. 이 자세에서 1초간 유지하십시오. 그 다음 줄을 당겨 몸을 줄 쪽으로 가져가 스쿼트 자세에 일어나고, 팔꿈치는 뒤쪽과 옆쪽으로 가게 합니다. 이를 반복합니다.

전문가의 조언 (expert advice) 여러분 스스로 깊은 스콰트 자세에서 당겨 올리는 여러 가지 방법을 시도해 보십시오. 좀 더 힘을 내서 줄을 당길수록 여러분은 허리 상부를 더 많이 사용하게 될 것입니다. 팔꿈치를 양 옆으로 향하게 하면 견갑골(shoulder blade) 주위 근육들을 특별히 더 운동하게 될 것입니다.

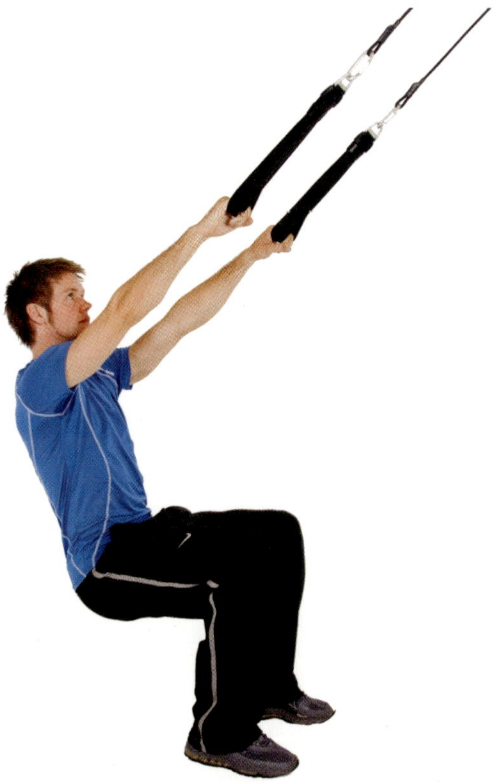

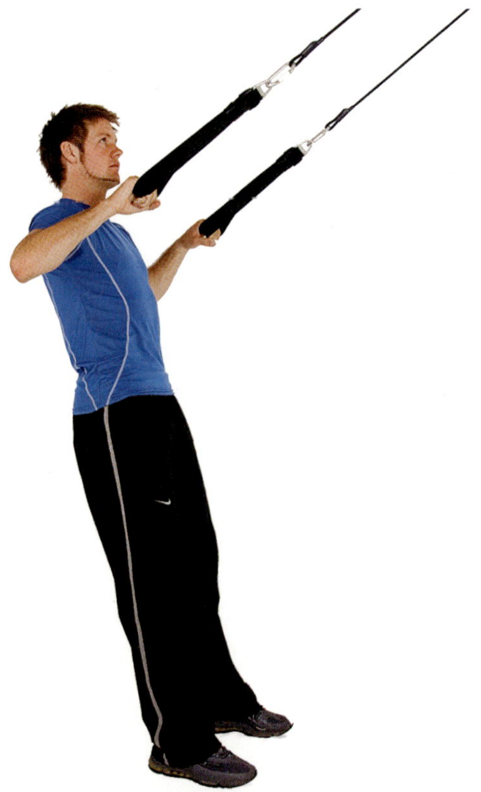

난이도

★☆☆☆☆

슬링 높이

허벅지

전방 자세에서 시작하십시오. 큰 걸음으로 한 발을 한발짝 나아가십시오. 무릎이 전방으로 90도가 될 때까지 쪼그리고 앉아 팔꿈치가 옆으로 가게 해서 팔을 벌리십시오. 앞으로 뻗은 한쪽 다리와 팔을 함께 이용해 밀면서 끌어안는 동작을 하며 시작 자세로 되돌아 옵니다. 반대쪽 다리를 앞에서 내밀며 반복합니다.

전문가의 조언 (expert advice) 동작이 큰 자세를 취했을 때 가슴 근육이 늘어나는 느낌이 들어야 합니다. 변형을 시키기 위해서, 옆으로 펴는 대신에 팔을 머리 위로 뻗어 볼 수 있습니다.

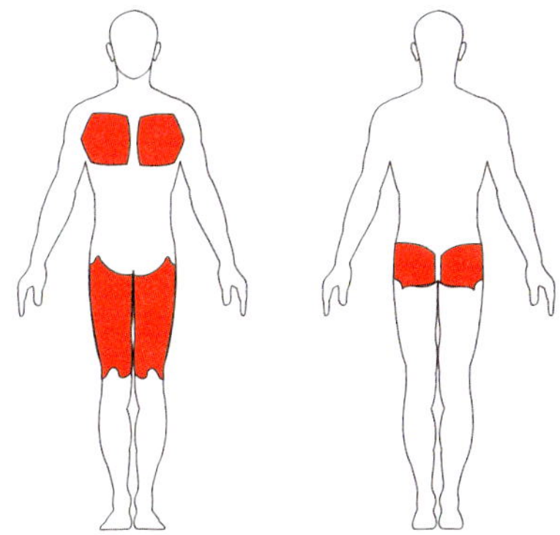

다리와 가슴(legs & chest)

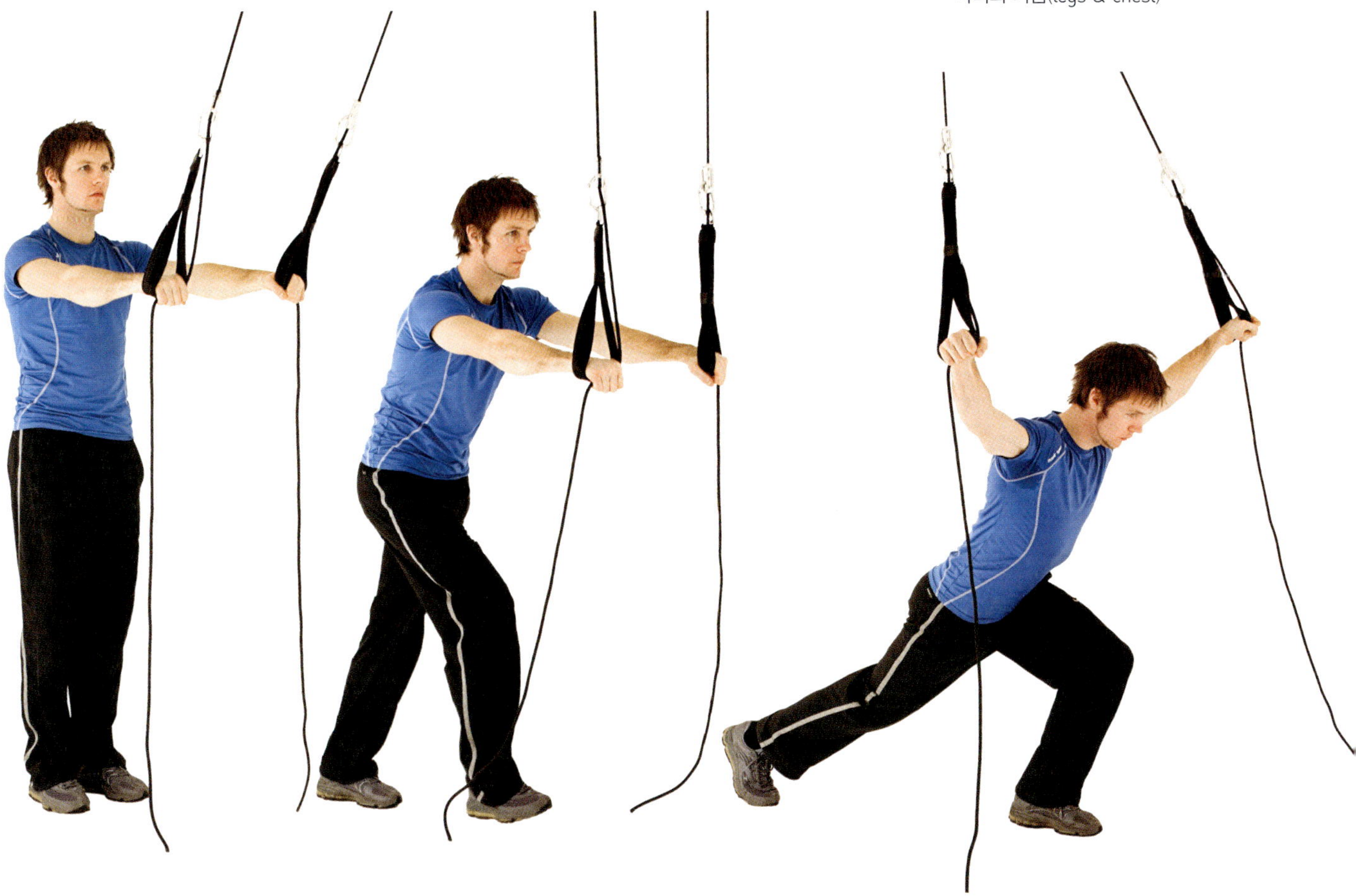

1.3 런지 위드 사이드 밴드(Lunge with side bend)

대퇴사두근(quadriceps), 복사근(obliques)

슬링 높이	난이도
허벅지	★☆☆☆☆

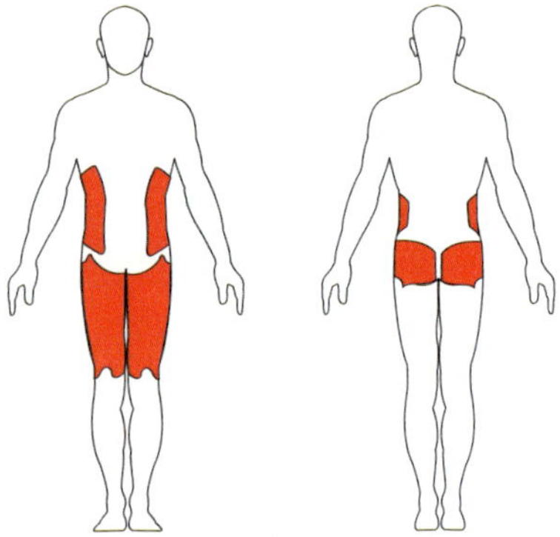

다리와 가슴(legs & chest)

전방 자세에서 시작하십시오. 큰 걸음으로 한 발을 한발짝 나아가십시오. 무릎이 전방으로 90도가 될 때까지 쪼그리고 앉고 몸통은 구부린 무릎과 같은 방향으로 구부립니다. 여러분은 몸통의 반대측에서 늘어나는 느낌이 느껴져야 합니다. 앞으로 뻗은 한쪽 다리로 밀고 등을 곧게 펴면서 시작 자세로 다시 돌아갑니다. 반복해서 반대쪽 다리를 앞으로 내밀고 몸통을 반대쪽 다리 쪽으로 구부립니다.

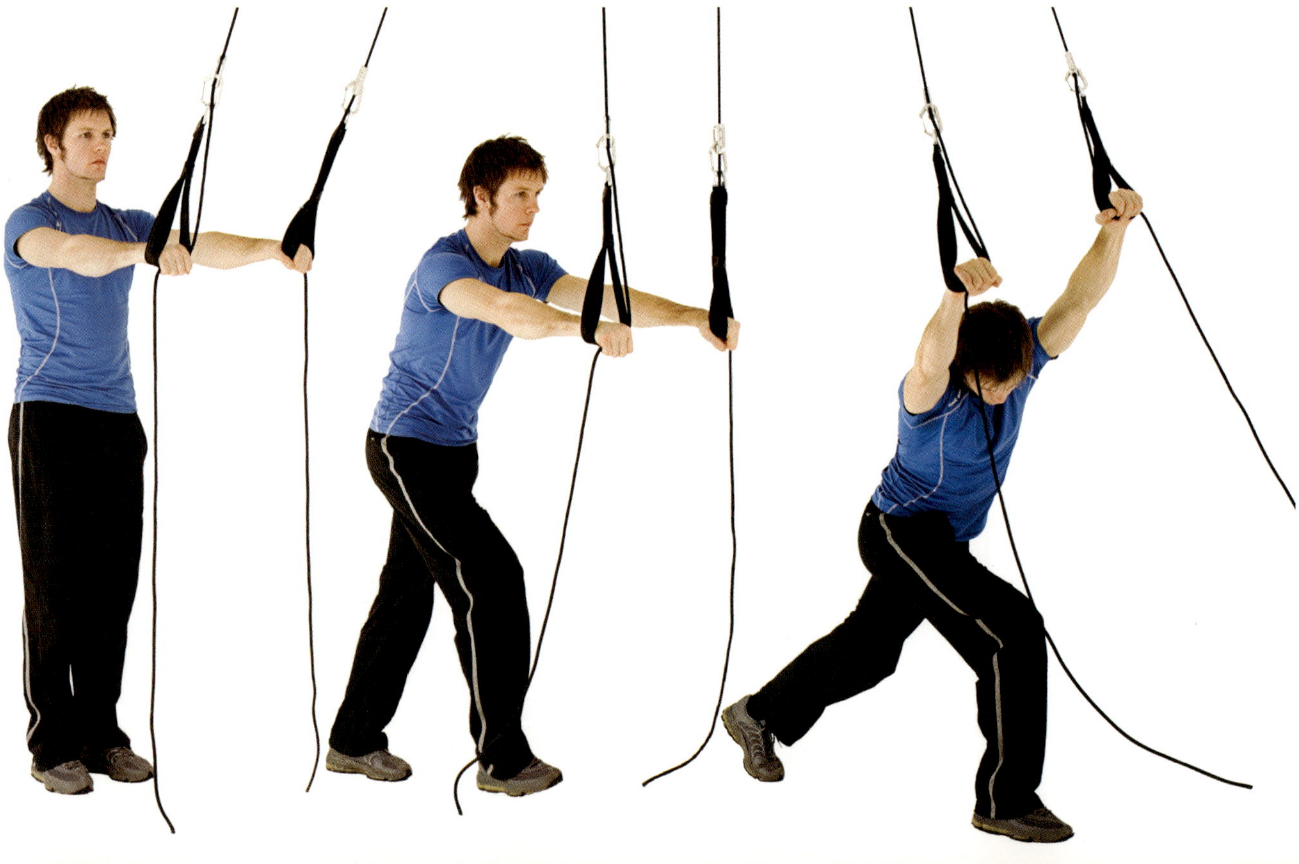

1.4 원 랙 스쿼트 투 런지(One leg squat to lunge)

난이도

★☆☆☆☆

슬링 높이

허벅지

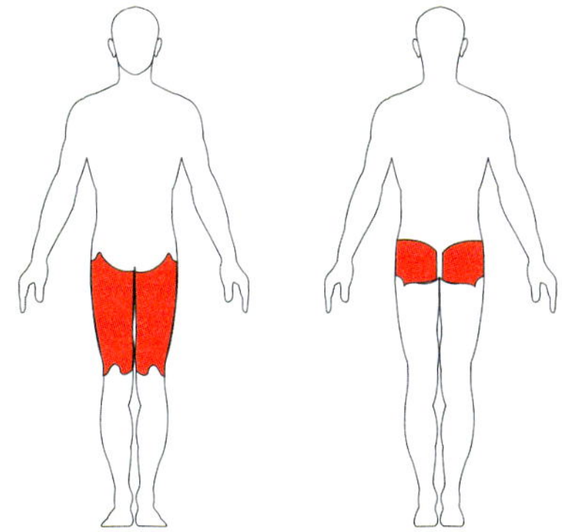

전신(whole body)

후방 자세에서 시작하십시오. 한쪽 다리를 바닥에서 들어 올리고 다른 한쪽 무릎은 한 다리 스쿼트가 되도록 앉으십시오(2.1 운동을 참조하세요). 이 자세에서 몸을 위로 당겨 올리고 전방으로 한쪽 발을 뻗습니다(들어 올린 발을 앞쪽으로 내밀어 놓습니다). 팔과 앞쪽에 있는 다리를 사용하여 다시 뒤쪽으로 밀어 시작 자세로 돌아갑니다. 반대쪽 다리에도 반복하십시오.

전문가의 조언 (expert advice) 운동이 끝날 때 슬링 부착점으로 부터 너무 멀리서 끝나지 않도록 슬링 부착점의 위치를 좀 더 뒤에서 시작하십시오.

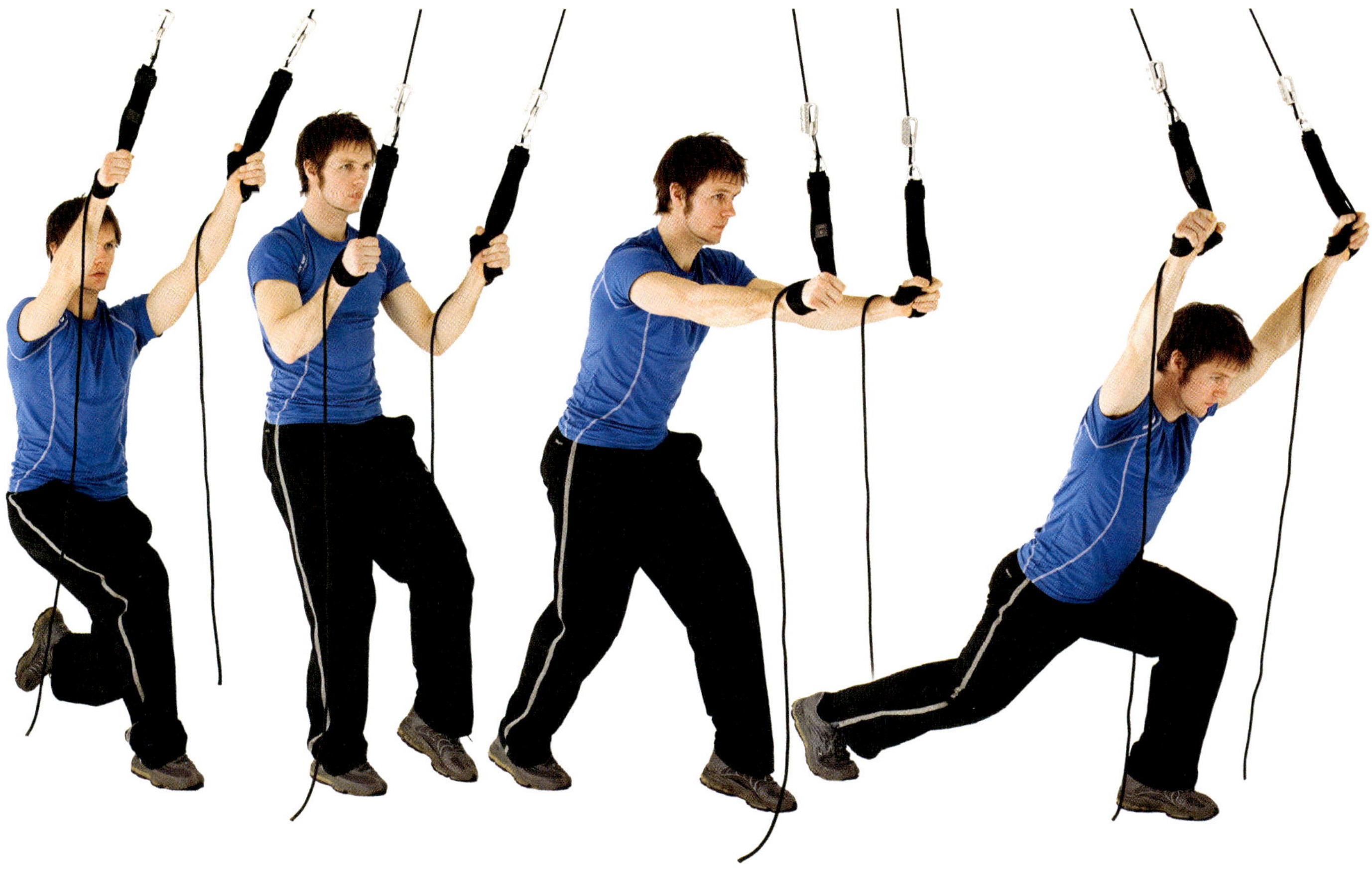

1.5 오버헤드 복싱(Overhead boxing)

대퇴사두근(quadriceps), 복사근(obliques)

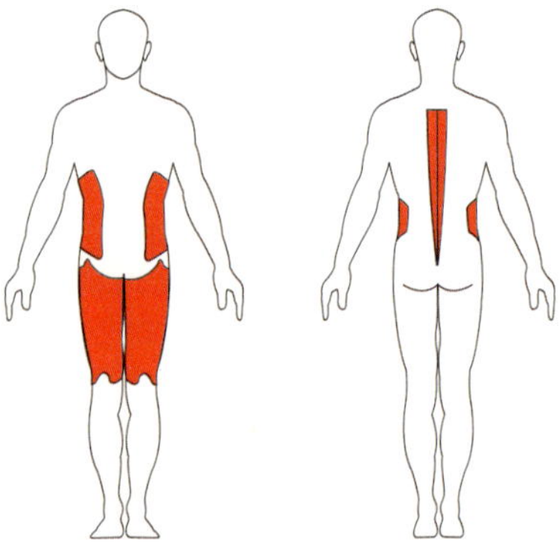

전신(whole body)

슬링 높이	난이도
가슴	★☆☆☆☆

전방 자세에서 시작하십시오. 무릎을 구부린 다음 오른쪽 팔을 머리 왼쪽 넘어로 뻗습니다. 오른손을 위로 뻗으면서 동시에 무릎을 펴서 서십시오. 반대쪽 팔에서도 반복하십시오.

전문가의 조언 (expert advice) 이 운동은 반복적으로 실시하며– 반복하는 사이에 휴식을 취하지 않습니다. 운동 중 정지하지 않고 지붕을 향해 권투를 하는 상상을 해보십시오.

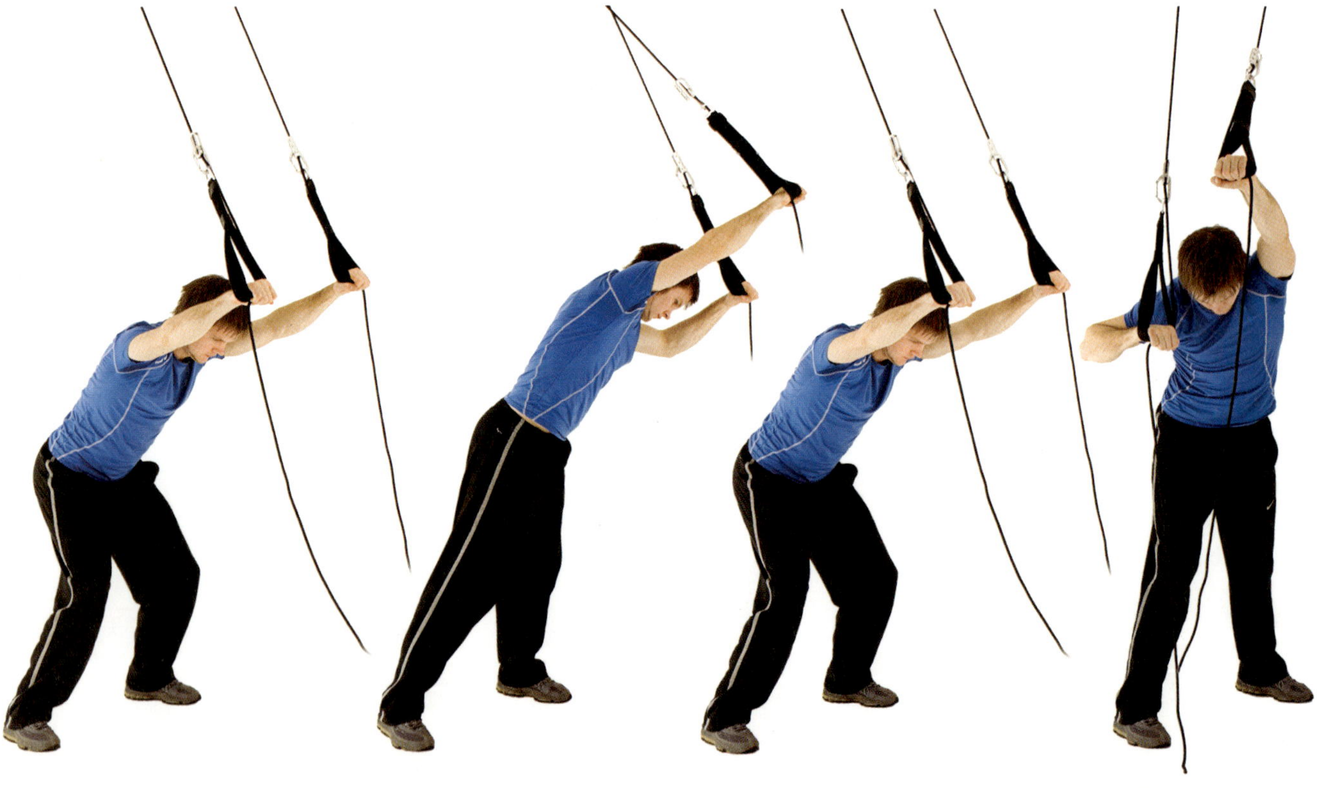

1.6 아이스 스케이트(Ice skates)

난이도

★☆☆☆☆

슬링 높이

허벅지

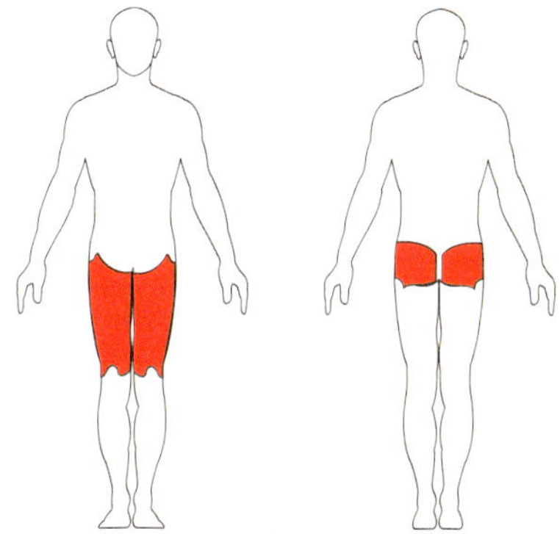

둔부와 허벅지(glutes & thighs)

후방 자세에서 시작하십시오. 양 손으로 슬링을 잡아 여러분의 다리가 한쪽에서 다른 쪽으로 넘어가는 동안 지탱해 주십시오. 뒤쪽 다리가 서 있는 다리의 뒤를 가로지르게 한 다음, 서 있던 다리를 다시 옆으로 멀리 보냅니다. 아이스 스케이팅 선수처럼 다시 시작 자세로 가도록 무릎을 구부리고 뒤로 찹니다. 반대쪽으로도 반복하십시오.

전문가의 조언(expert advice) 역동적으로 움직여 보십시오; 이 운동은 좌우로 흐르는 듯한 움직임으로 만드십시오.

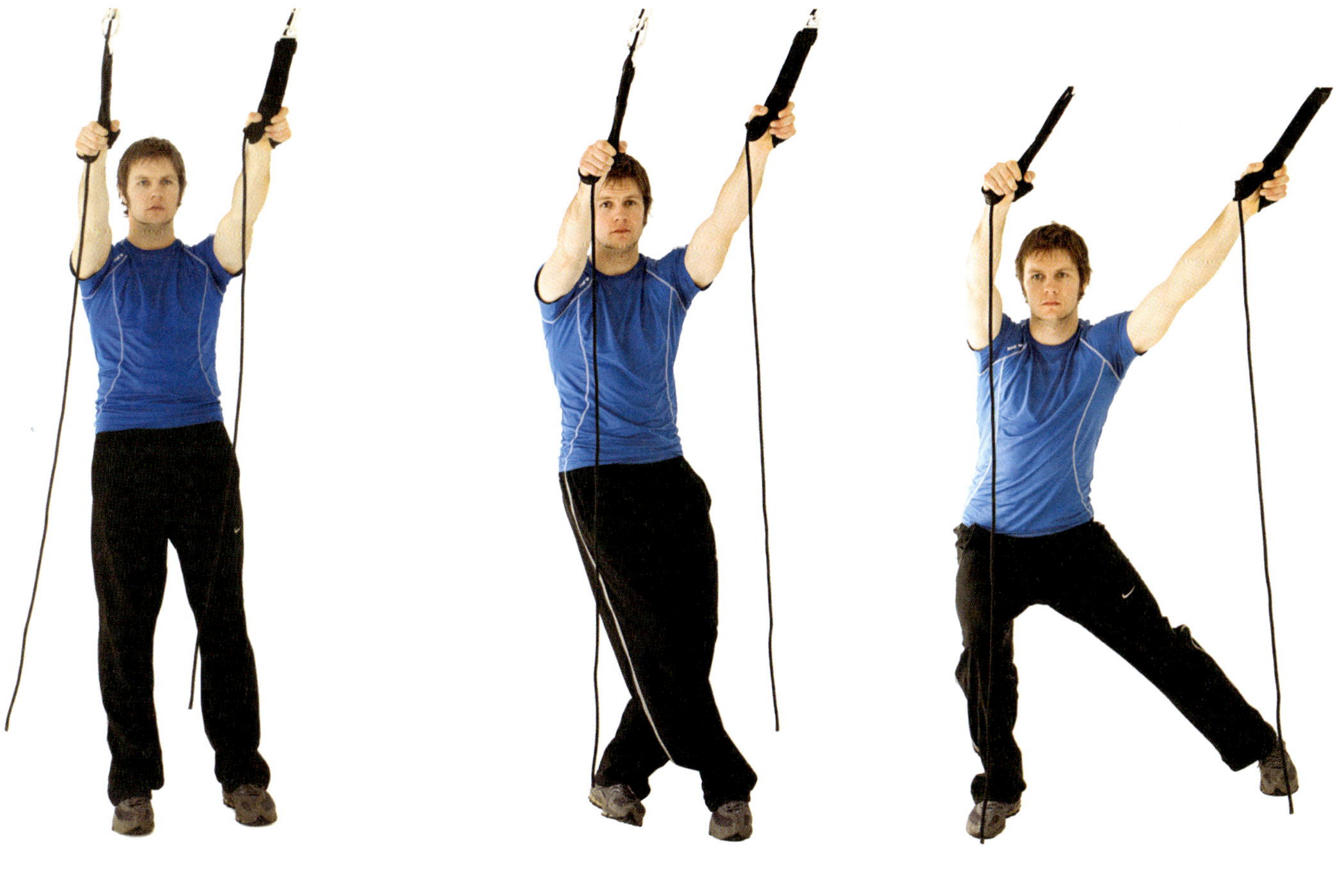

1.7 스프린터 스타트(Sprinter start)

대퇴사두근(quadriceps), 둔근(gluteus)

슬링 높이	난이도
허벅지	★☆☆☆☆

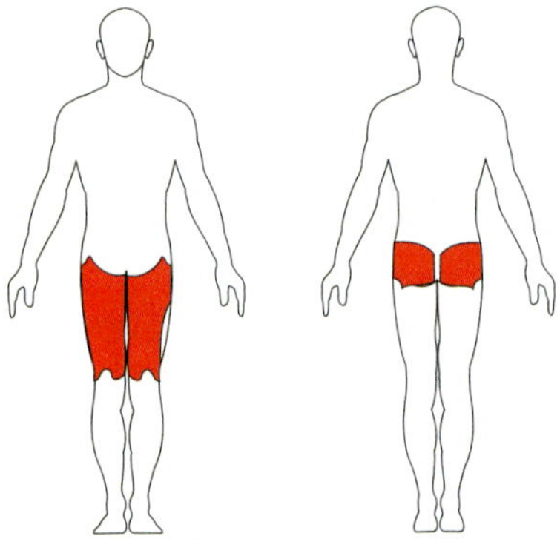

둔부와 허벅지(glutes & thighs)

몸을 앞으로 넓은 슬링에 기대어 지탱하고 발은 바닥에 오게 합니다. 한 다리로 서서 땅을 걷어차며 앞과 위로 움직입니다. 같은 다리를 잘 조절해서 착륙하고, 다시 출발 자세로 돌아갑니다. 반대쪽 다리로도 반복하십시오.

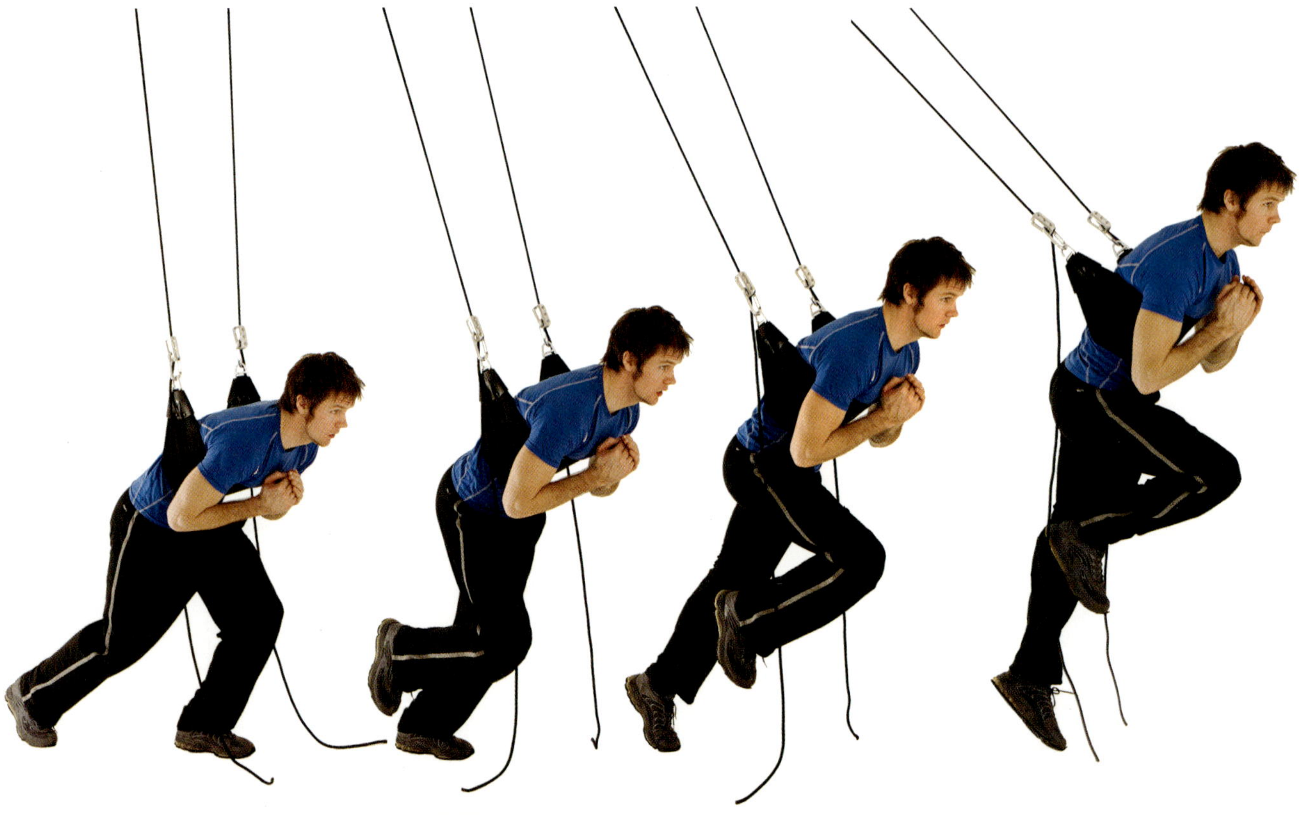

난이도
★☆☆☆☆

슬링 높이
허벅지

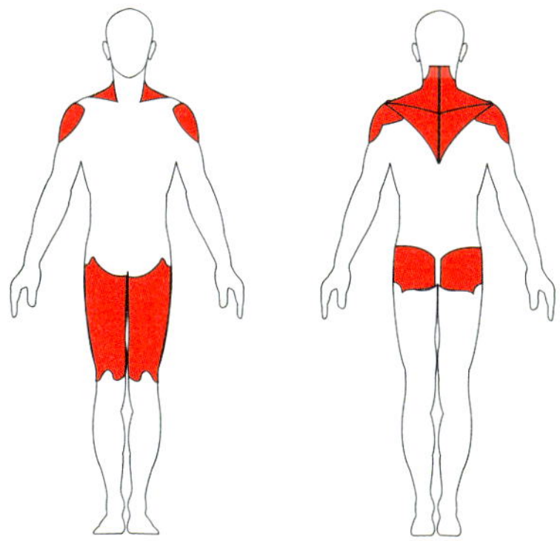
허벅지와 어깨(thighs & shoulders)

후방 자세에서 시작하십시오. 양 손바닥을 앞으로 향하게 하여 팔을 곧게 펴서 들어 올립니다. 무릎을 90도까지 스쿼트를 하고 이때 줄에 긴장감을 계속 유지하십시오. 시작 자세로 돌아 가기 전에 그 자세를 몇 초간 유지하십시오.

전문가의 조언 (expert advice) 이 운동은 좋은 자세를 만들고 다리와 상부 허리 그리고 어깨의 근력을 강화합니다. 사무직 근로자들을 위해 완벽한 운동입니다!

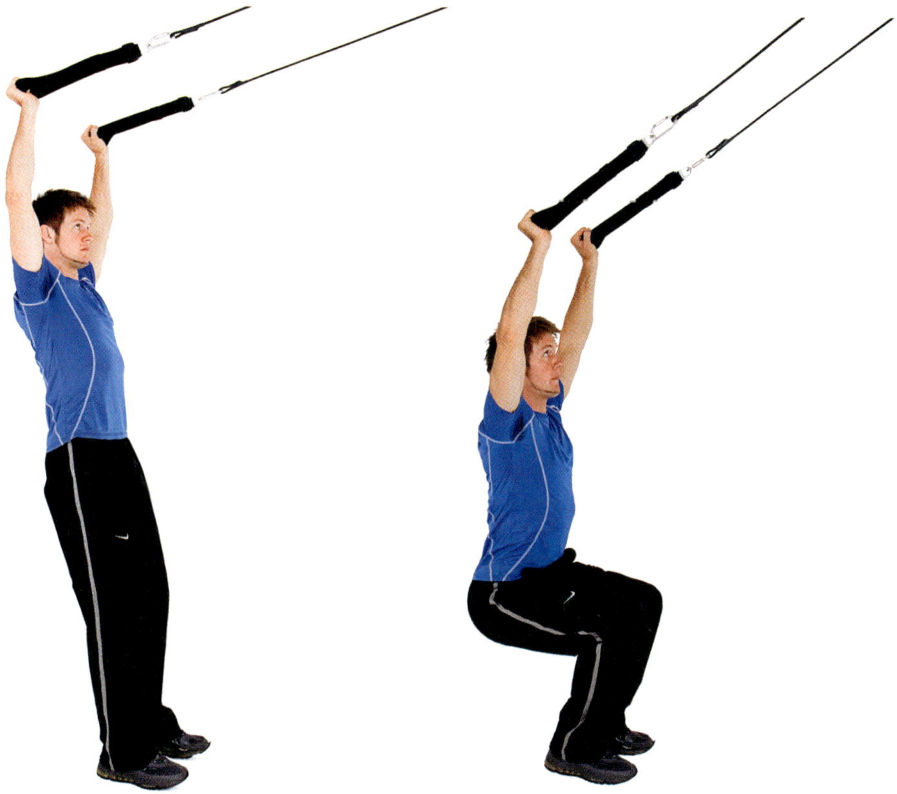

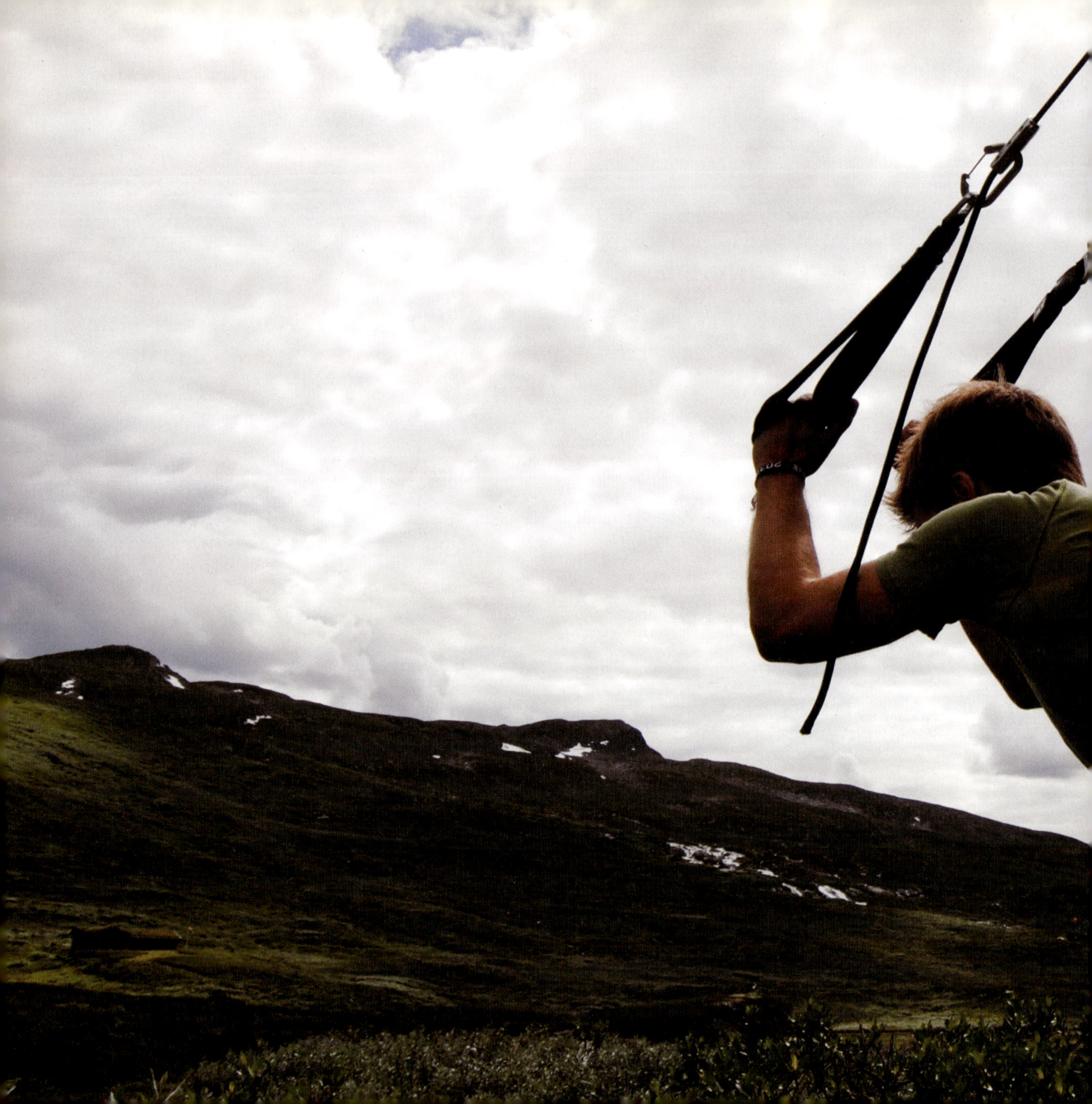

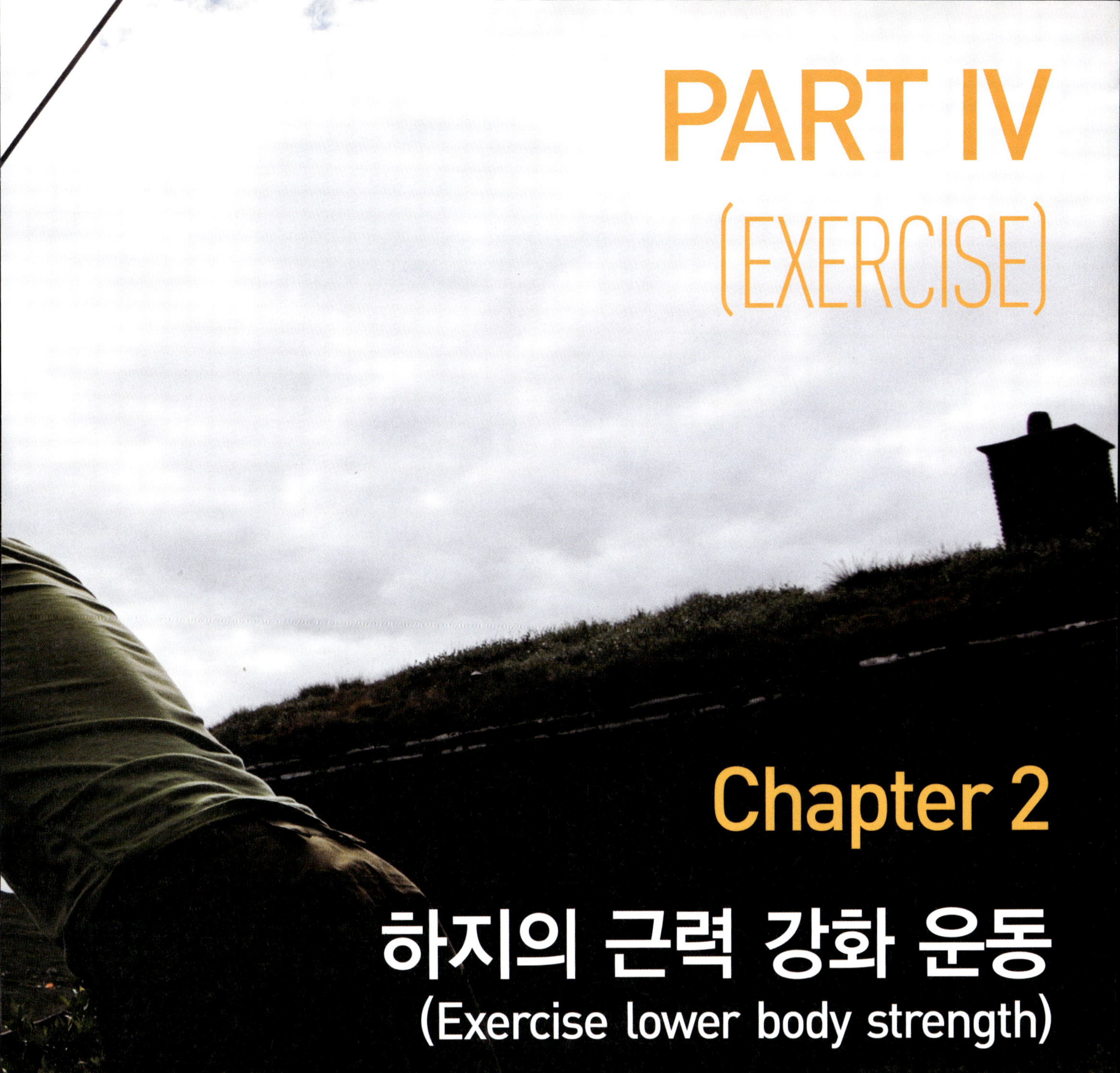

PART IV (EXERCISE)

Chapter 2

하지의 근력 강화 운동 (Exercise lower body strength)

2.1 원 랙 스쿼트(One leg squat)

대퇴사두근(quadriceps), 둔근(gluteus)

슬링 높이	난이도
허벅지	★☆☆☆☆

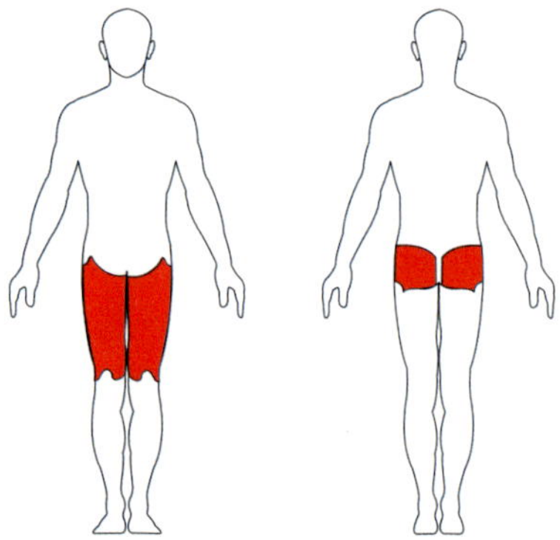

둔부와 허벅지(Glutes and Thighs)

후방 자세로 서십시오. 한쪽 다리를 바닥에서 들어 올리십시오; 반대쪽 무릎은 90도가 될 때까지 구부리십시오. 무릎을 곧게 편 다음 다시 시작 위치로 돌아갑니다. 여러분은 이 운동을 할 때 균형을 유지할 수 있도록 반드시 손으로 슬링을 잡아야 합니다.

전문가의 조언 (expert advice) 무릎–발목의 안정성을 위해 지지면을 균형 보드(balance board)로 이용해 보십시오.

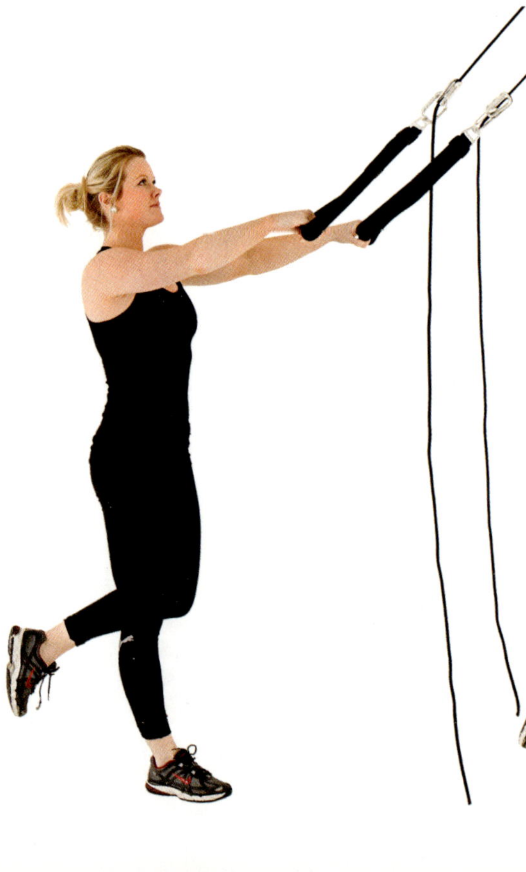

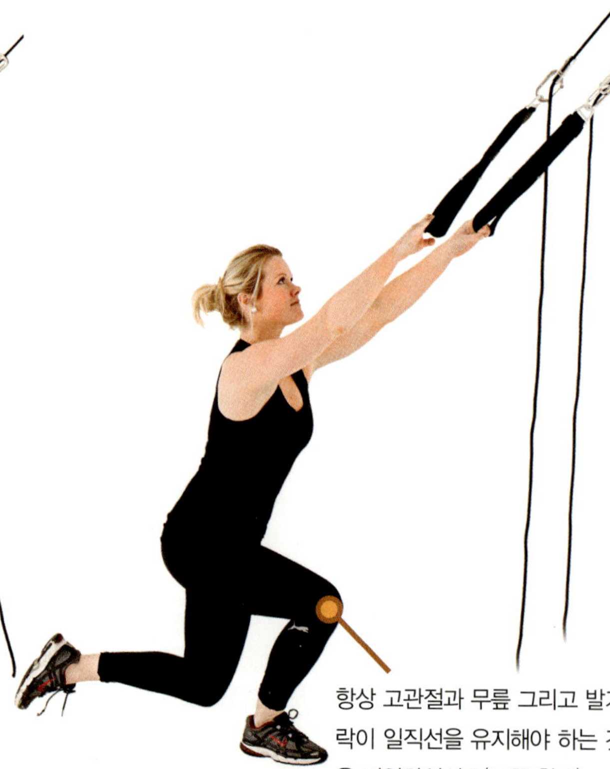

항상 고관절과 무릎 그리고 발가락이 일직선을 유지해야 하는 것을 기억하십시오(19쪽 참조)

난이도 ★★☆☆☆

슬링 높이 허벅지

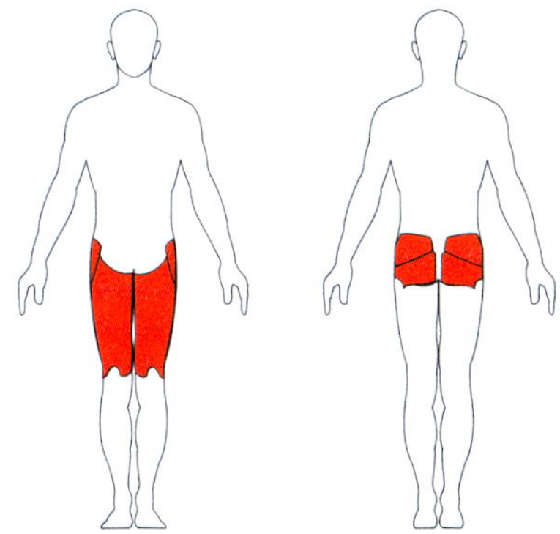

둔부와 허벅지(Glutes and Thighs)

이전 페이지(2.1)에서 설명한대로 운동을 수행하지만 뒤쪽 다리를 안쪽으로 돌립니다(뒤쪽 다리를 반대측 다리쪽으로 돌리십시오).

전문가의 조언 (expert advice) 이 회전은 특별히 둔근을 운동시키며, 엉덩이를 위로 들어 올리는데 가장 좋은 운동 중 하나입니다. 운동의 진행을 위해서 지지면으로 균형 보드(balance board)를 사용해 보십시오.

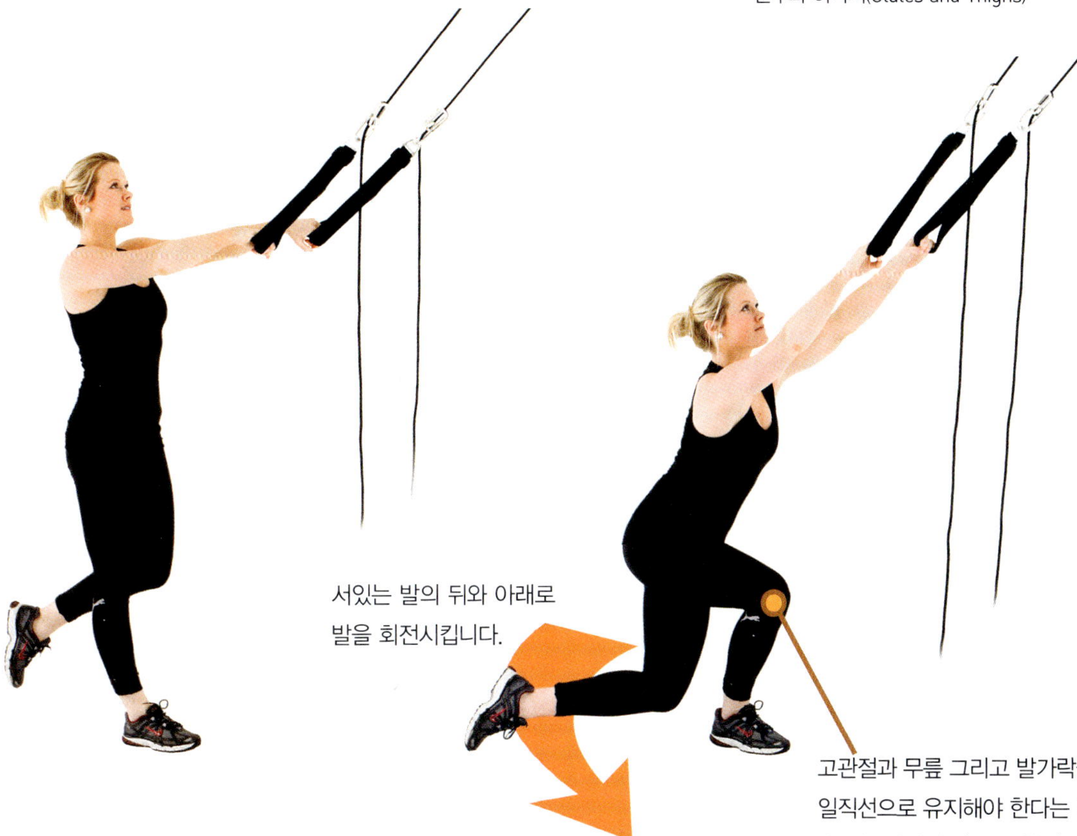

서있는 발의 뒤와 아래로 발을 회전시킵니다.

고관절과 무릎 그리고 발가락을 일직선으로 유지해야 한다는 것을 기억하십시오(19쪽 참조)

2.3 백워드 런지(Backward lunge)

대퇴사두근(quadriceps), 둔근(gluteus)

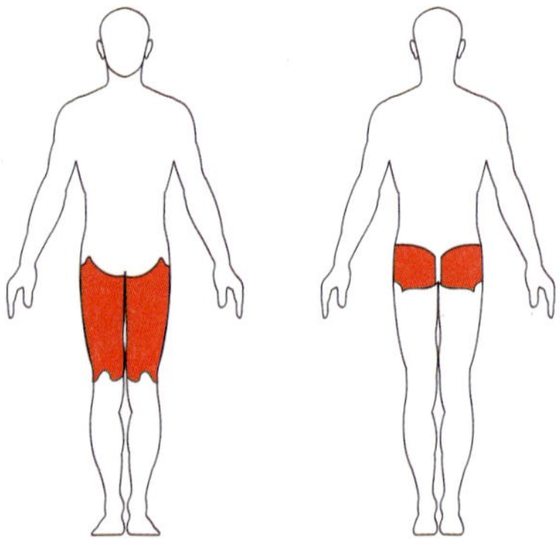

둔부와 허벅지(Glutes and Thighs)

슬링 높이	난이도
발목	★★☆☆☆

슬링 부착점 바로 아래에 서십시오. 한쪽 슬링은 발목 높이로, 다른 하나는 가슴 높이에 오게 합니다. 아래쪽 슬링에 한 다리를 넣으십시오. 지탱하기 위해 다른 슬링을 잡습니다. 앞으로 두 걸음 점프하면 시작할 준비 자세가 됩니다.

앞쪽에 있는 무릎을 90도 굴곡되도록 슬링에 건 다리를 뒤로 밉니다. 잘 조절하면서 다시 제자리로 돌아옵니다.

전문가의 조언 (expert advice) 이 운동을 완벽하게 한 다음에, 좀 더 균형에 대한 도전을 하려면 잡고 있는 슬링을 놓습니다.

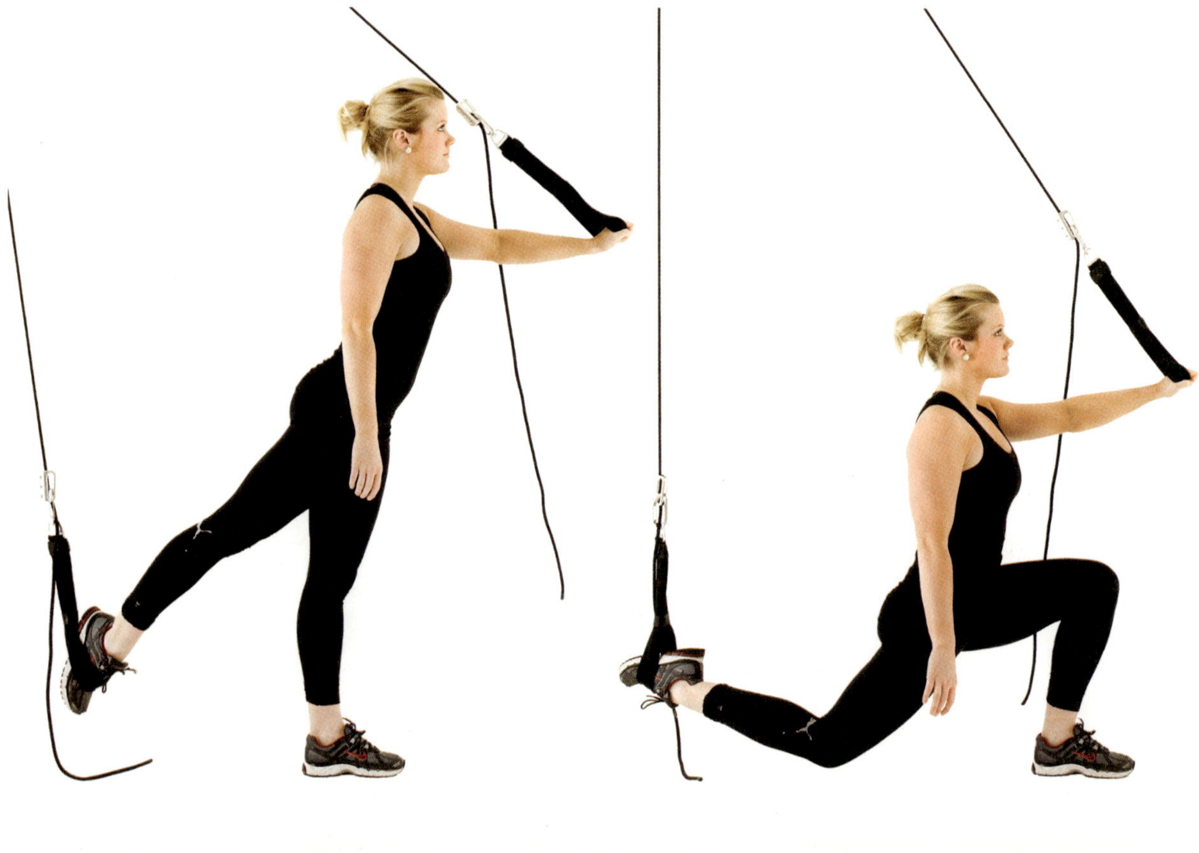

난이도

★★★★☆

슬링 높이

발목

후방 런지 자세에서 시작하십시오(운동 2.3). 런지를 한 다음에, 바로 바닥을 차며 뛰어오릅니다. 무릎을 구부리면서 부드럽게 착지한 다음, 바로 다음 후방 런지를 실시합니다.

전문가의 조언 (expert advice) 둔근을 좀 더 많이 사용하고 싶습니까? 후방 런지를 하는 동안에 반복해서 뒤쪽 다리를 좀 더 신전시키십시오.

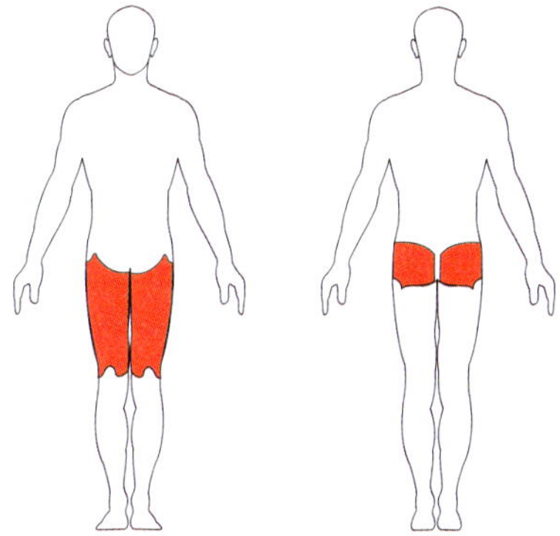

둔부와 허벅지(Glutes and Thighs)

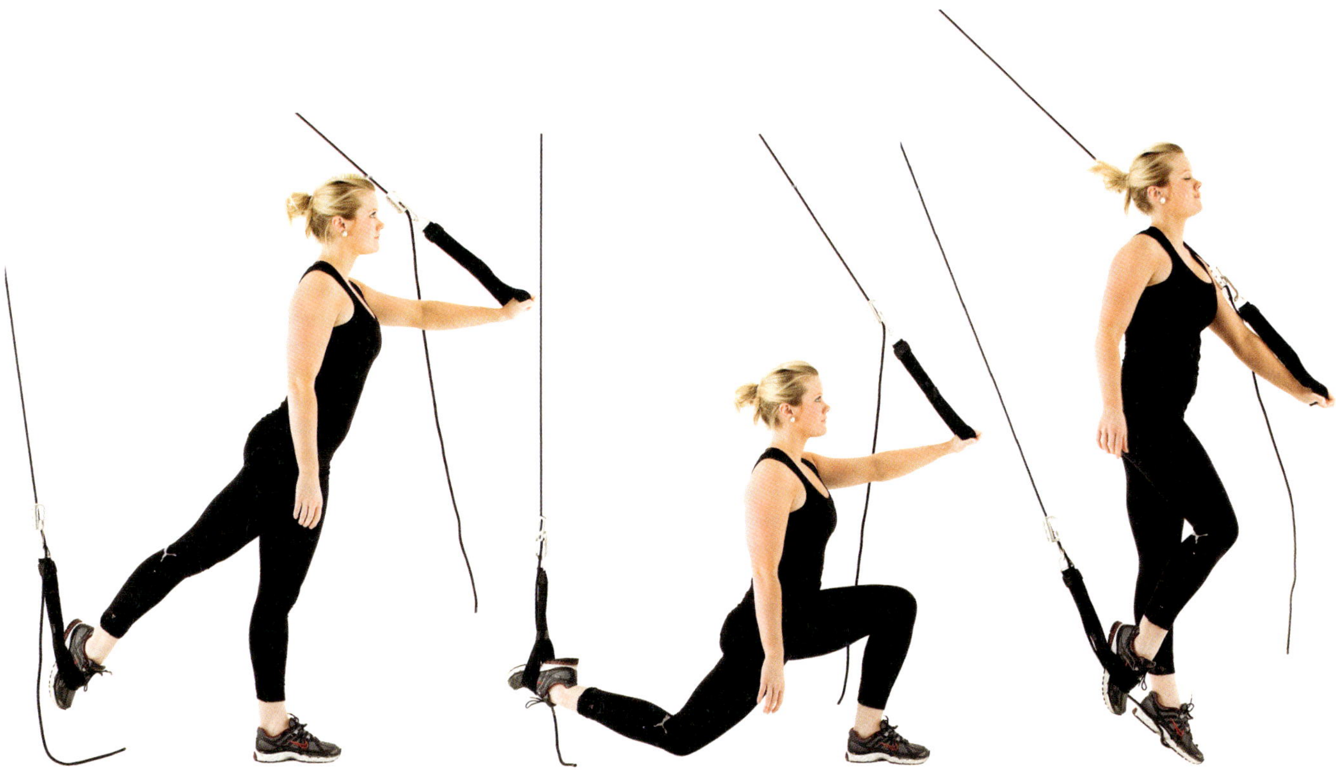

2.5 스타빌리티 런지(Stability lunge)

대퇴사두근(quadriceps), 둔근(gluteus)

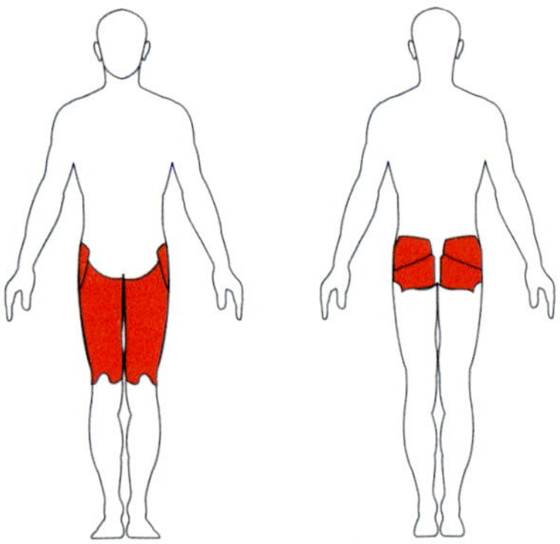

둔부와 슬관절의 안정화

슬링 높이	난이도
발목	★★☆☆☆

넓은 슬링에 한쪽 다리를 넣으십시오. 전방 기울이기(lean forward)를 하고 무릎은 90도까지 구부립니다. 끝 자세에서 5초간 집중하고 균형을 잡은 다음 다시 시작 자세로 돌아갑니다.

전문가의 조언 (expert advice) 이 운동의 주 목적은 무릎 관절의 안정성을 위한 것입니다. 이 운동은 넓은 슬링을 이용할 때 가장 잘됩니다– 기본 줄에 있는 슬링에서는 여러분의 무릎이 굽혀질 수 있습니다.

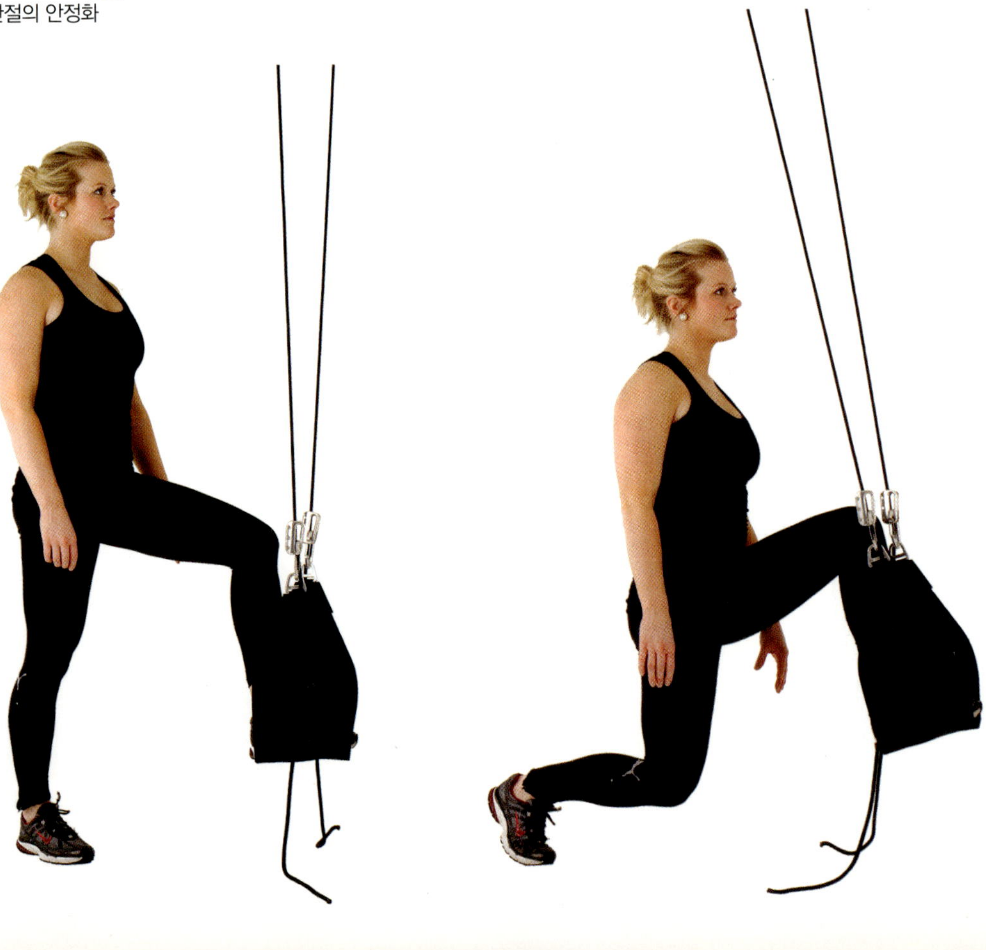

난이도

★★★☆☆

슬링 높이

발목

후방 자세에서 시작하십시오. 한쪽 무릎을 구부리면서 몸 앞쪽에 있는 반대측 다리는 펴고 위로 들어 올리십시오. 다시 선 자세로 돌아 오기 전에 무릎이 허용하는 만큼 깊은 앉으십시오.

전문가의 조언 (expert advice) 딥 스쿼트 운동은 여러분의 다리 근육이 아주 강하고 무릎에 문제가 없는 경우에만 실시해야 합니다. 만약 이것이 확실하지 않은 경우에는, 기본적인 한 다리 스콰트(운동 2.1)를 시도하시고 점진적으로 딥 스콰트를 하는 방식으로 시행하십시오.

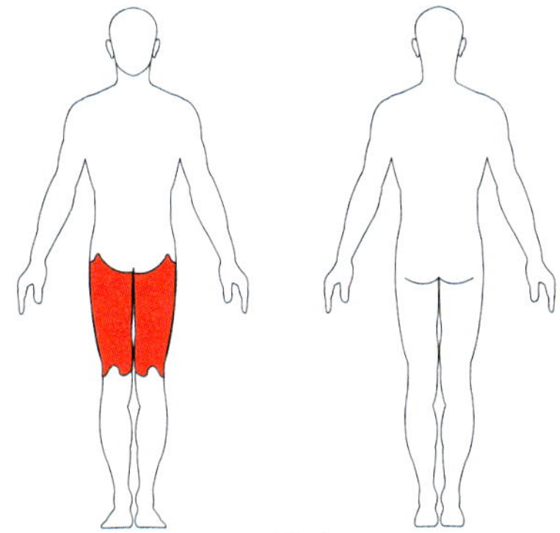

허벅지

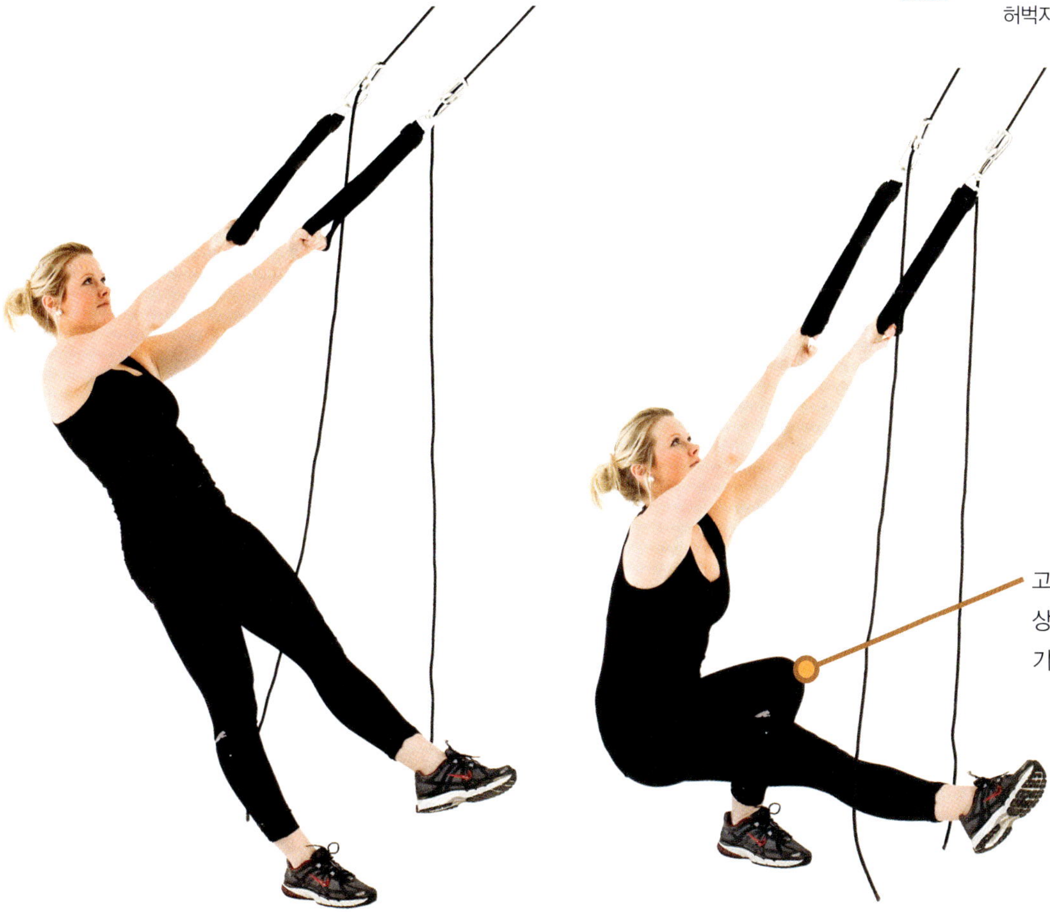

고관절과 무릎이 일직선 상에 있어야 하는 것을 기억하십시오. 13쪽

2.7 햄스트링 컬(Hamstring curl)

반건양근(semitendinosus), 박막양근(semimembranosus), 대퇴이두근(biceps femoris)

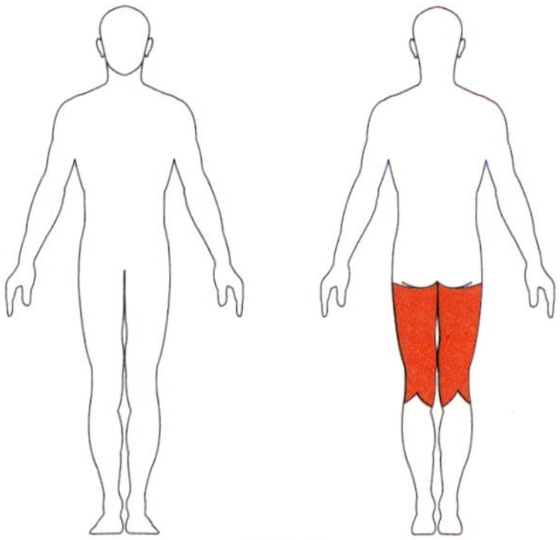

허벅지

슬링 높이	난이도
다리	★☆☆☆☆

슬링에 발 뒤꿈치를 넣고 등을 대고 바로 눕습니다. 등은 중립 자세로 유지하면서 등을 바닥에서 위로 들어 올리십시오. 등과 고관절의 자세를 그대로 유지하면서 양 발을 여러분의 몸통 쪽으로 당기십시오.

전문가의 조언 (expert advice) 여러분에 종아리(calf) 근육에 경련이 생기는 것을 막으려면 발 뒤꿈치로 걷는 것처럼 여러분의 발가락들의 각이 몸통을 향하도록 하십시오.

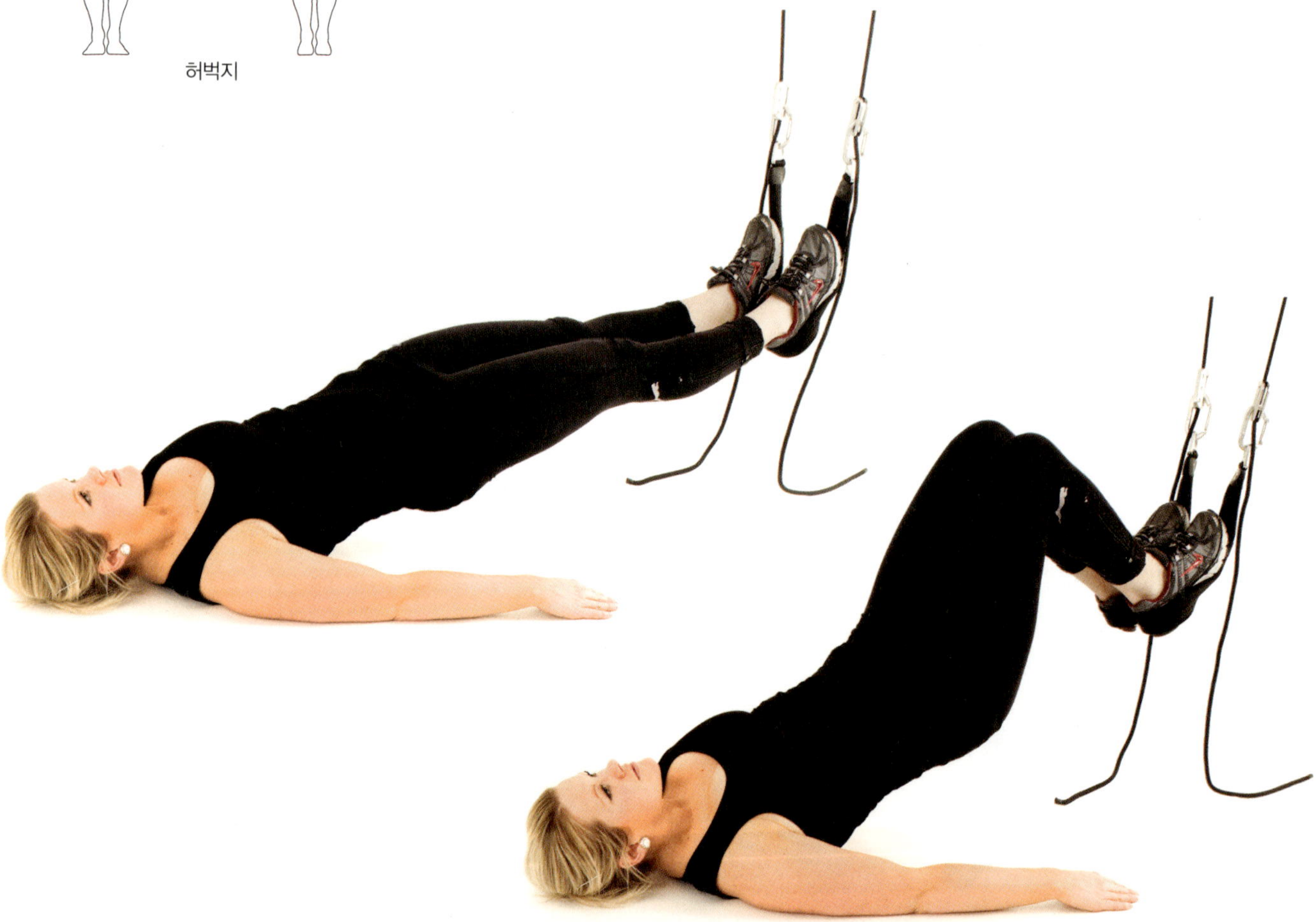

2.8 하이 햄스트링 컬(High hamstring curl)

난이도

★★★☆☆

슬링 높이

다리

기본적인 햄스트링 컬(운동 2.7)과 같은 방법으로 운동을 실시하지만, 여러분의 발을 몸통 쪽으로 당길 때 고관절을 위로 들어 올리십시오. 이 변형 방법은 등과 허벅지의 근육들을 더 강하게 운동하는 방법입니다.

전문가의 조언 (expert advice) 여러분에 종아리(calf) 근육에 경련이 생기는 것을 막으려면 발 뒤꿈치로 걷는 것처럼 여러분의 발가락들의 각이 몸통을 향하도록 하십시오.

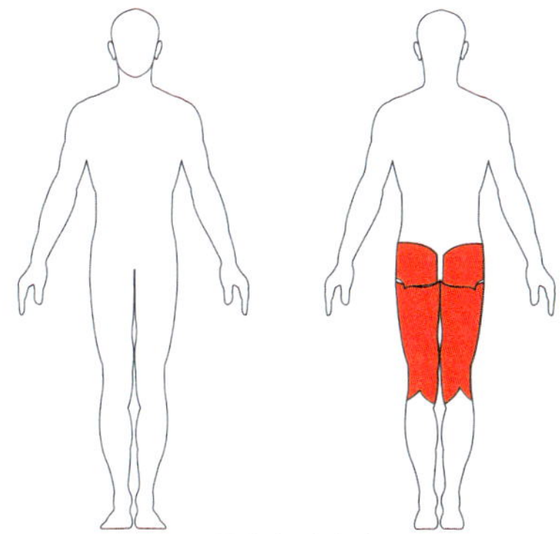

둔부와 허벅지

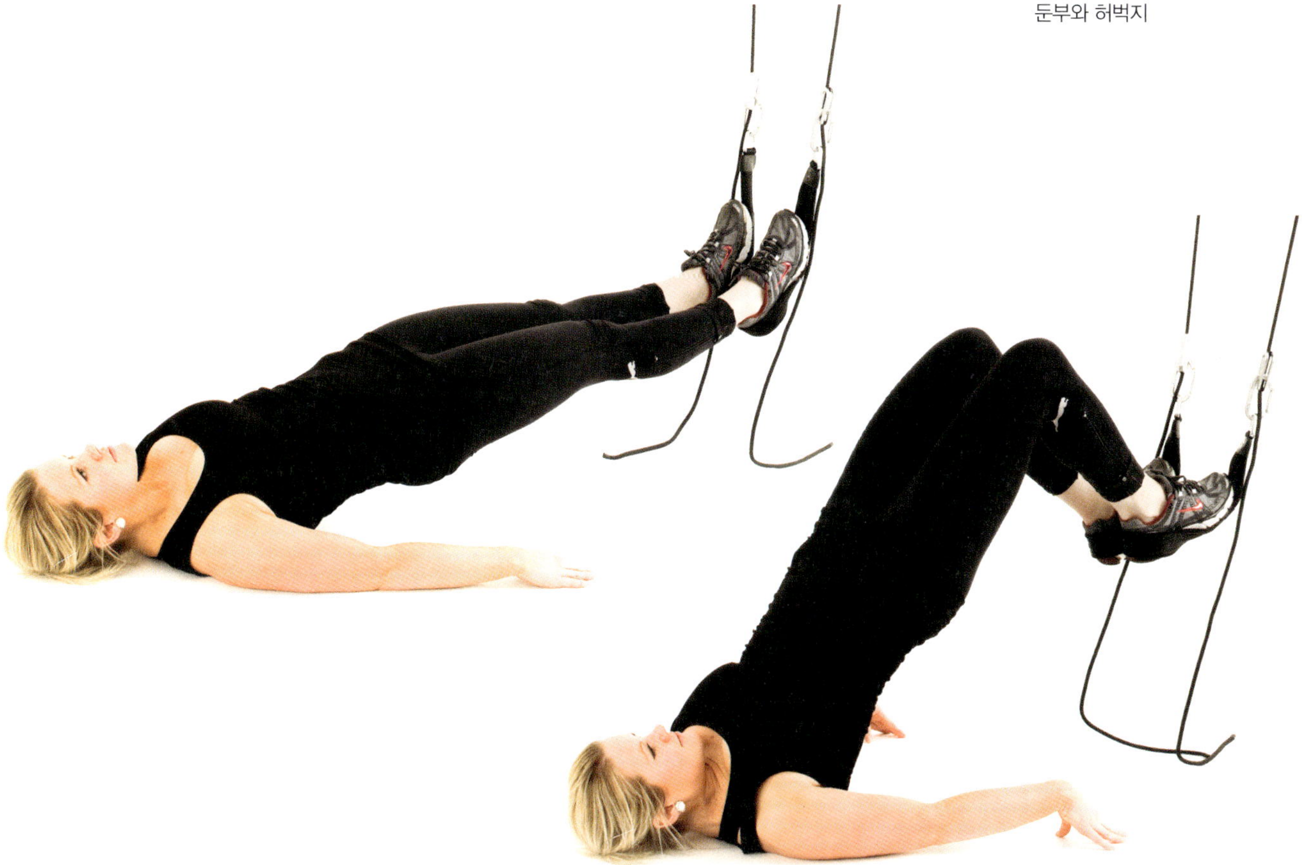

2.9 원 랙 햄스트링 컬(One leg hamstring curl)

반건양근, 박막양근, 대퇴이두근

슬링 높이	난이도
다리	★★★☆☆

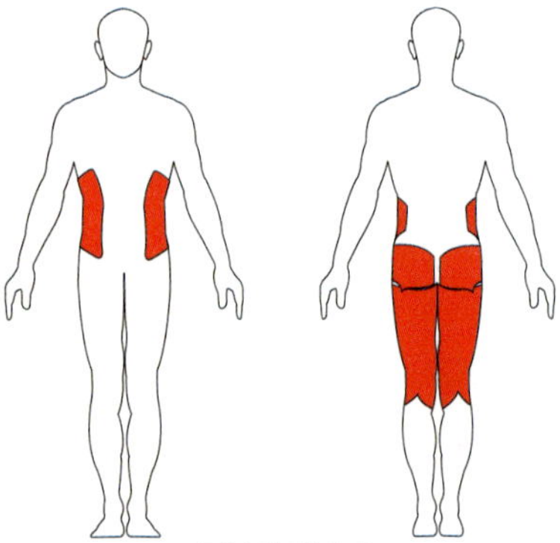

둔부와 허벅지

기본적인 슬굇근 컬(운동 2.7)과 같은 방법으로 실시하지만 하나의 다리에만 슬링을 겁니다. 지지하지 않는 쪽 다리가 아래로 내려가지 않도록 여러분의 코아 근육을 작동시킵니다.

전문가의 조언 (expert advice) 여러분에 종아리 근육에 경련이 생기는 것을 막으려면 발 뒤꿈치로 걷는 것처럼 여러분의 발가락들의 각이 몸통을 향하도록 하십시오.

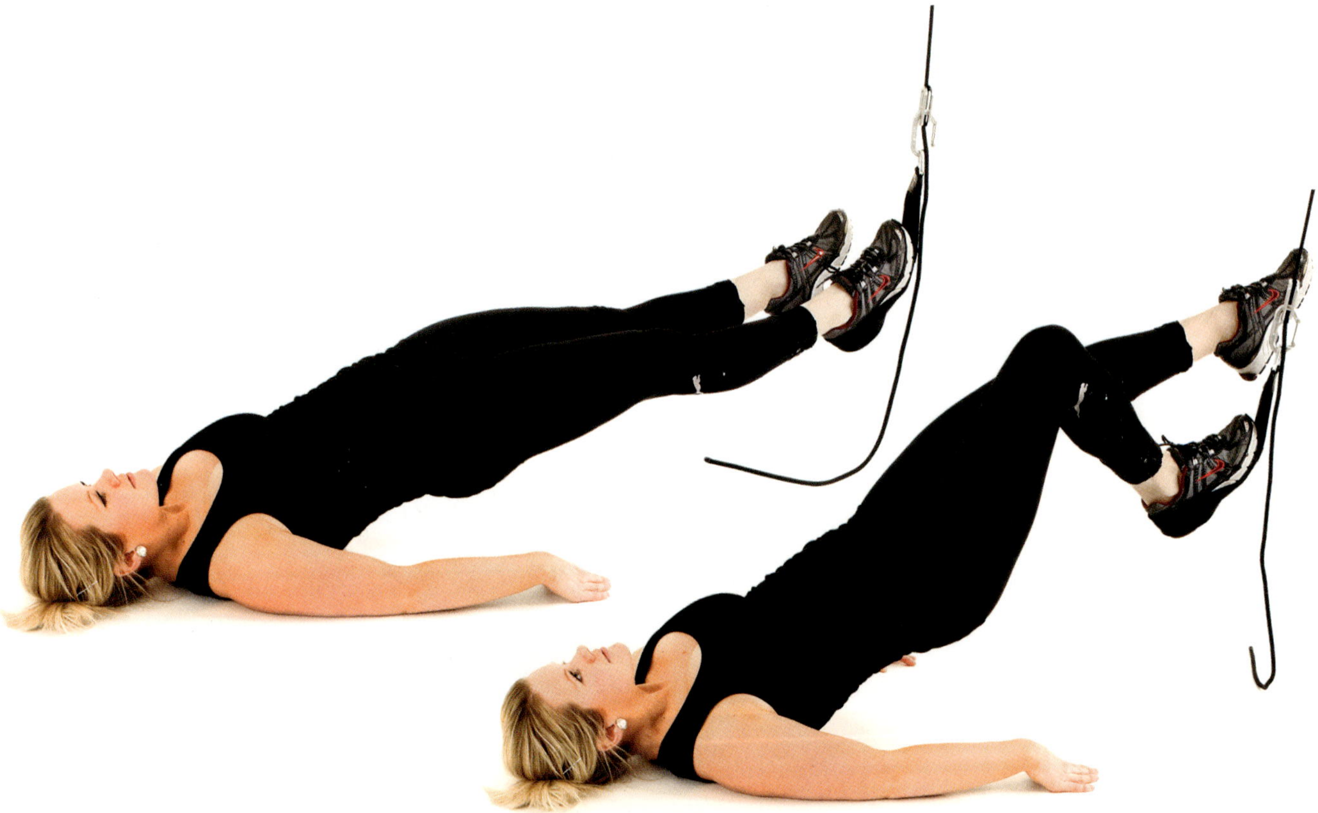

2.10 하이 익스텐션 투 스프릿(High extension to splits)

난이도
★★☆☆☆

슬링 높이
다리

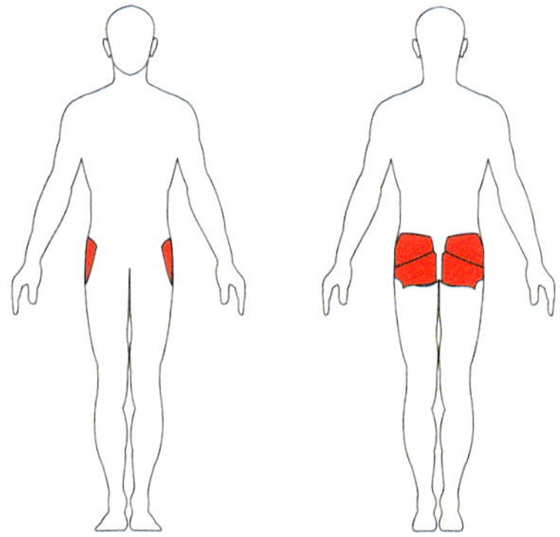

양 발에 뒤꿈치를 슬링에 걸고 등을 대고 바로 눕습니다. 척추에 중립 자세로 등을 유지하면서 고관절을 바닥에서 들어 올리십시오. 양 다리를 벌리고 1초간 유지하십시오. 이때 여러분의 허벅지 바깥 쪽이 작동되는 것을 느껴야 합니다. 다시 시작자세로 돌아가, 등이 바닥을 닿도록 합니다.

전문가의 조언 (expert advice) 골반부에 어떤 문제가 있으면 절대 이 운동을 하지 마십시오.

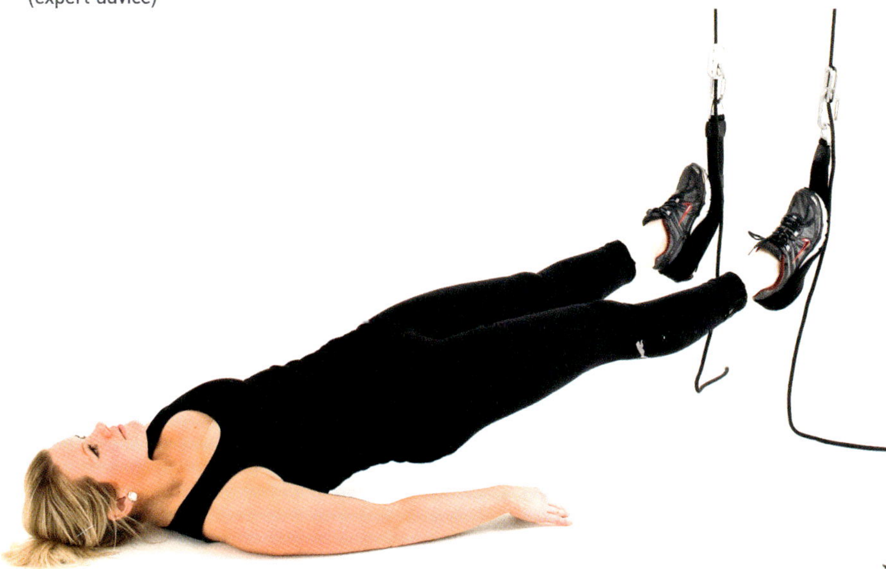

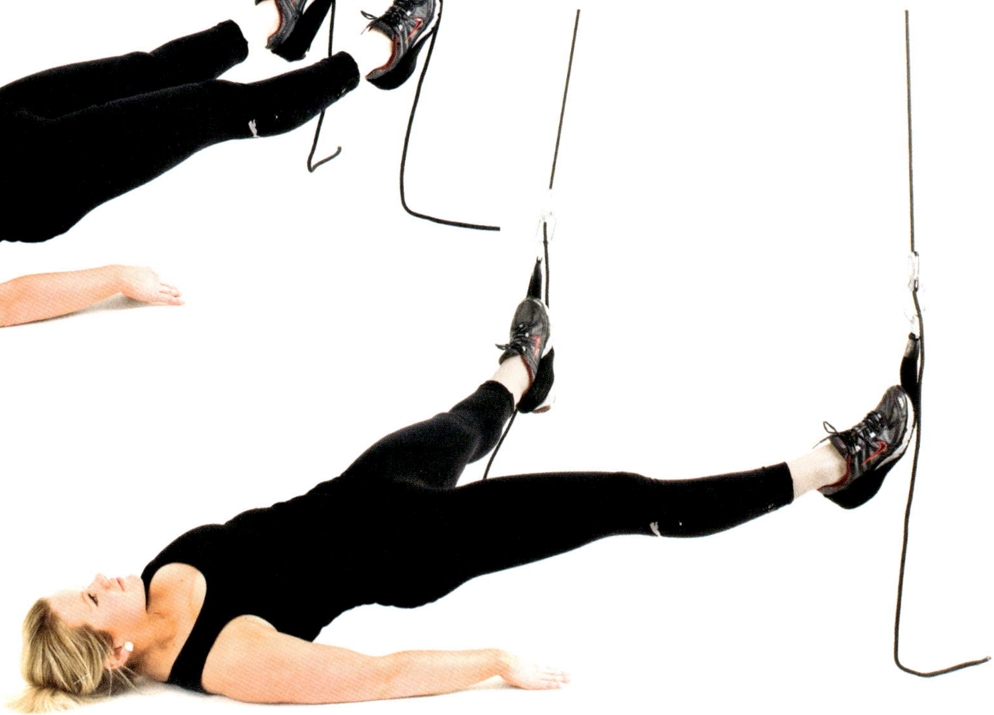

2.11 슬링 랙 리프트(Sling leg lifts)

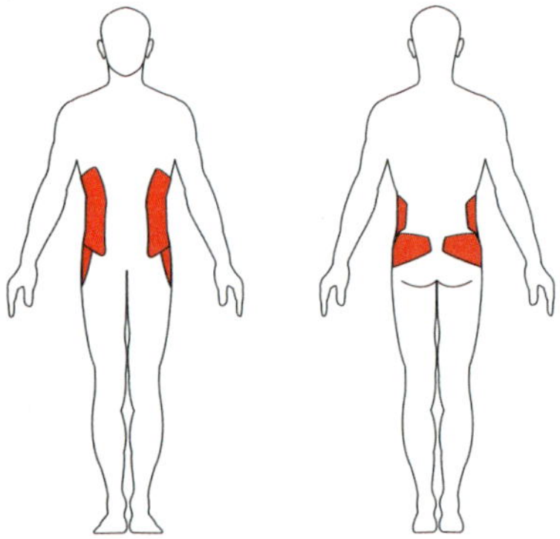

둔근

슬링 높이	난이도
다리	★★★☆☆

넓은 슬링에 양쪽 발을 넣고 옆으로 눕습니다. 사이드 플랭크(sideways plank) 운동과 같이 고관절을 위로 들어 올립니다. 어깨와 고관절 그리고 다리는 반드시 일직선 상에 있어야 합니다. 이 자세에서 위쪽 다리를 들어 올리고 내리기 전까지 3초간 유지하십시오. 발가락들은 항상 전방을 향하게 하고; 다리를 위쪽으로 돌리는 동작은 치팅(cheating) 동작입니다!

전문가의 조언 (expert advice) 넓은 슬링을 무릎 위로 올리면 더 쉽게 시작할 수 있습니다. 운동을 더 어렵게 하려면 슬링을 다리 아래쪽으로 내려가게 하십시오.

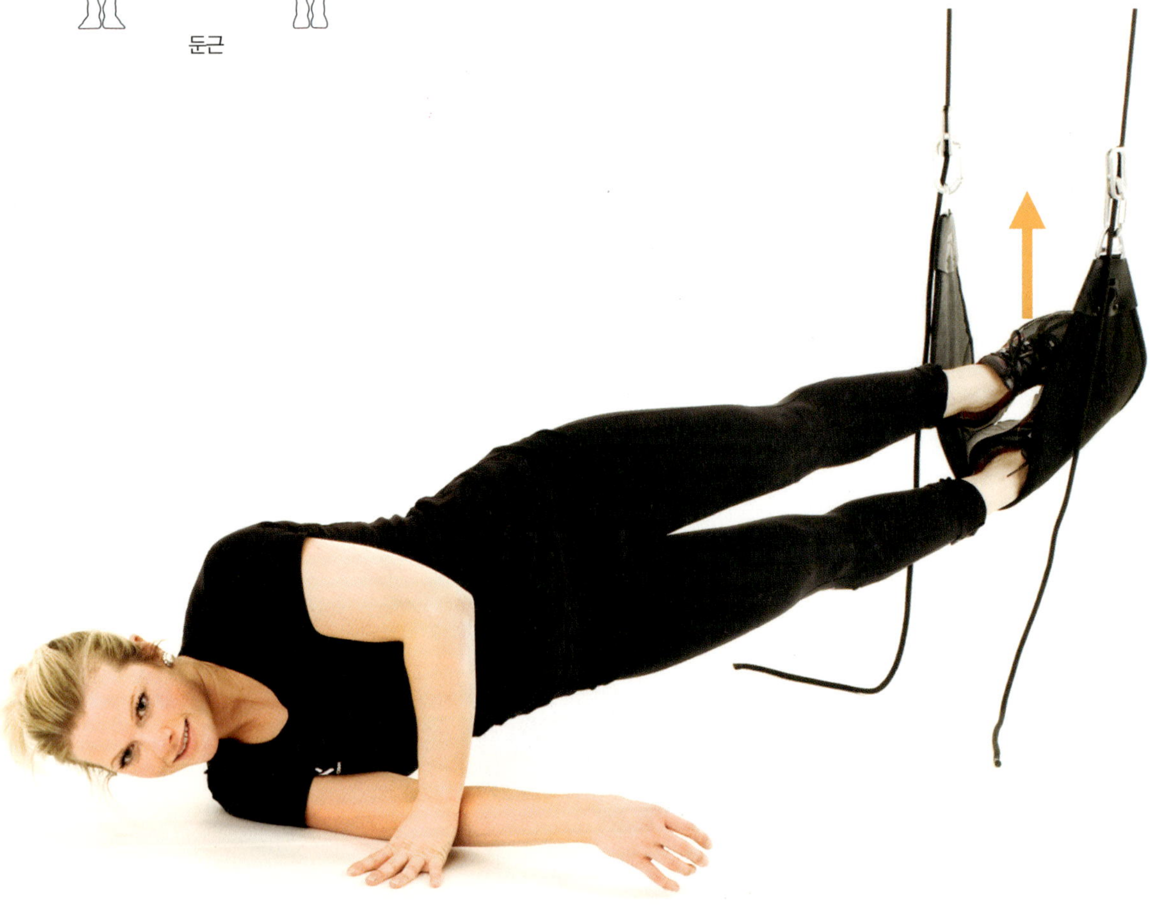

2.12 이너 싸이 리프트(Inner thigh lifts)

난이도

★★☆☆☆

슬링 높이

허벅지

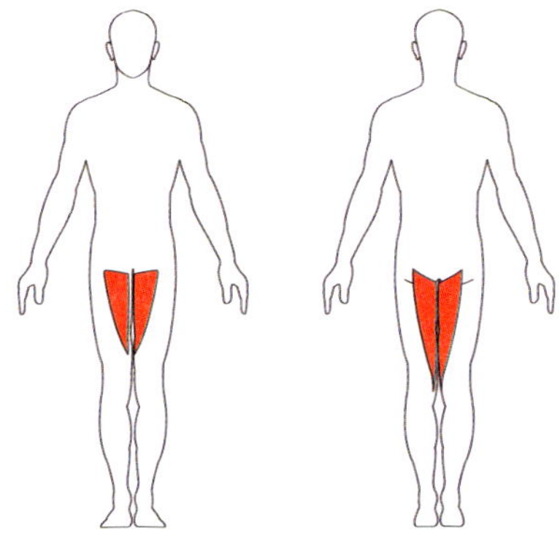

허벅지 안쪽

넓은 슬링에 위쪽 다리를 넣고 옆으로 눕습니다. 사이드 플랭크 운동과 같이 고관절과 아래쪽 다리를 위로 들어 올립니다. 이때 어깨와 고관절, 다리는 반드시 일직선 상에 있어야 합니다. 바닥으로 내려 놓기 전까지 약 3초간 그대로 유지하십시오. 발가락들을 계속 전방을 향하도록 하십시오; 다리를 위쪽으로 올리는 것은 치팅(cheating!) 동작입니다.

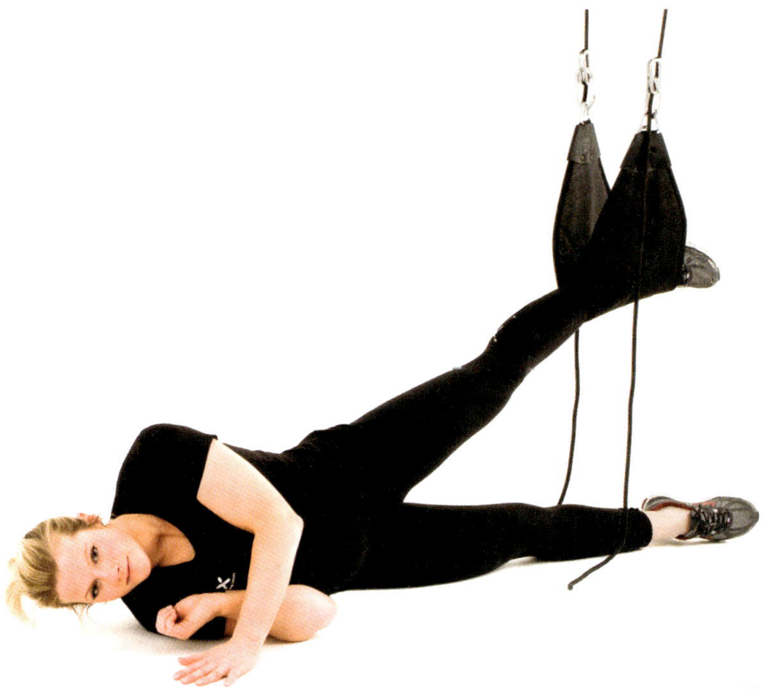

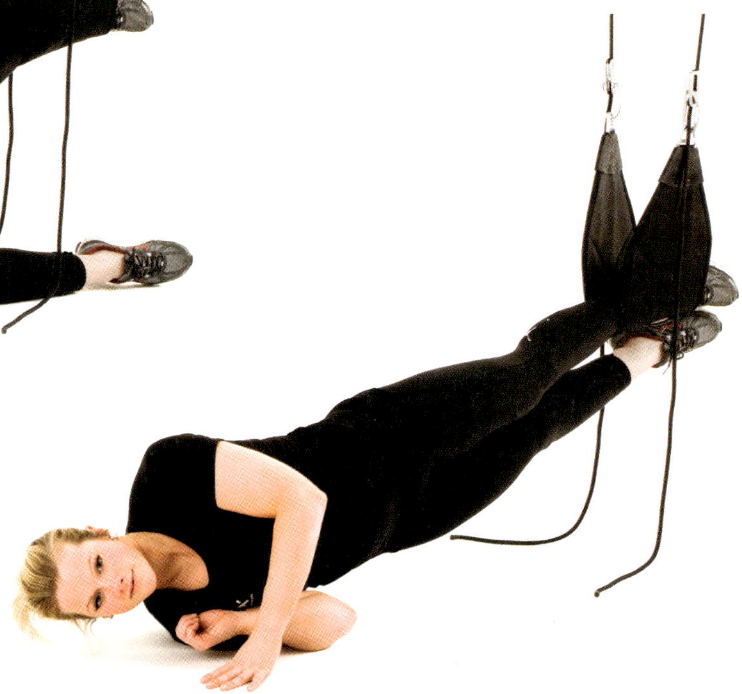

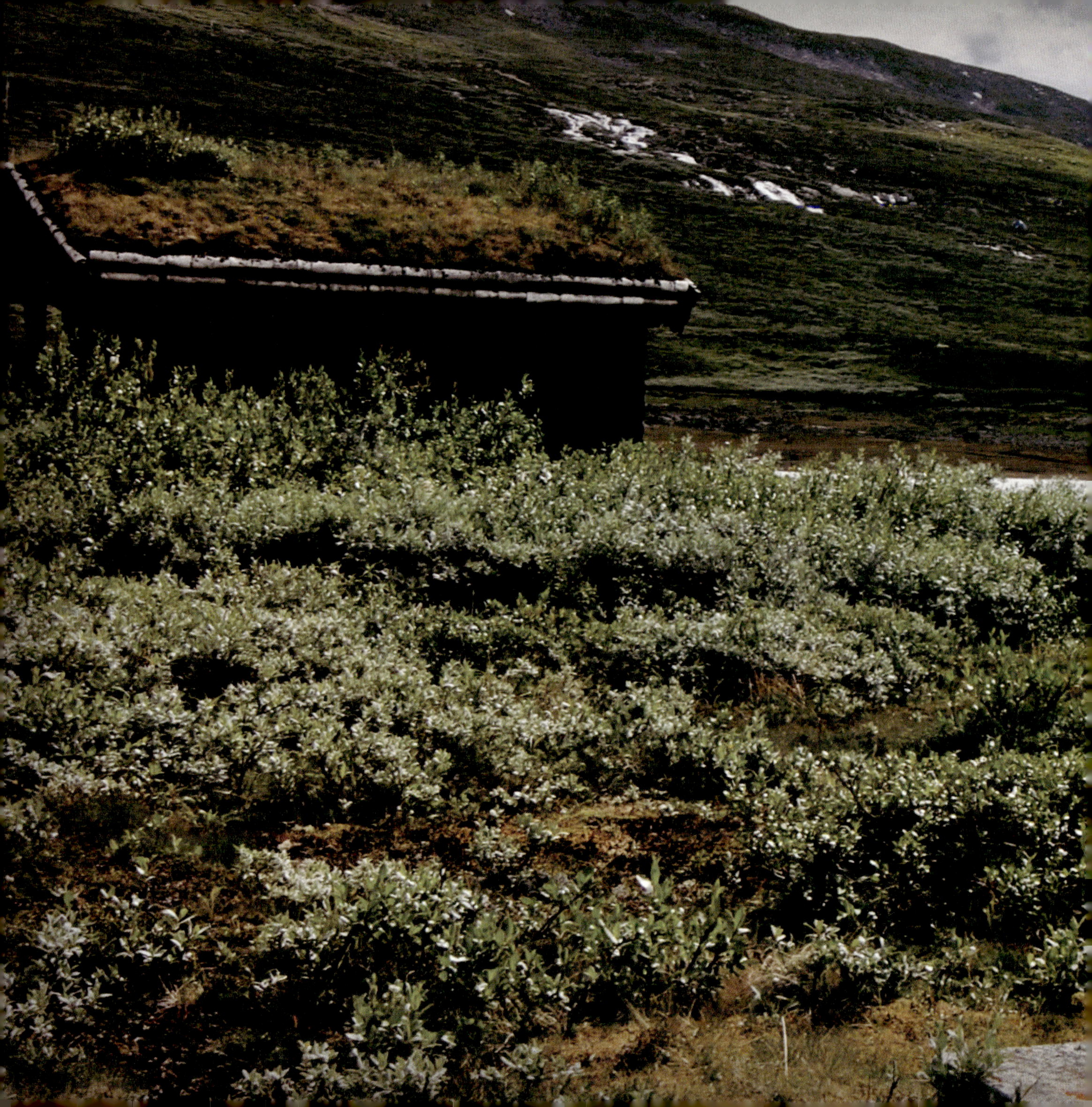

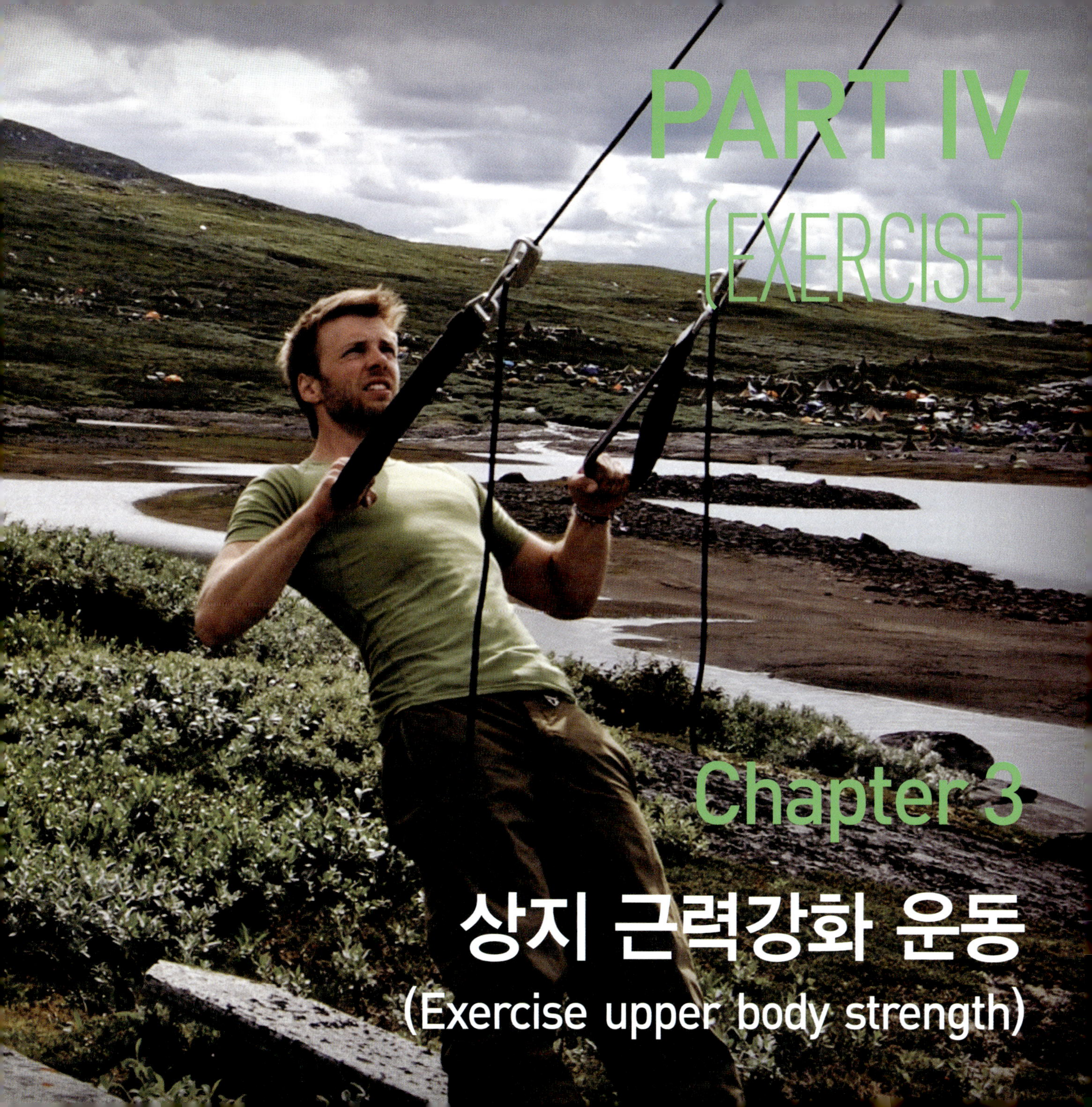

PART IV (EXERCISE)

Chapter 3

상지 근력강화 운동 (Exercise upper body strength)

3.1 닐링 수퍼맨(Kneeling superman)

광배근(latissimus), 복직근(rectus abdominis)

슬링 높이	난이도
다리	★☆☆☆☆

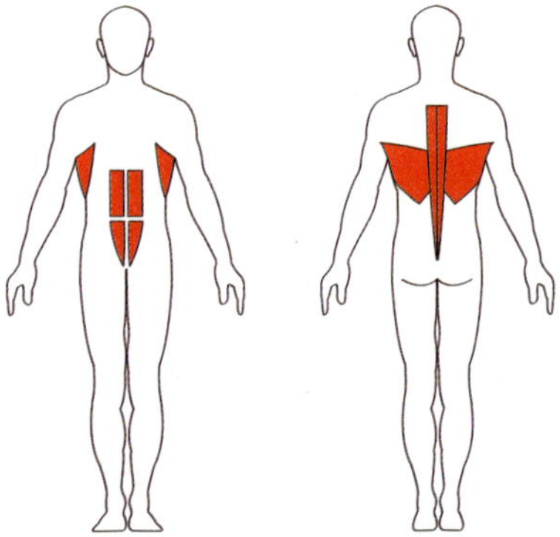

어깨와 허리의 안정화

무릎으로 서서 슬링을 잡습니다. 손바닥은 반드시 바닥을 향해야 합니다. 몸을 앞으로 기울이고 여러분의 손을 전방으로 뻗습니다. 시작 자세로 다시 누르며 일어나 전에 3초간 유지하십시오.

전문가의 조언 (expert advice) 척추를 중립 자세를 유지하는 것과 양 어깨를 아래로 낮추고 이완하는 것에 집중하십시오.

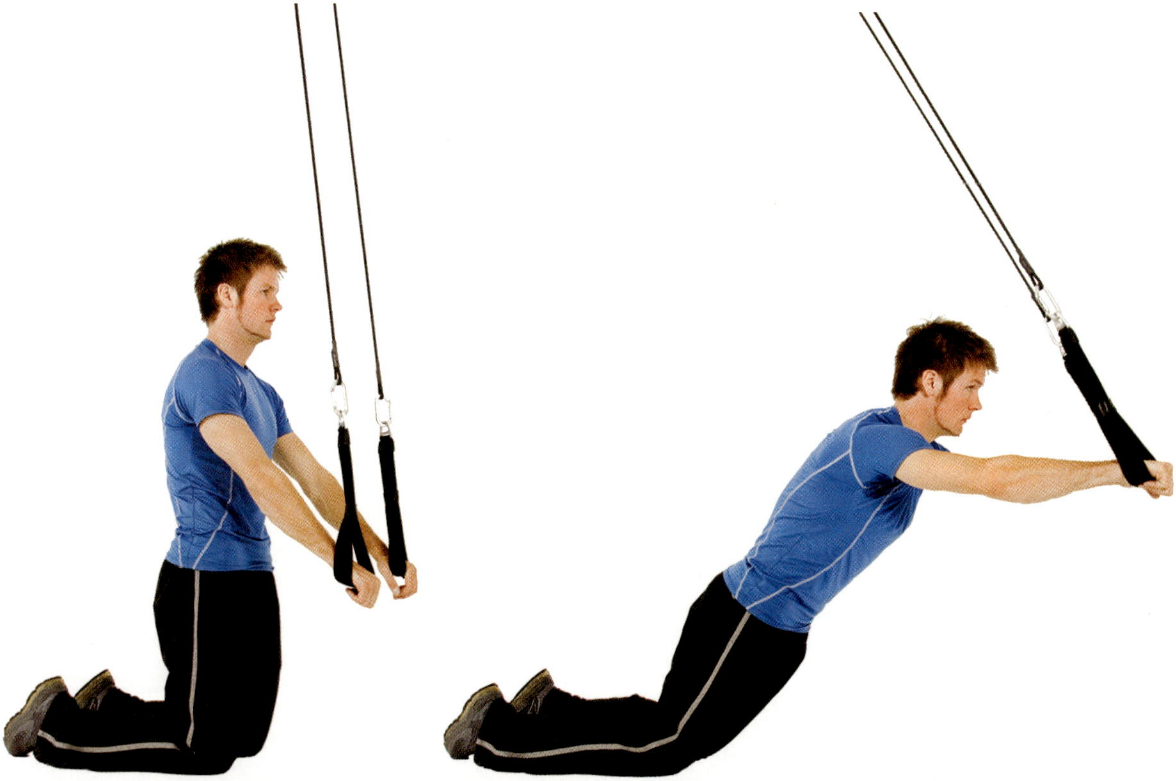

난이도

★★☆☆☆

슬링 높이

허벅지

손바닥이 바닥을 향하게 하여 슬링을 잡으십시오. 양 팔을 이용해 몸을 지탱하면서 전방으로 기울입니다. 몸을 전방으로 기울인 상태에서 양 손을 머리 위로 뻗으십시오. 다시 시작 위치로 돌아오기 전에 3초간 유지하십시오.

전문가의 조언 (expert advice) 척추를 중립 자세를 유지하는 것과 양 어깨를 아래로 낮추고 이완하는 것에 집중하십시오. 운동을 더 쉽게 하려면 슬링을 팔꿈치 위로 좀 더 올리십시오.

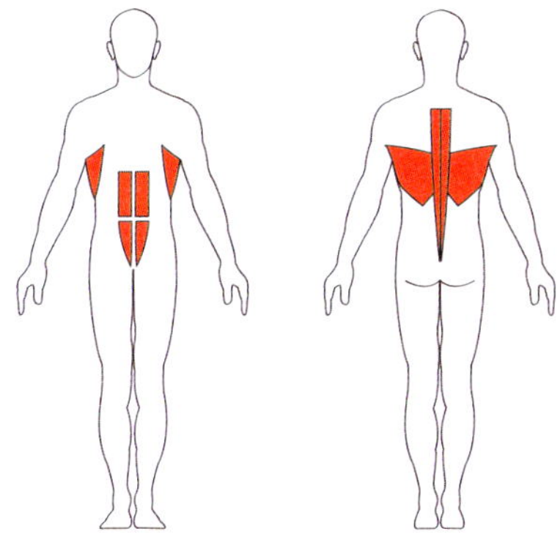

어깨와 허리의 안정화

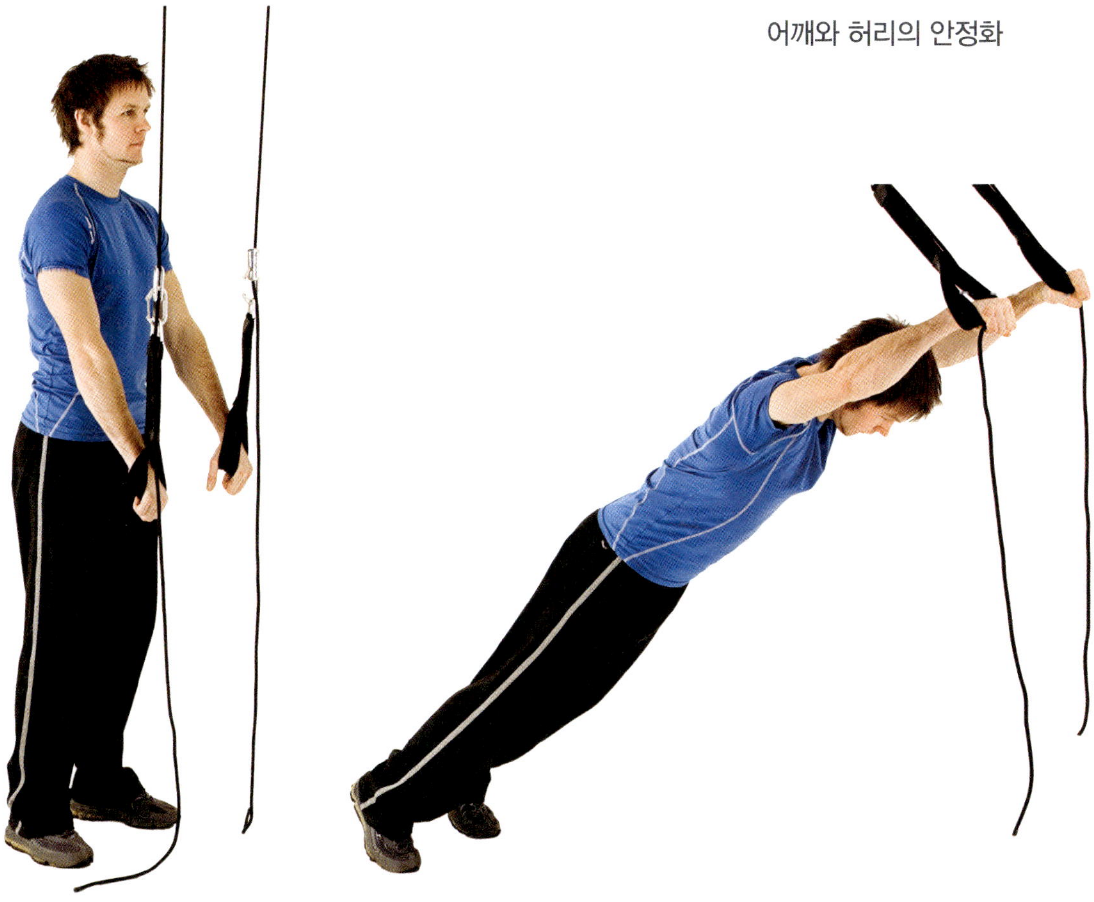

3.3 원 핸드 수퍼맨(One hand superman)

광배근(latissimus), 복사근(obliquus)

슬링 높이	난이도
허벅지	★★★★☆

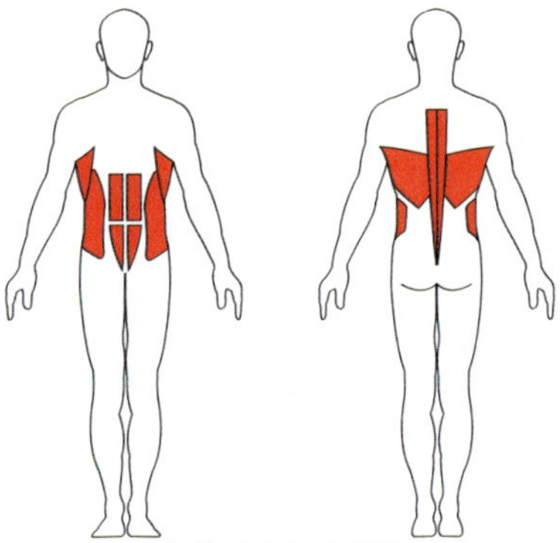

어깨와 허리 상부

기본적인 수퍼맨(운동 3.2) 운동과 같지만 한 손으로만 지탱하는 운동입니다. 상체의 회전되지 않도록 여러분이 잡고 있는 슬링 쪽으로 한쪽 발자국을 옮겨 가십시오.

전문가의 조언 (expert advice) 외복사근(external obliques)–여러분의 허리 라인을 만들어주는 근육–을 위해 매우 좋은 운동입니다.

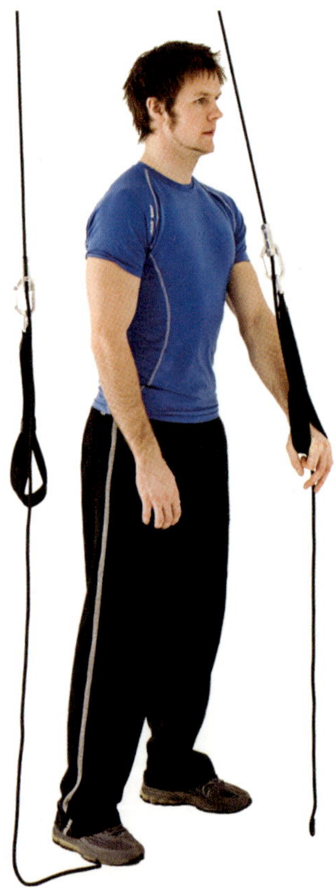

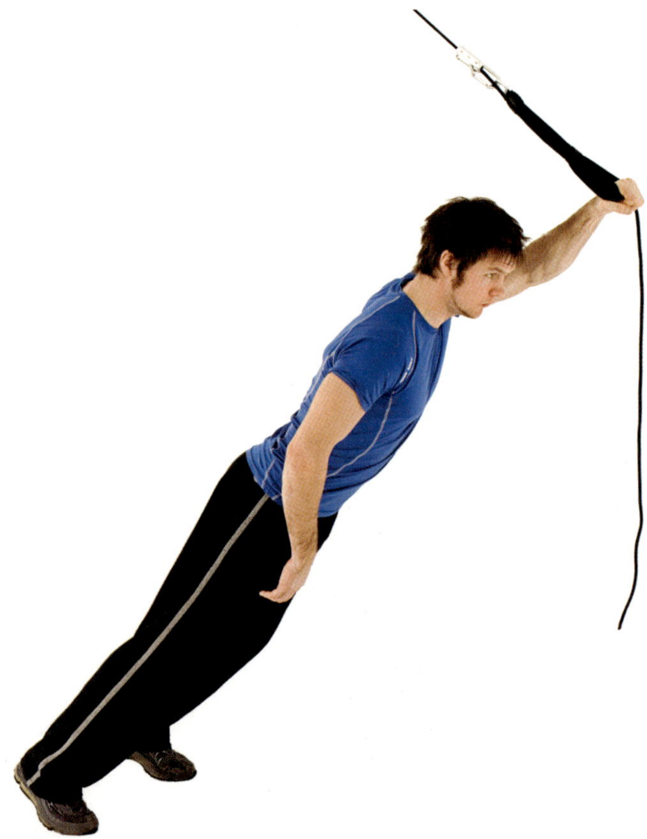

난이도
★★☆☆☆

슬링 높이
허벅지

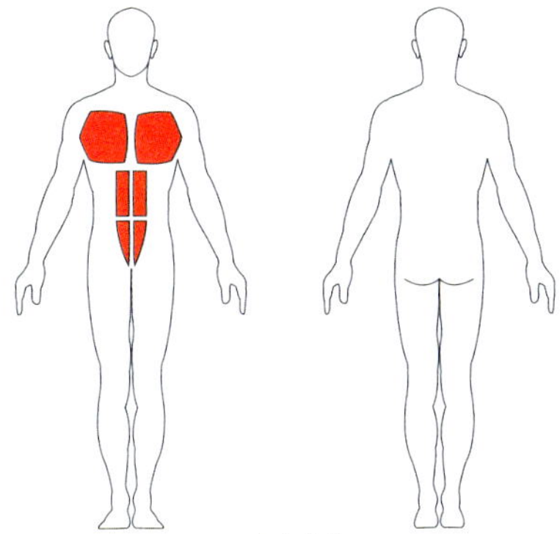

전방 자세에서 시작하십시오. 양 팔꿈치를 약간 구부리고 뒤로 향하게 하십시오. 몸통을 앞으로 숙이면서 양 팔을 옆으로 벌립니다. 이 때 여러분의 가슴부위 근육들이 스트레칭 되는 느낌이 들어야 합니다. 몇 초간 유지한 후에, 양 손으로 모아 끌어 안는 동작을 하며 밀고 일어납니다.

전문가의 조언 (expert advice) 척추는 중립 자세로 유지하십시오. 복근에 힘을 주고 허리를 곧게 유지하십시오.

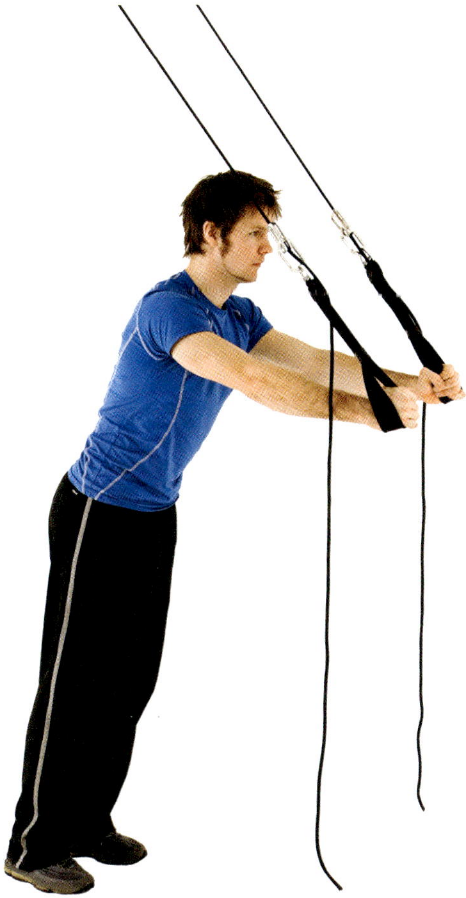

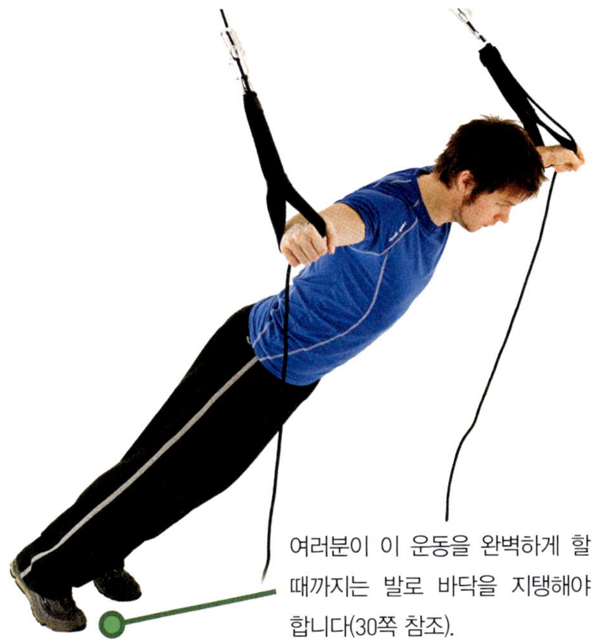

여러분이 이 운동을 완벽하게 할 때까지는 발로 바닥을 지탱해야 합니다(30쪽 참조).

3.5 리버스 엘보 플라이스(Reverse elbow flies)

승모근(trapezius), 능형근(rhomboideus)

슬링 높이	난이도
허벅지	★★☆☆☆

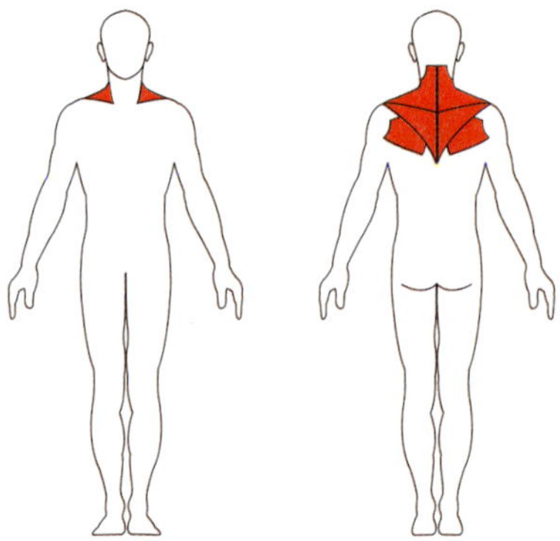

어깨

슬링을 주관절 위에 오게 하고 후방 자세에서 시작하십시오. 주관절은 90도 구부린 상태로 유지하고 몸 앞쪽 방향으로 똑바로 세우십시오.

양 팔을 옆으로 눌러서 몸통이 앞으로 움직이게 하십시오. 천천히 다시 시작 자세로 돌아갑니다. 전체적으로 팔의 높이를 잘 유지하십시오–이것은 로우 로어(Low Row) 운동이 아닙니다.

전문가의 조언 (expert advice) 슬링을 서로 교차시키면 좀 더 힘든 운동이 될 수 있습니다. 저항을 좀 더 높이려면 왼쪽 팔꿈치에 오른쪽 슬링을 오른쪽 팔꿈치에 왼쪽 슬링을 부착하십시오.

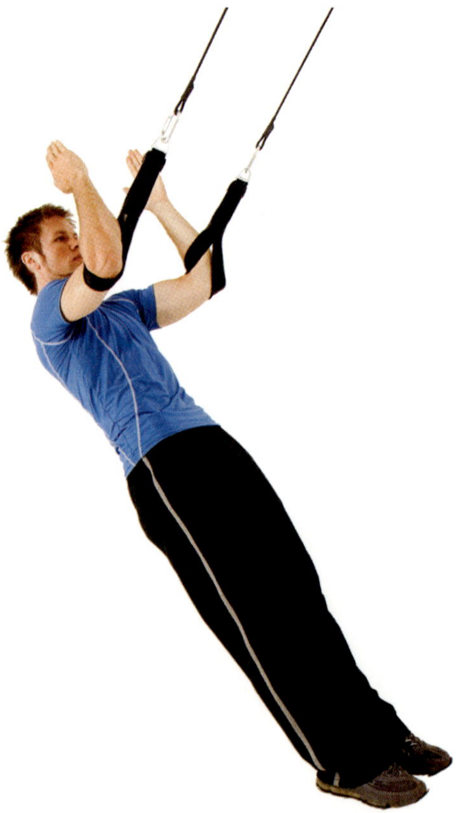

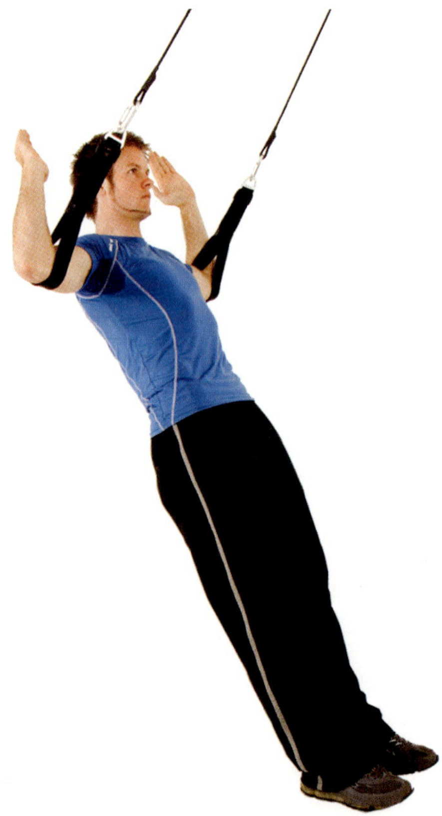

3.6 리버스 플라이스(Reverse flies)

난이도 ★★★☆☆

슬링 높이 허벅지

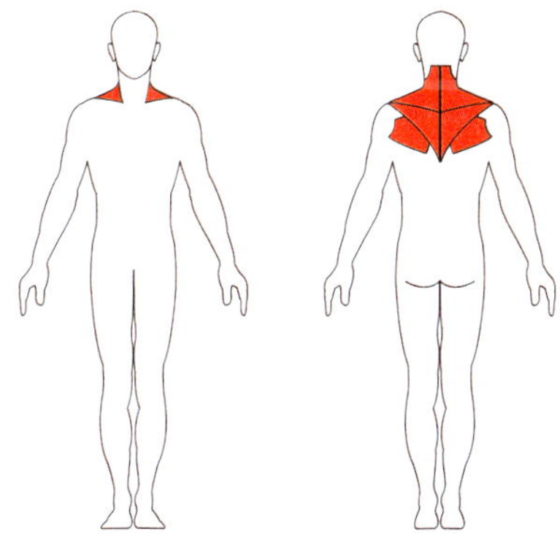

어깨와 허리 상부

후방 자세에서 시작하십시오. 주관절을 약간 구부리고 주관절의 끝이 뒤로 향하게 하십시오. 양 팔을 옆으로 눌러 몸이 앞으로 가게 하십시오. 끝 자세에서 양 팔은 반드시 반대 방향을 향해야 합니다. 천천히 시작 위치로 다시 돌아갑니다.

전문가의 조언 (expert advice) 운동을 더 힘들게 하려면 슬링을 교차시키면 됩니다. 왼쪽 손잡이를 오른손으로 잡고, 왼손으로 오른쪽 슬링을 잡으십시오. 처음부터 끝까지 척추는 중립 자세를 유지하는 것을 기억하십시오.

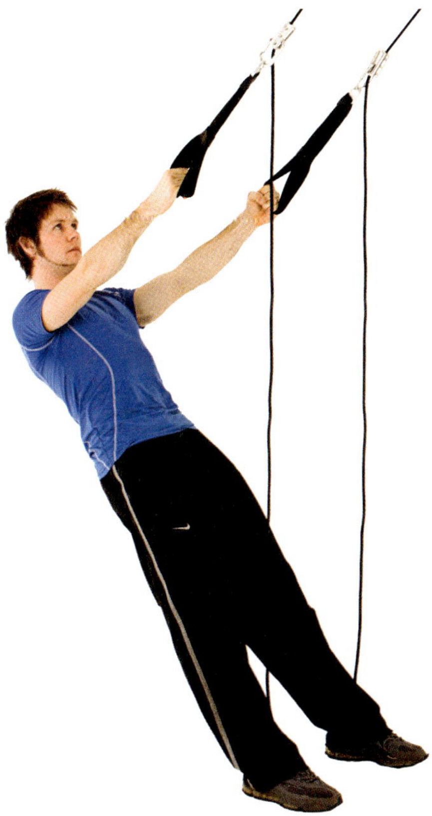

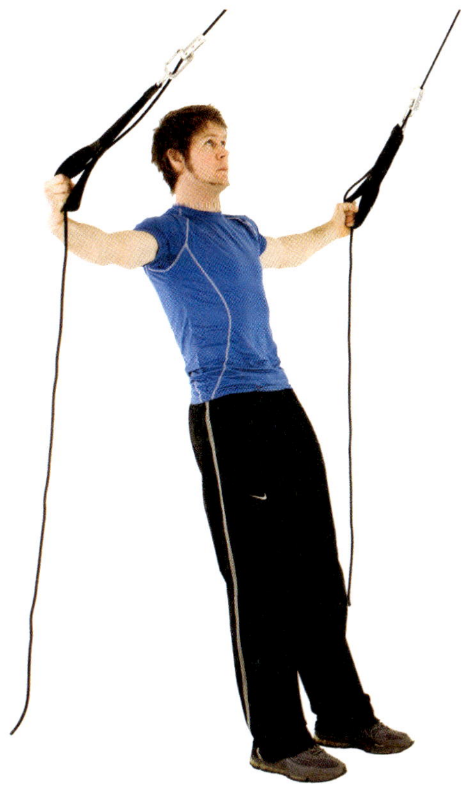

3.7 Y 플라이스(Y-flies)

승모근(trapezius), 삼각근(deltoideus)

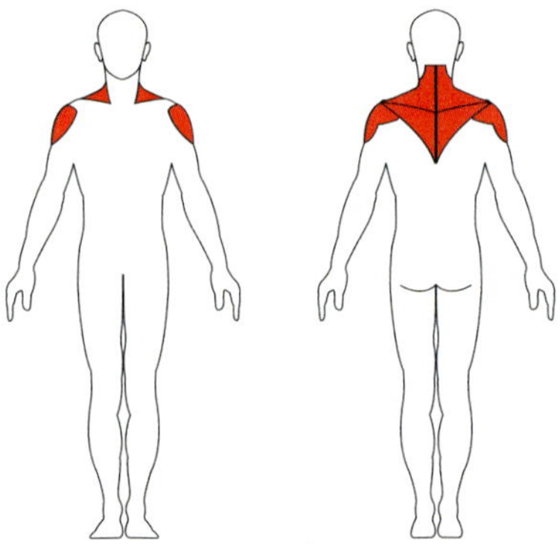

어깨와 팔 상부

슬링 높이	난이도
허벅지	★★★☆☆

후방 자세에서 시작하고, 슬링을 잡지 않고 손목 부위를 감싸게 합니다. 주관절을 약간 구부리고 주관절의 끝은 뒤쪽을 향하게 하십시오. 팔을 위로 올리며 위로 눌러서 Y자 모양의 자세로 끝내게 합니다. 천천히 다시 시작 자세로 돌아갑니다.

전문가의 조언 (expert advice) 고관절을 앞으로 내미는 치팅(cheating) 동작을 하지 말아야 합니다. 척추는 항상 중립 자세로 유지하십시오.

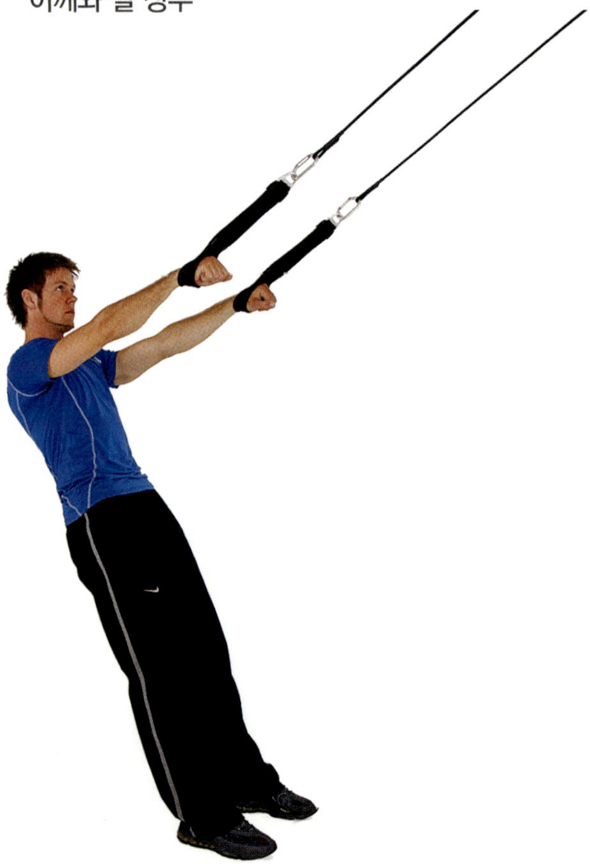

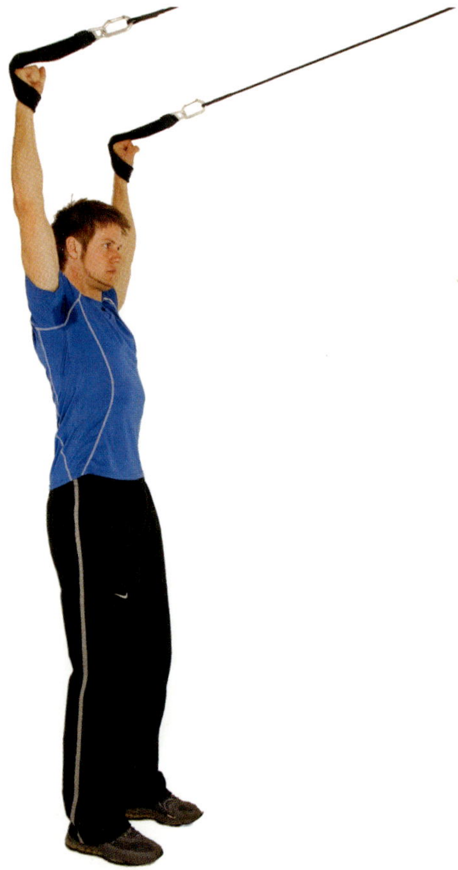

난이도

★★★☆☆

슬링 높이

허벅지

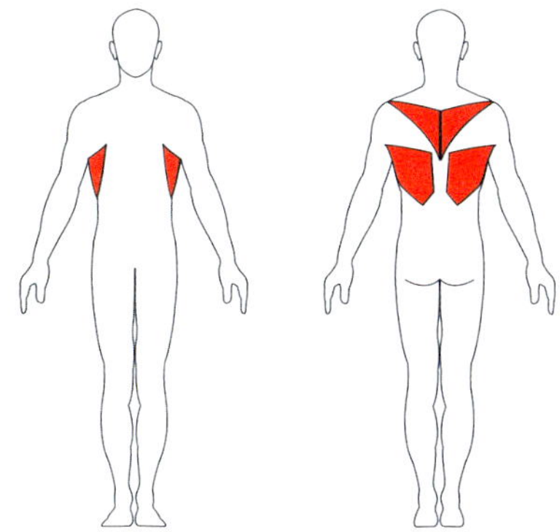

어깨와 허리 상부

후방 자세에서 시작하십시오. 주관절을 약간 구부리고 주관절이 외측을 향하게 하십시오. 팔을 아래쪽으로 눌러 몸을 앞으로 가게 하십시오. 척추는 중립 자세를 유지하면서 가슴과 상체가 앞으로 가게 합니다. 몸을 힘을 빼면서 천천히 시작 자세로 되돌아 가게 합니다.

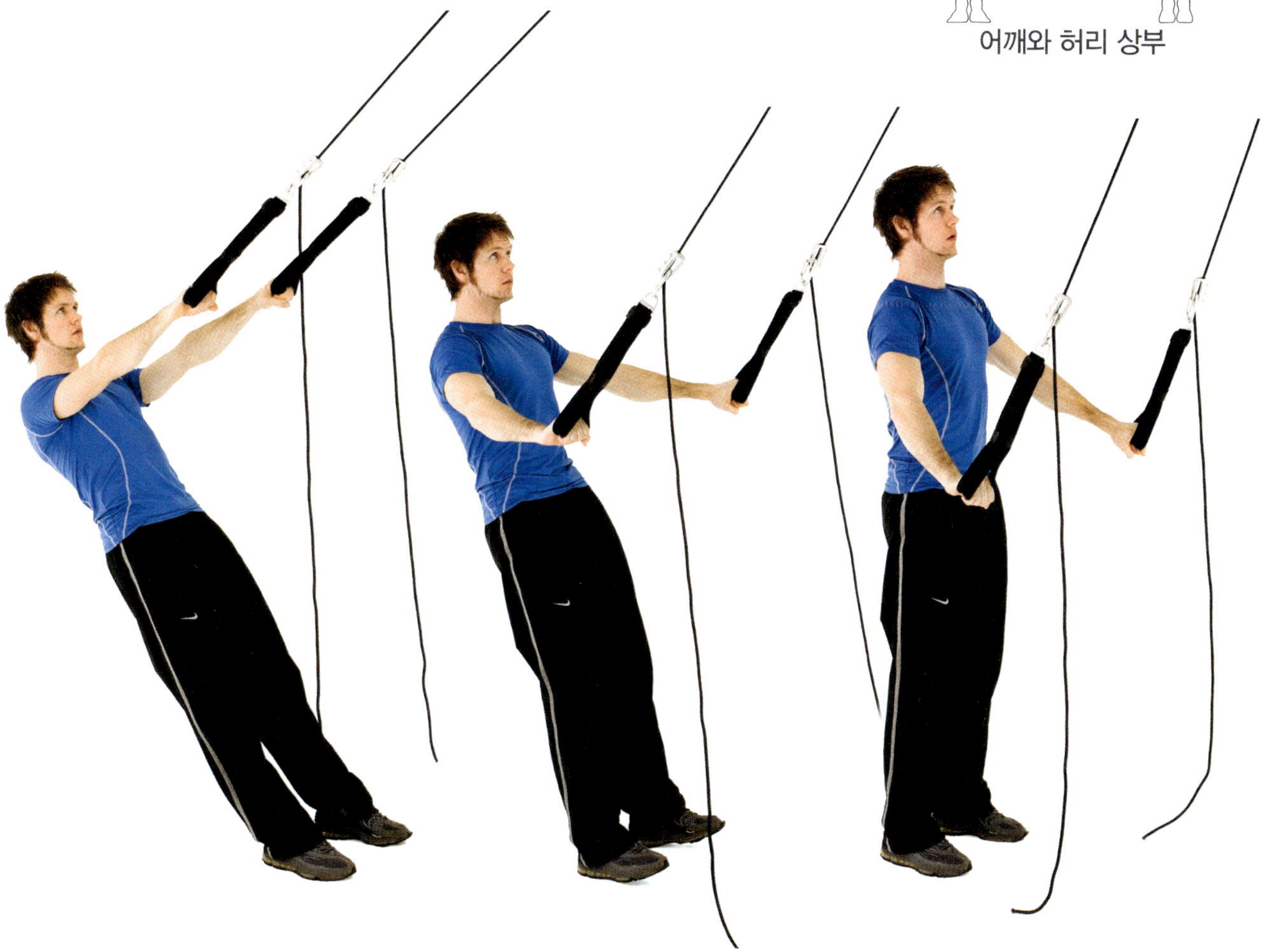

3.9 원 핸드 로우(One arm row)

승모근(trapezius), 광배근(latissimus)

슬링 높이	난이도
허벅지	★★★☆☆

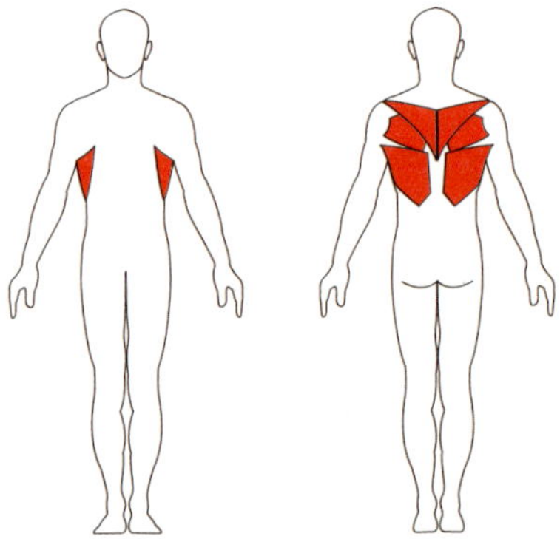

어깨와 허리 상부

한 팔로 슬링을 잡고 후방 자세에서 시작하십시오. 다른 쪽 팔을 반대 방향으로 쭉 펴서 양 팔이 서로 반대를 향하게 하십시오. 뒤쪽에 있는 팔을 앞으로 내밀면서 몸통을 위로 당깁니다. 그 자세를 잠시 유지한 다음 몸통을 다시 시작 자세로 낮추십시오.

전문가의 조언 (expert advice) 고관절을 앞으로 내미는 치팅(cheating) 동작을 피하십시오. 항상 척추가 중립 자세로 유지하도록 등을 펴십시오.

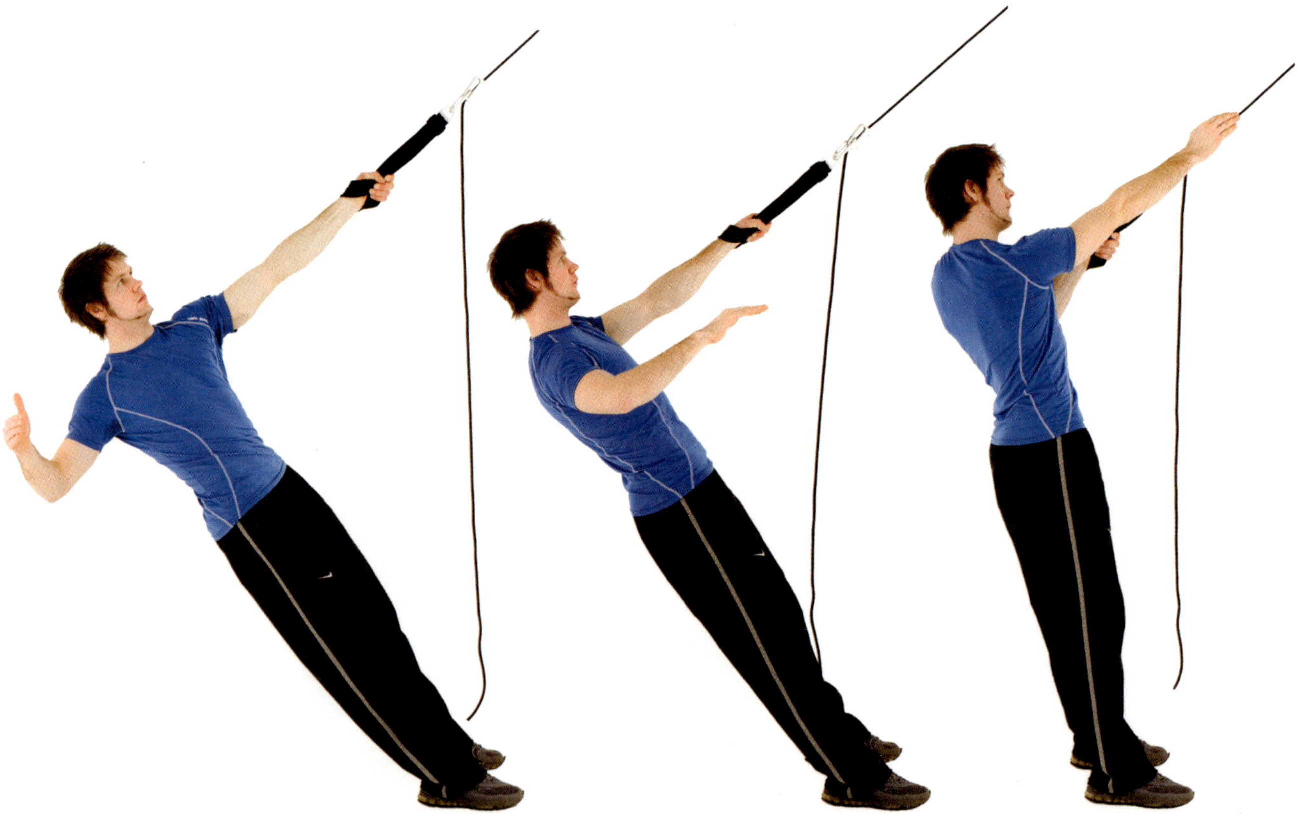

난이도 ★★☆☆☆

슬링 높이 높게

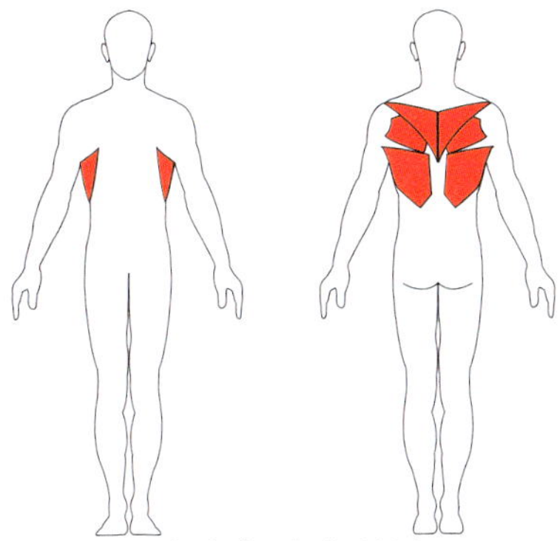
어깨와 허리 상부

후방 자세에서 시작하십시오. 어깨를 낮게 유지하고, 가슴이 앞으로 내밉니다. 팔꿈치를 아래와 옆으로 당기면서 몸을 들어 올립니다. 등을 천천히 내리고 이를 반복하십시오.

전문가의 조언 (expert advice) 이 운동은 특별히 허리 상부에 대한 운동입니다. 허리 하부에 운동을 위해서는 팔꿈치를 몸에 좀 더 가깝게 붙이고 당깁니다. 운동을 좀 더 강하게 하려면 여러분의 발을 규형 판이나 피트니스 공에 올려 놓습니다.

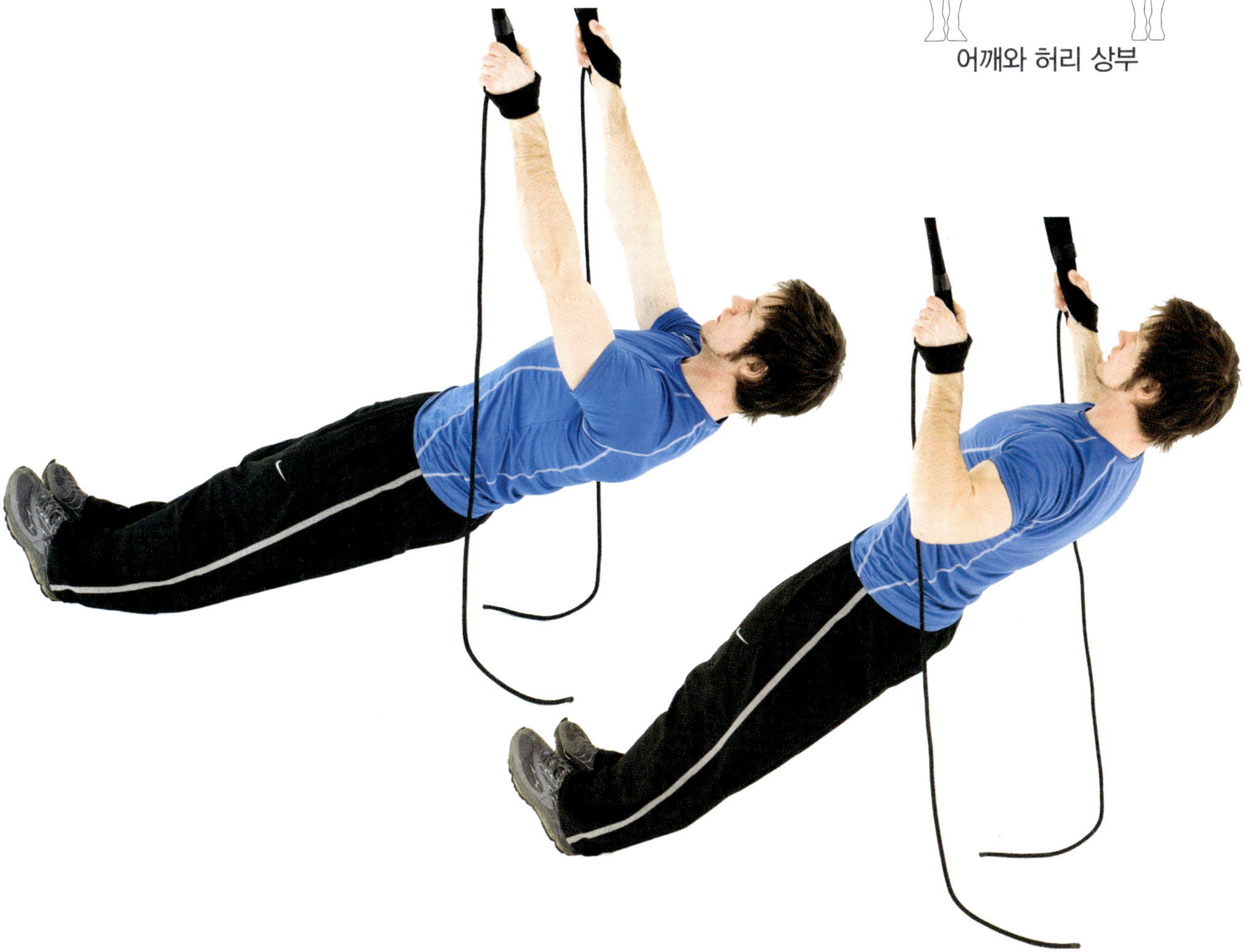

3.11 밴트 암 사이드 프레스(Bent arm side press)

원근(teres), 광배근(latissimus)

슬링 높이	난이도
허벅지	★★☆☆☆

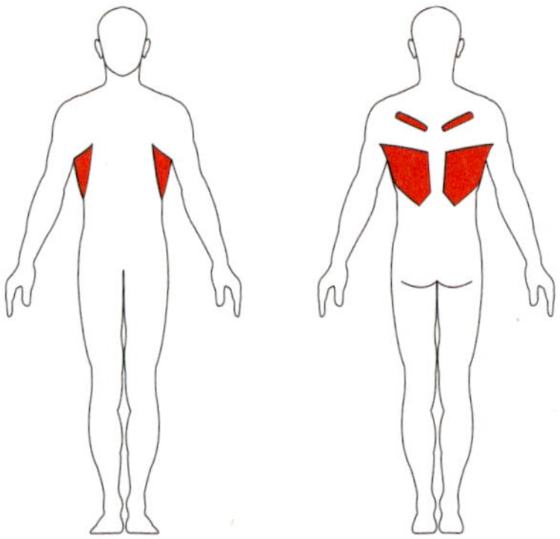
어깨의 안정화

한 손에 슬링을 잡고 옆으로 서서, 팔꿈치는 90도가 되게 들고, 어깨는 안쪽으로 회전합니다. 팔꿈치가 어깨 높이에 올 때까지 올리면서 슬링쪽으로 몸을 기울입니다. 그 자세로 잠시 유지한 다음 다시 다음 시작 자세로 돌아갑니다.

전문가의 조언 (expert advice) 이 운동은 매우 강한 등척성 내회전 운동입니다.

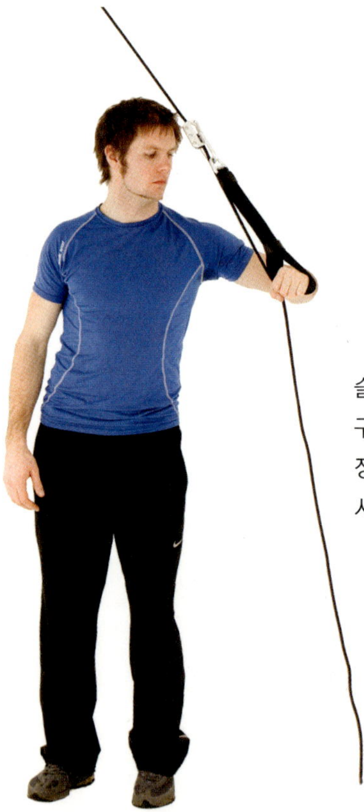

슬링에 몸을 기대기 위해 무릎을 구부립니다. 여러분의 발로 미는 정도로 운동의 난이도를 조절하십시오 (30쪽에 지탱하는 발 참조).

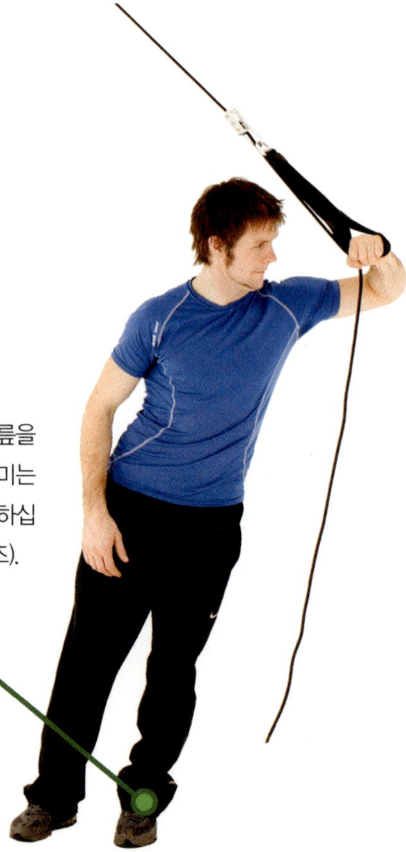

난이도

★★★☆☆

슬링 높이

허벅지

한 손에 슬링을 잡고 옆으로 섭니다. 팔을 곧게 편 상태로 슬링에 몸을 기울이고 어깨로 균형을 잡고 유지하십시오. 아래쪽으로 누르면서 다시 시작 자세로 돌아가십시오.

전문가의 조언 (expert advice) 운동을 하는 동안 어깨를 아래로 낮추십시오. 이 운동은 어깨를 위한 매우 탁월한 안정화 운동입니다.

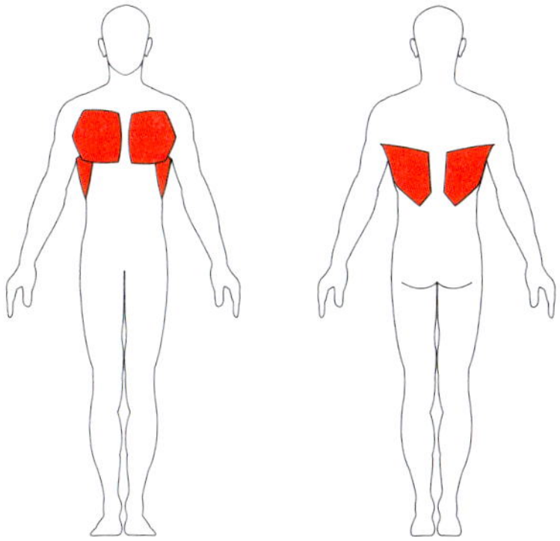

어깨의 안정화

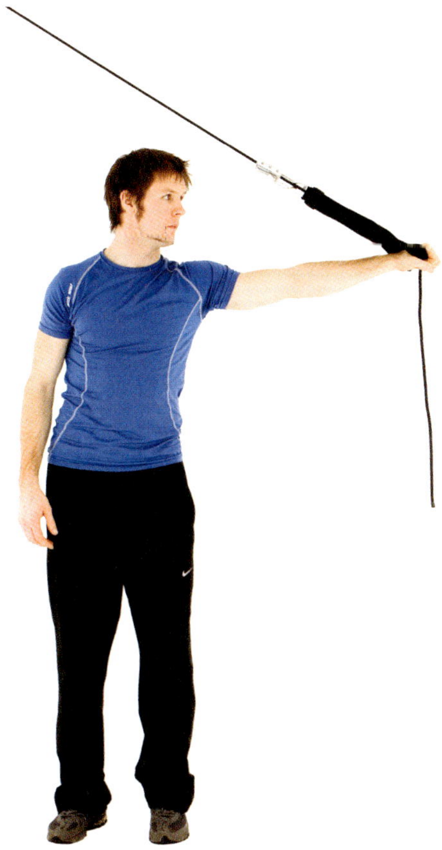

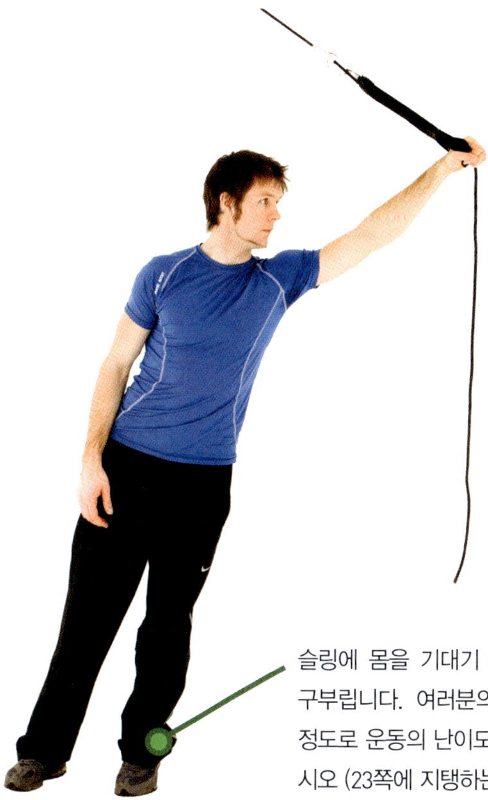

슬링에 몸을 기대기 위해 무릎을 구부립니다. 여러분의 발로 미는 정도로 운동의 난이도를 조절하십시오 (23쪽에 지탱하는 발 참조).

3.13 익스터널 로테이션(External rotation)

극하근(infraspinatus), 소원근(teres minor)

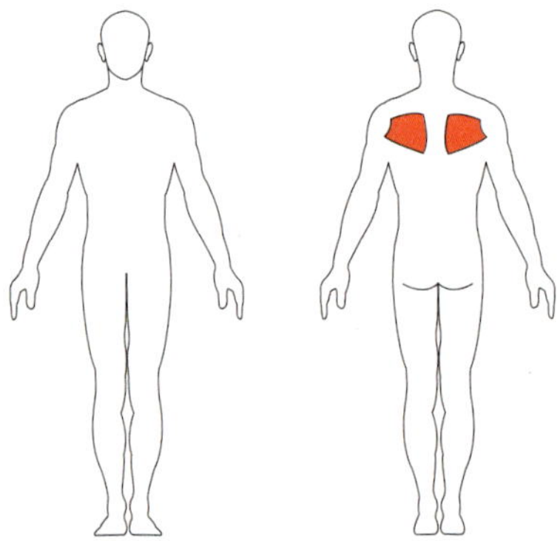

어깨

슬링 높이 허벅지

난이도 ★★☆☆☆

슬링을 잡고 전방 자세에서 시작하십시오. 팔꿈치를 어깨 높이로 들어 올리고 서로 반대 방향으로 향하게 하십시오. 이것은 시작 자세입니다.

팔꿈치를 고정한 상태로 팔을 돌려 몸통을 앞으로 가져갑니다. 잠시 그 자세를 유지했다가 다시 내려놓아 몸이 시작 자세로 돌아오게 합니다.

전문가의 조언 (expert advice) 전완부의 신전근에 추가적인 운동을 시키려면 손으로 슬링을 잡는 대신 손목을 감싸게 하십시오.

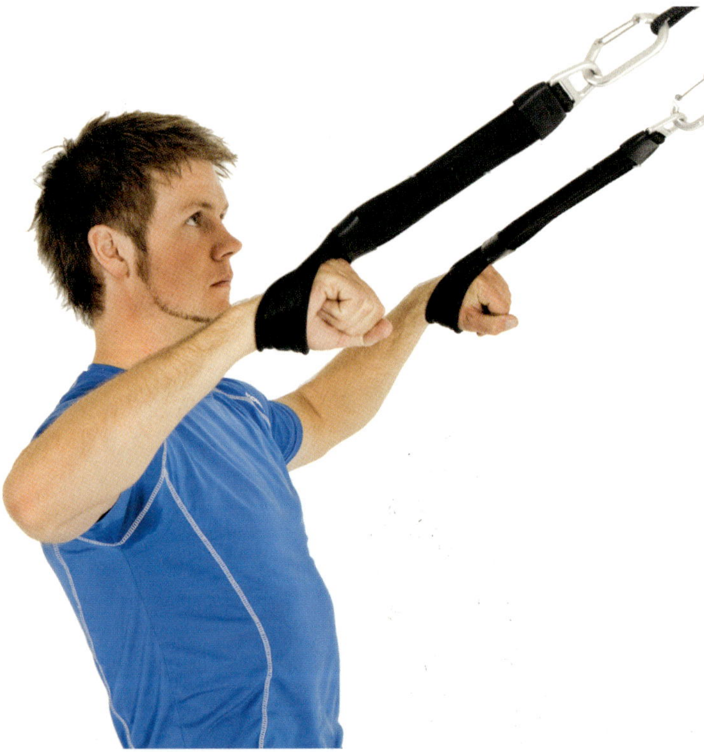

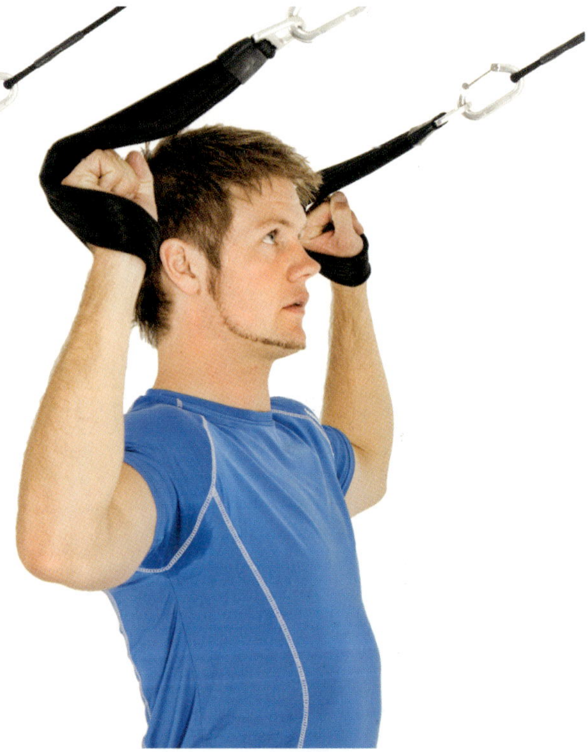

난이도

★★☆☆☆

슬링 높이

허벅지

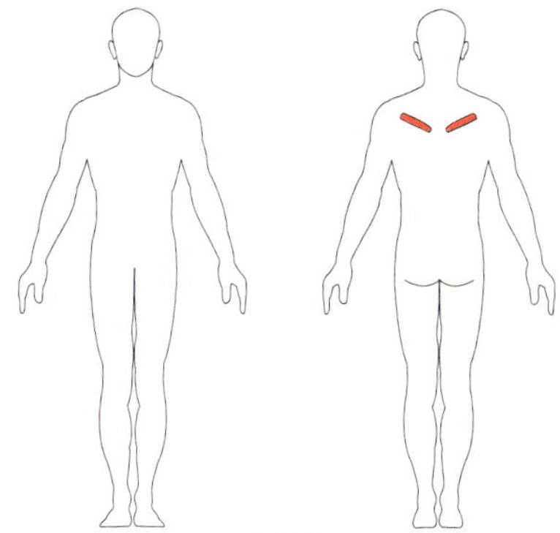

전방 자세에서 시작하십시오. 어깨는 낮고, 팔꿈치는 높게 하고 서로 반대쪽을 가리키게 하십시오. 팔꿈치를 고정한 상태를 유지하면서 팔을 위쪽으로 돌리며 몸을 앞으로 기울여보십시오. 이 자세를 몇 초 유지한 다음, 팔을 아래쪽으로 누르며 회전해 다시 시작 자세로 돌아갑니다.

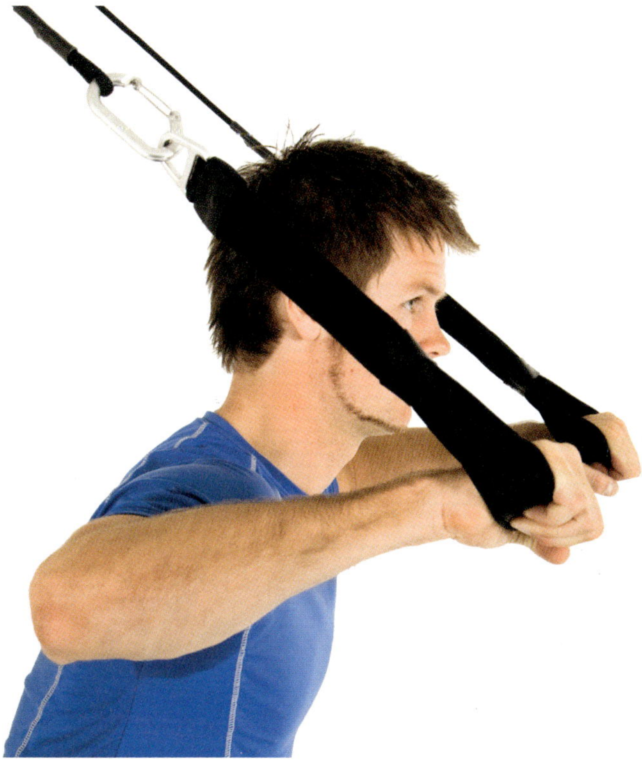

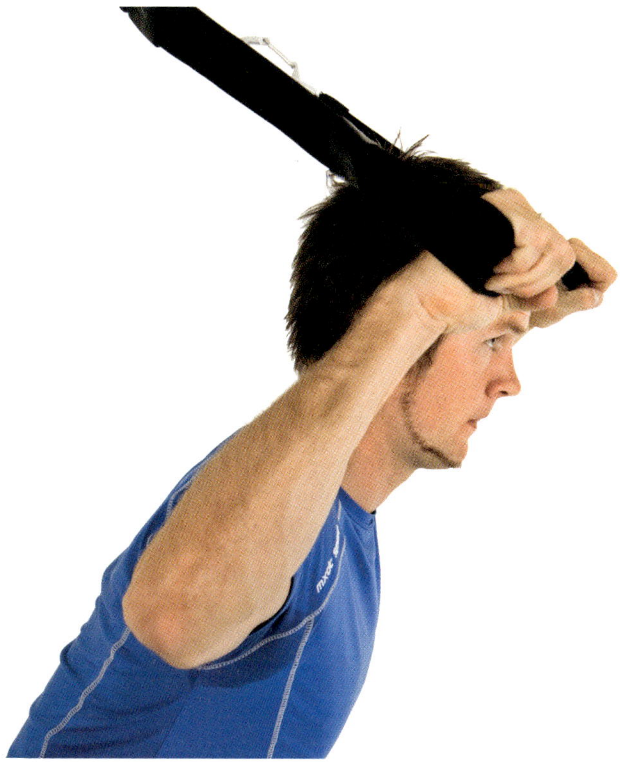

3.15 해머 컬(Hammer curls)

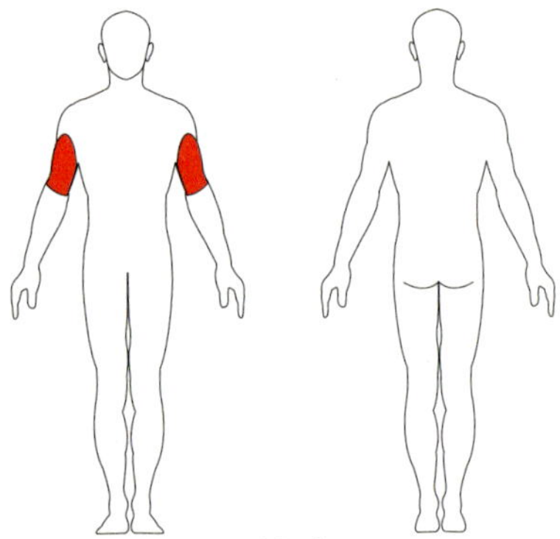

상지

슬링 높이	난이도
허벅지	★★☆☆☆

후방 자세에서 시작하십시오. 엄지 손가락이 위로 향하도록 팔을 돌리십시오. 이 자세에서 주관절을 그대로 고정하고 팔꿈치에서 구부려서 몸통을 앞으로 당깁니다. 잠시 그 자세를 유지한 다음 다시 시작 자세로 돌아갑니다.

전문가의 조언 (expert advice) 상완부를 고정 시키려면 운동을 수행하는 동안 팔을 위쪽으로 능동적으로 밀 수 있어야 합니다. 팔이 올바른 자세를 하고 있는지 느끼기 위해서는 운동을 시도하기 전에 시작 자세와 끝 자세를 정확히 해 보십시오.

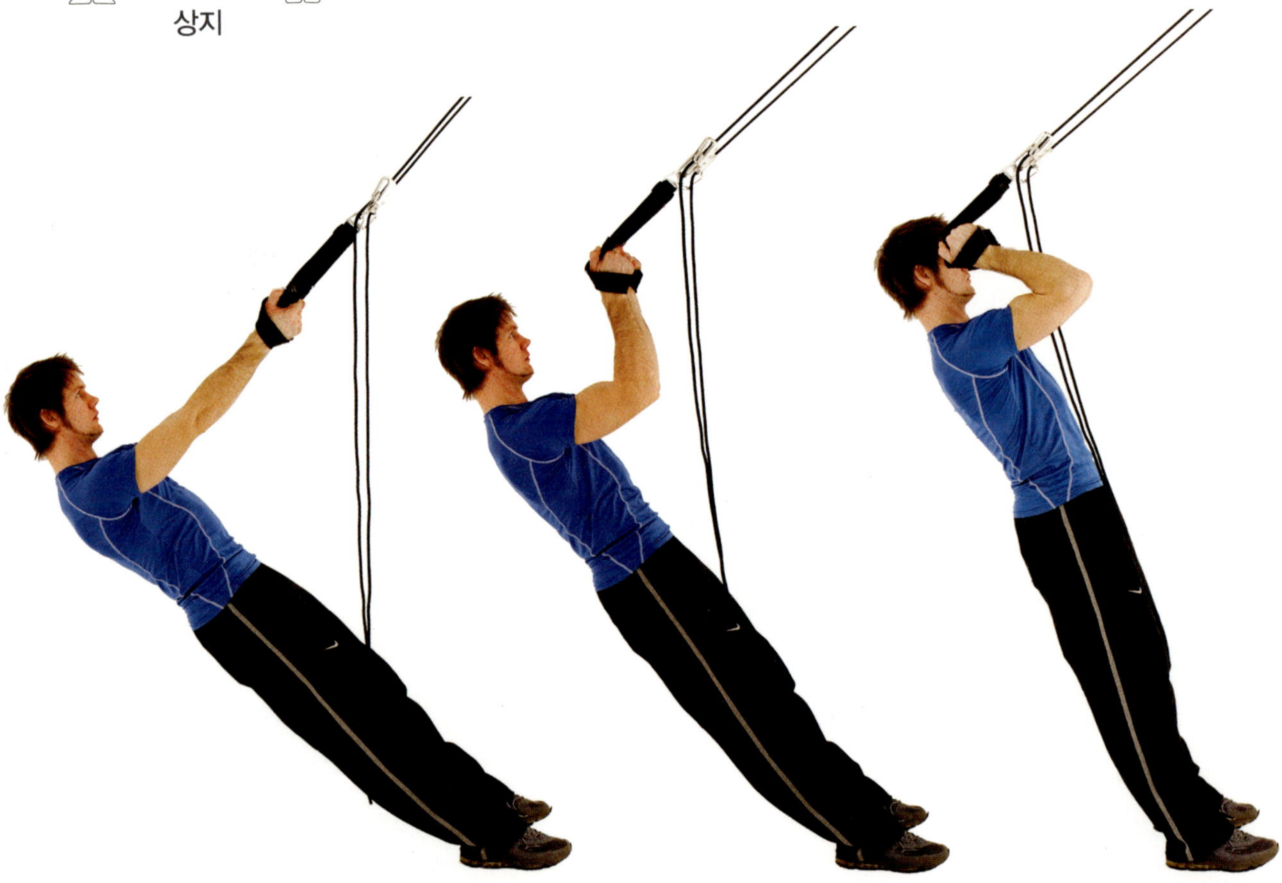

3.16 원 암 바이셉스 컬(One arm bicep curl)

난이도
★★★☆☆

슬링 높이
허벅지

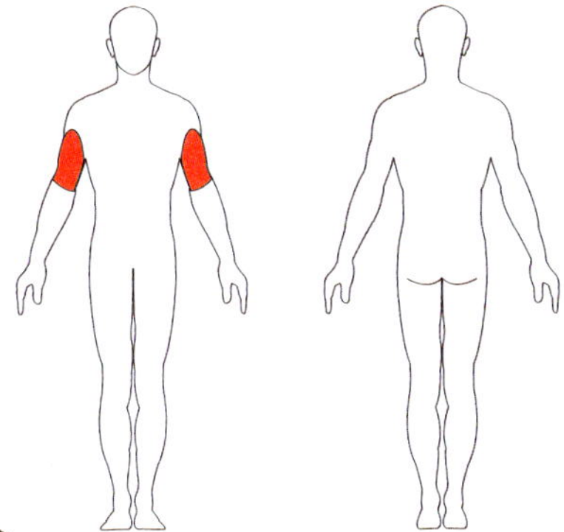

상지

한 손으로 슬링을 잡고 옆으로 서서 팔을 펴서 몸을 기울이십시오. 운동을 하는 동안 어깨는 고정된 상태를 유지해야 합니다. 손바닥은 위를 향하게 한 상태에서 팔꿈치를 구부려서 선자세로 몸을 당깁니다. 잠시 그 자세를 유지한 다음 다시 시작 자세로 돌아갑니다.

전문가의 조언 (expert advice) 팔을 움직이지 않게 유지하기 위해서는 운동을 수행하는 동안 팔을 위쪽 방향으로 적극적으로 밀어야 합니다. 팔이 올바른 자세를 하고 있는지 느끼기 위해서는 운동을 시도하기 전에 시작 자세와 끝 자세를 정확히 해 보십시오.

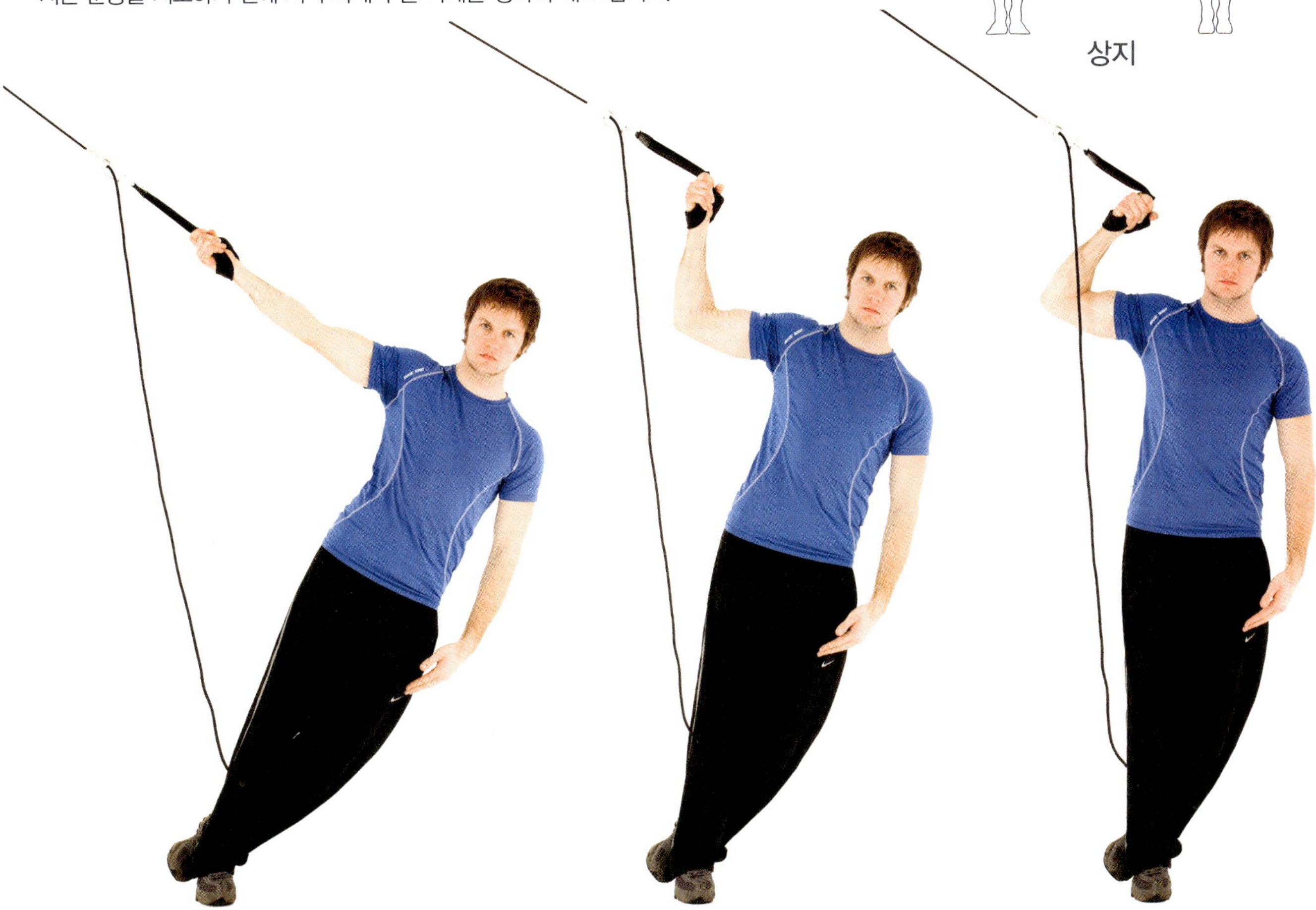

3.17 트라이셉스 프레스(Triceps press)

상완삼두근(triceps brachii)

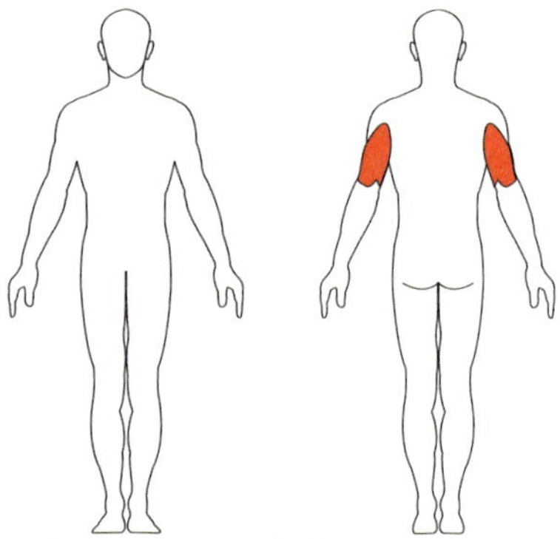

상지

슬링 높이	난이도
허벅지	★★☆☆☆

전방 자세에서 시작하십시오. 슬링을 잡고 팔을 편 상태로 몸을 앞으로 기울이십시오. 엄지 손가락이 여러분을 향해야 합니다. 어깨를 고정한 상태에서 팔꿈치를 구부려 몸이 앞으로 내려 가게 하십시오. 양 손이 귀에 닿게 한 다음 잠시 유지하고 다시 제자리로 돌아옵니다.

전문가의 조언 (expert advice) 팔을 머리 위로 더 높이 올릴수록 상완삼두근에 더 강한 운동이 됩니다.

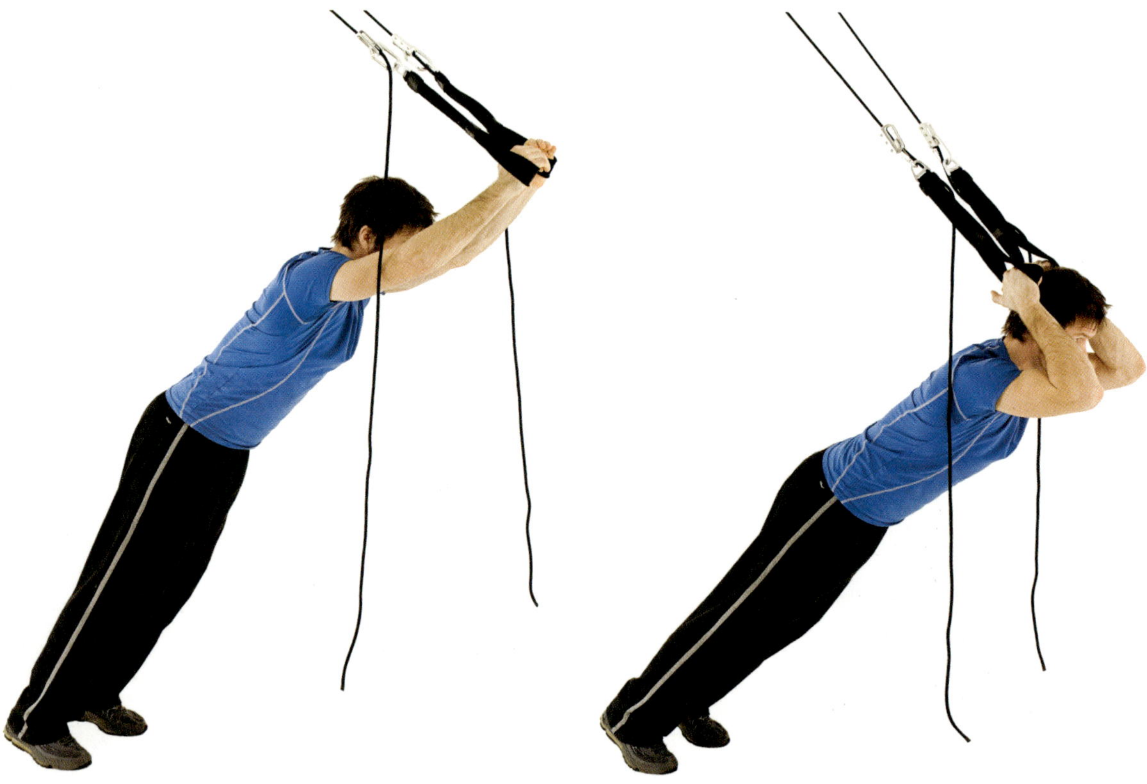

3.18 원 암 트라이셉스 프레스(One arm triceps press)

난이도

★★★☆☆

슬링 높이

허벅지

슬링 옆에 서서 슬링을 잡으십시오. 한 팔로 슬링을 잡고 슬링쪽으로 몸을 기울이고, 엄지는 천장을 향하게 합니다. 팔을 고정된 상태로 유지하면서 팔꿈치를 구부려 좀 더 멀리 몸을 기울입니다. 잠시 그 자세를 유지한 다음 팔꿈치를 쭉 펴서 다시 제자리로 돌아옵니다.

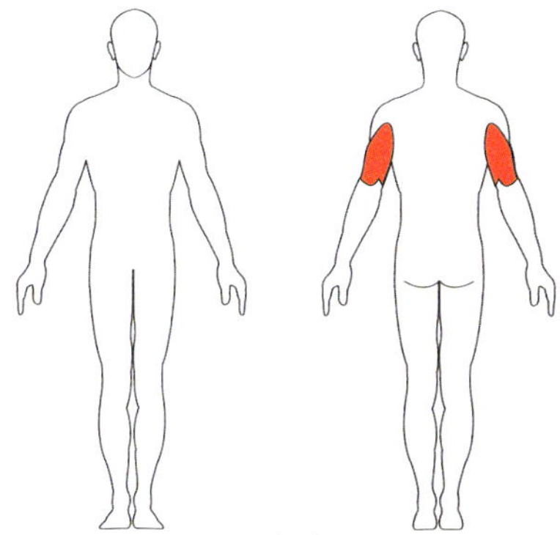

상지

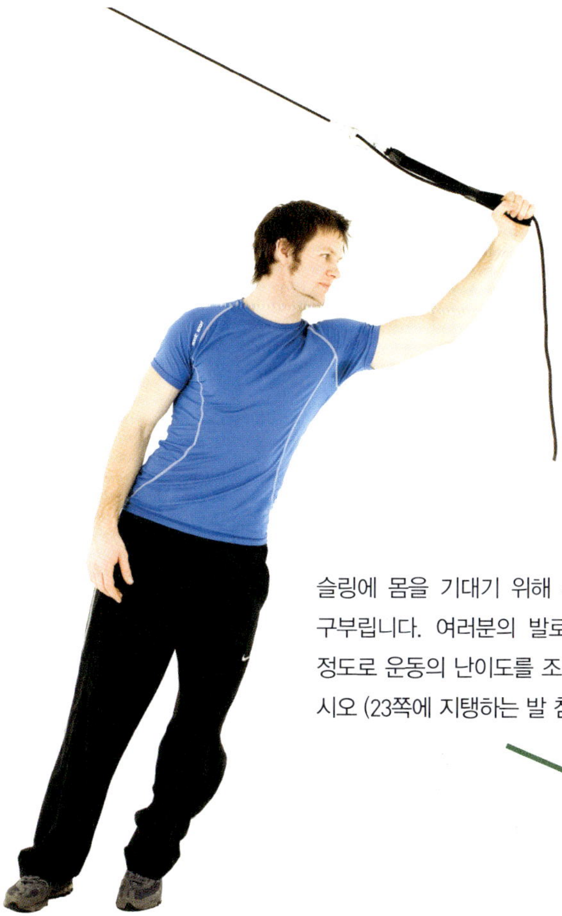

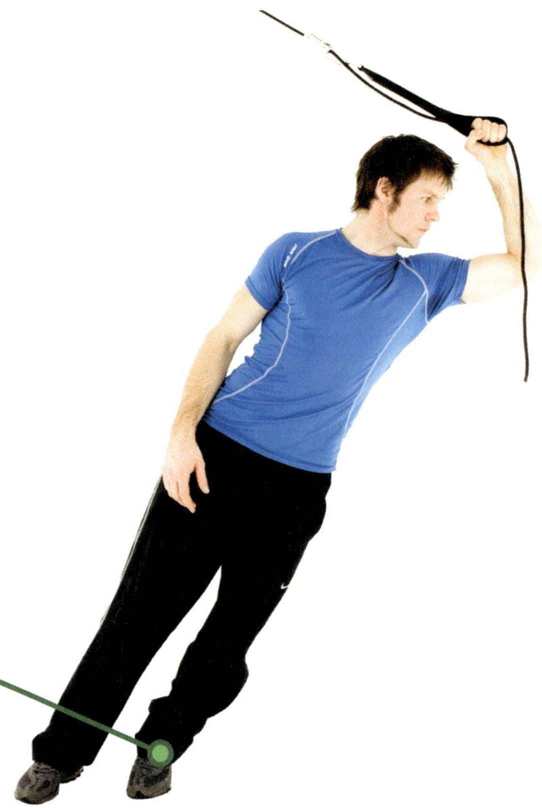

슬링에 몸을 기대기 위해 무릎을 구부립니다. 여러분의 발로 미는 정도로 운동의 난이도를 조절하십시오 (23쪽에 지탱하는 발 참조).

3.19 인클라인 푸시업(Incline push-ups)

흉근(pectoralis)

슬링 높이 허벅지

난이도 ★☆☆☆☆

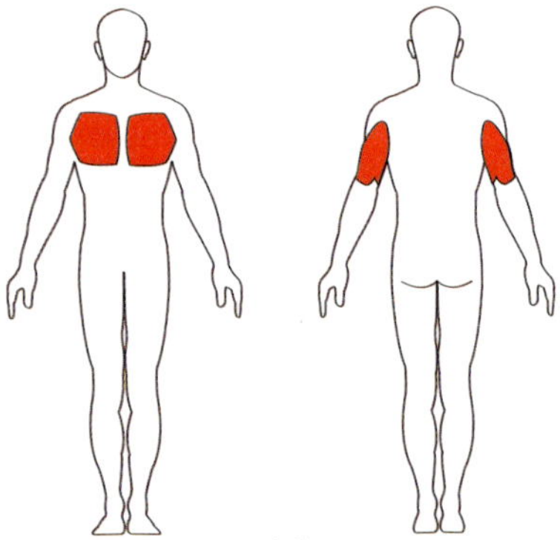

가슴

전방 자세에서 시작하십시오. 팔꿈치를 구부려 몸을 앞으로 숙이십시오. 다시 아래로 밀며 시작 자세로 돌아오는 것을 반복하십시오.

전문가의 조언 (expert advice) 초보자인 경우, 양 손으로 슬링을 단단히 잡고 고정하는데 집중하십시오. 줄과 과도한 마찰을 피하려면 양 손의 높이가 팔꿈치보다 더 높게 잡으십시오.

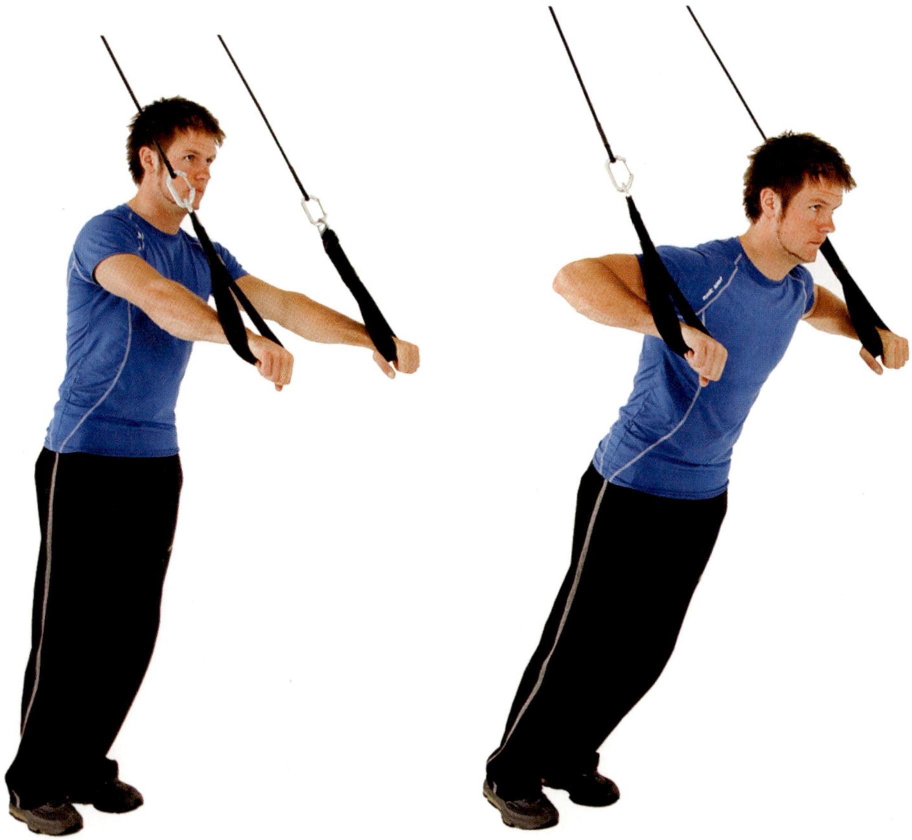

흉근(pectoralis)

3.20 푸시업(Push-ups)

난이도

★★★☆☆

슬링 높이

발목

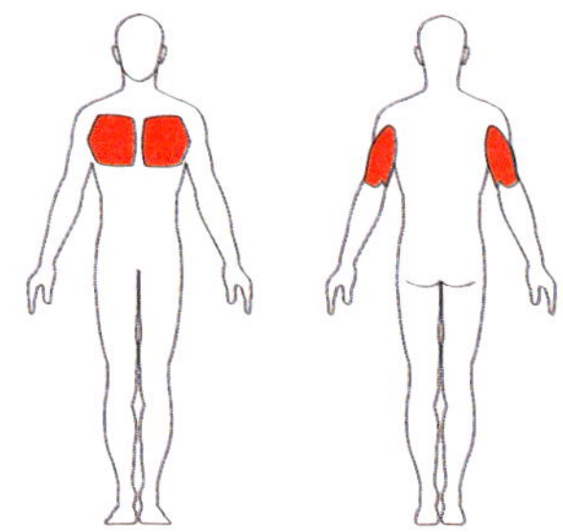

- 인클라인 푸시업과 같이 운동을 합니다(운동 3.19)

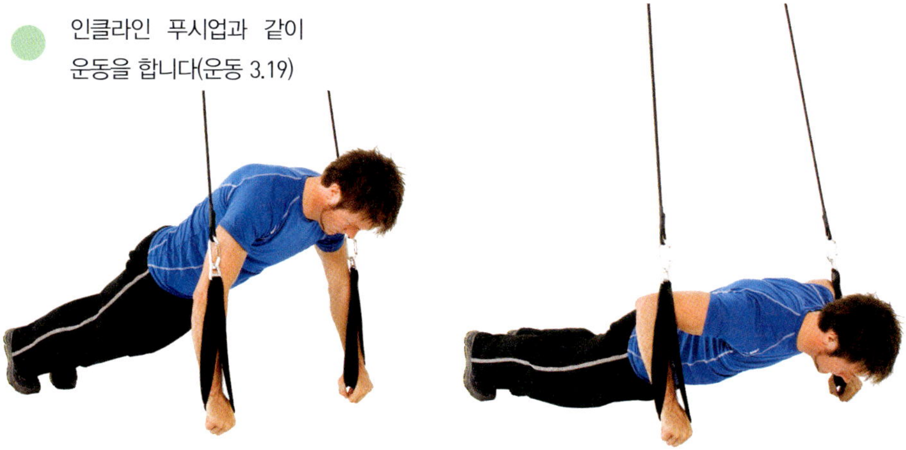

흉근(pectoralls)

3.21 푸시업 온 어 휘트니스 볼(Push-ups on a fitness ball)

난이도

★★★★☆

슬링 높이

발목

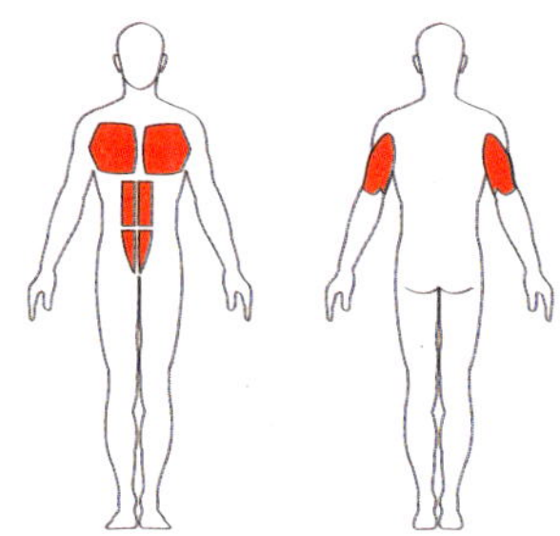

가슴

- 인클라인 푸스업과 같이 운동((운동 3.19)을 하지만 양 발을 운동용 공 위에 올려 놓습니다.

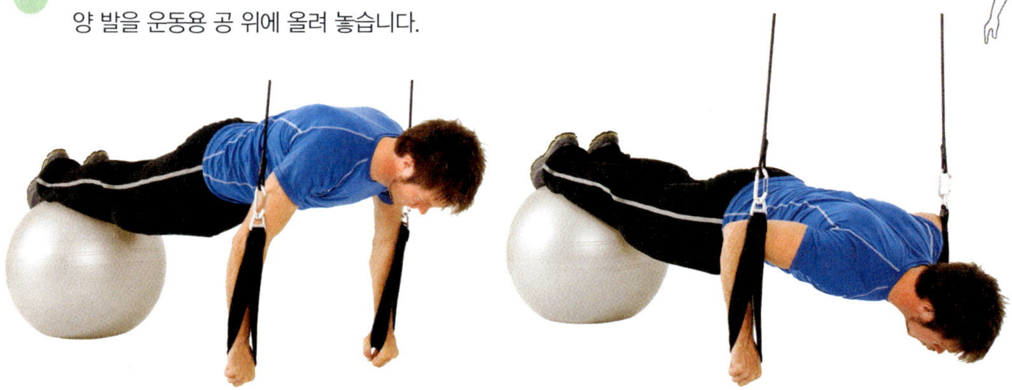

3.22 서포티드 딥스(Supported dips)

상완삼두근(triceps surae)

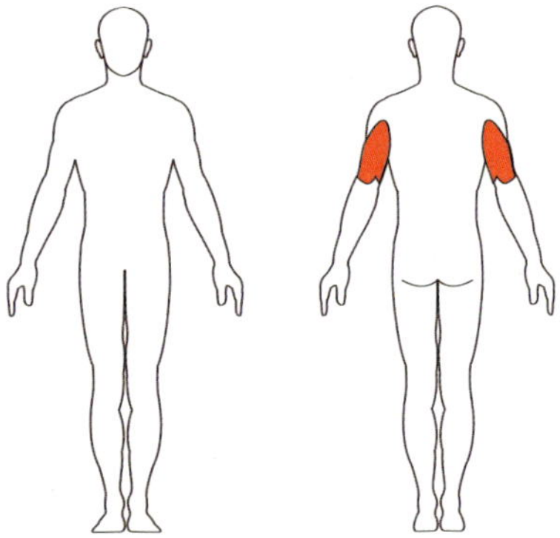

슬링 높이	난이도
허벅지	★★☆☆☆

양쪽 슬링을 각 손으로 잡고 서서, 손 위로 팔과 어깨가 일직선이 되게 합니다. 양 발은 가로지르게 해 바닥에 놓아야 합니다. 팔꿈치에서 구부려서 몸통이 바닥 쪽으로 내려가게 합니다. 이때 가슴이나 어깨가 늘어나는 느낌이 들 때, 다시 팔이 곧 펴서 몸을 위로 밀어 올리십시오. 발을 사용하면 위로 들어 올리는 체중을 줄일 수 있고, 팔이 곧게 펼 때 팔꿈치를 잠긴 자세가 되지 않게 하십시오.

전문가의 조언 (expert advice) 만약 손으로 잡는 게 불편하면 주먹을 쥐어서 슬링 안에 넣으십시오.

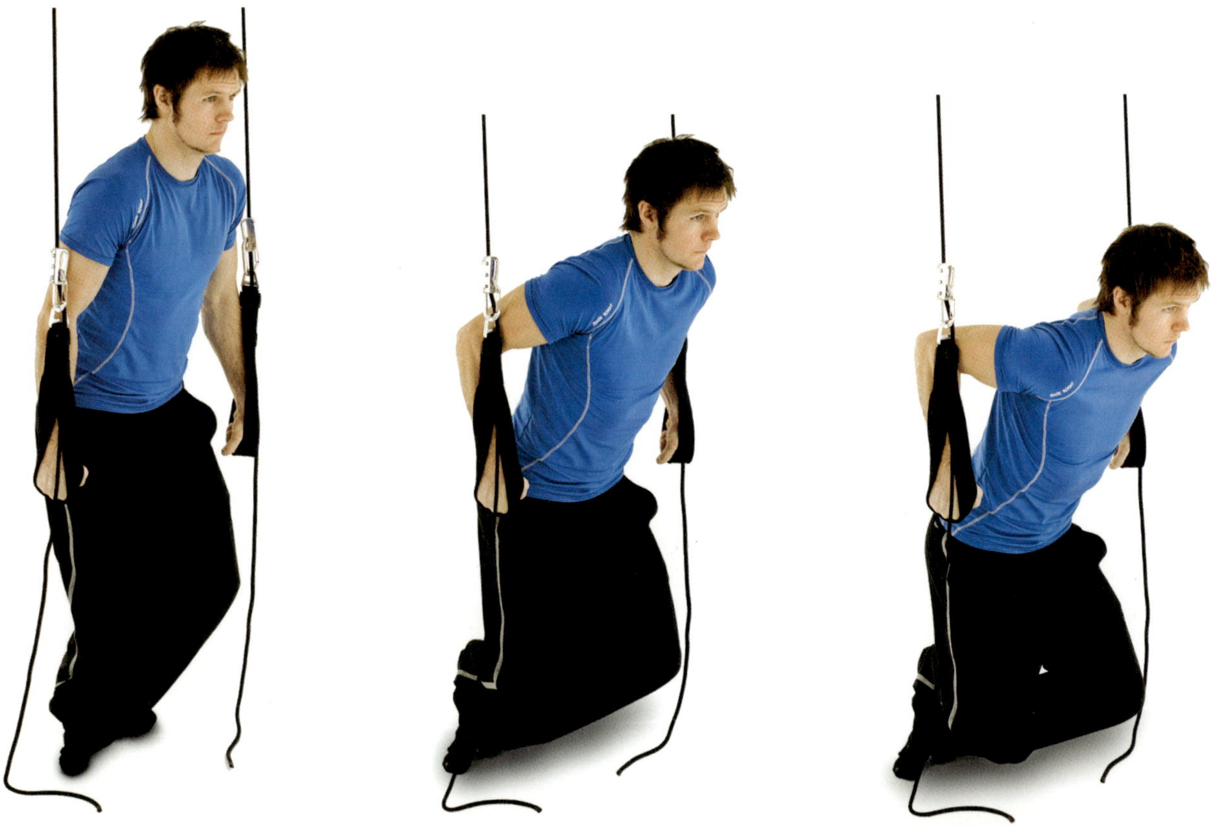

난이도

★★★★☆

슬링 높이

높게

손과 일직선 상 위에 팔과 어깨가 오도록 슬링을 잡습니다. 팔꿈치에서 구부려서 몸을 아래로 낮추십시오. 가슴이나 어깨에 신장되는 느낌이 느껴지면 다시 팔이 다 펴질 때까지 몸을 위로 밀어 올리십시오. 팔이 곧게 펼 때 팔꿈치가 잠겨지지 않게 하십시오.

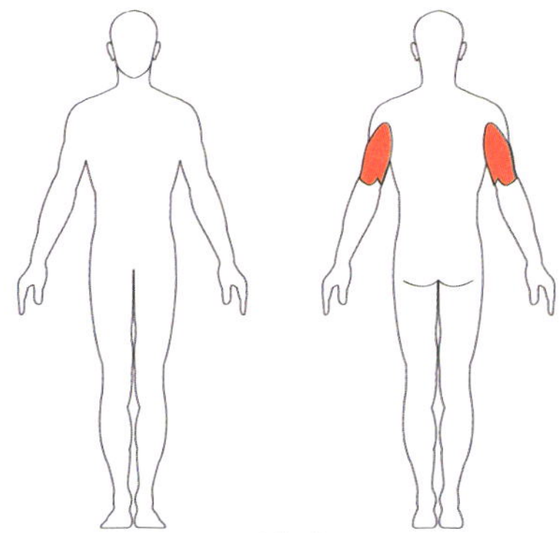

상지

전문가의 조언 (expert advice) 만약 손으로 그립을 잡는 것이 불편하면 주먹을 슬링 안에 넣으십시오.

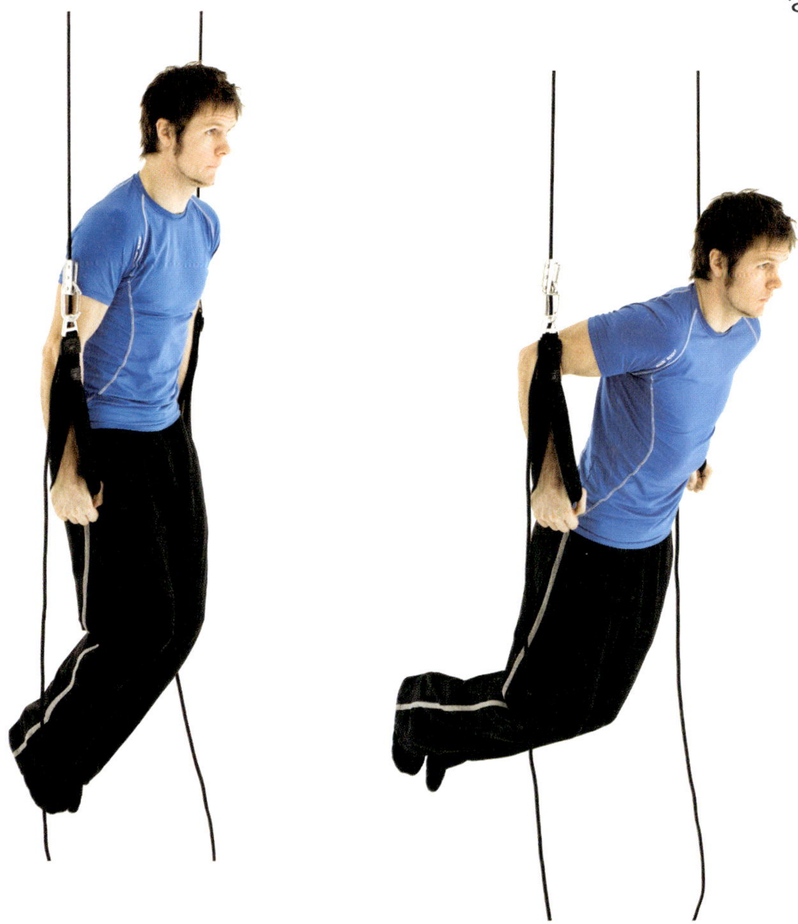

3.24 풀업(Pull-ups)

광배근(latissimus), 상완이두근(biceps brachii)

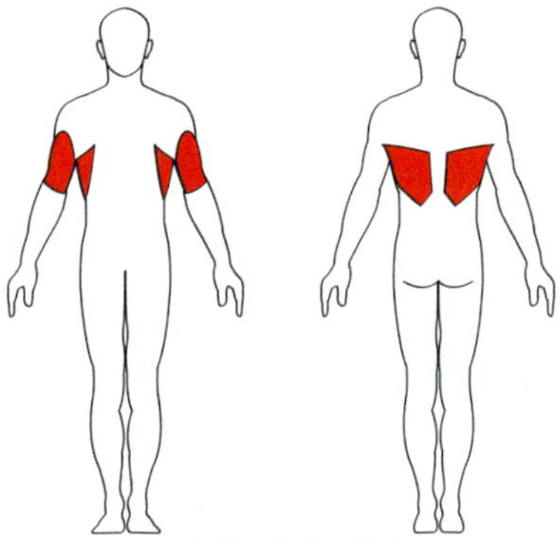

팔과 허리 상부

슬링 높이 높게

난이도 ★★★☆☆

넓은 오버 핸드(overhand) 그립으로 슬링을 잡고 서십시오. 양 발을 바닥에서 들어 올리십시오. 교차하는 방법은 선택 사항입니다. 팔을 사용하여 턱이 손과 같은 높이가 될 때까지 몸을 들어 올리십시오. 팔이 똑바로 될 때까지 몸통을 내리십시오.

전문가의 조언 (expert advice) 팔꿈치가 곧게 펼 때 잠겨지지 않도록 상완이두근과 어깨에 힘을 계속 주십시오.

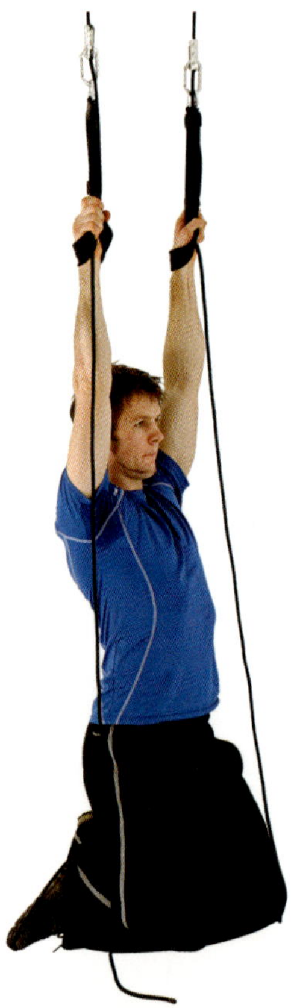

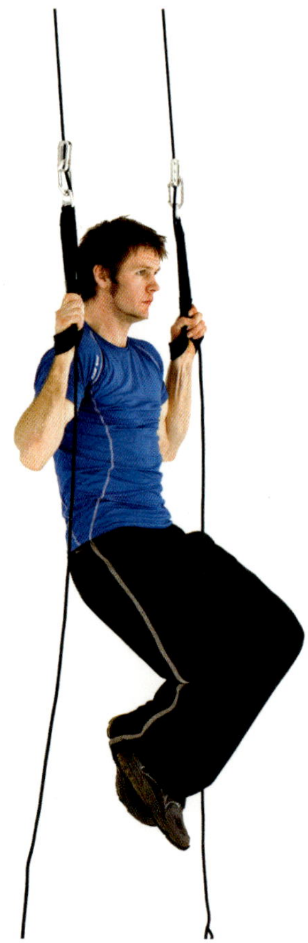

3.25 인클라인 풀업 투 트라이셉스 프레스(Incline pull-ups to triceps press)

난이도

★★★☆☆

슬링 높이

허벅지

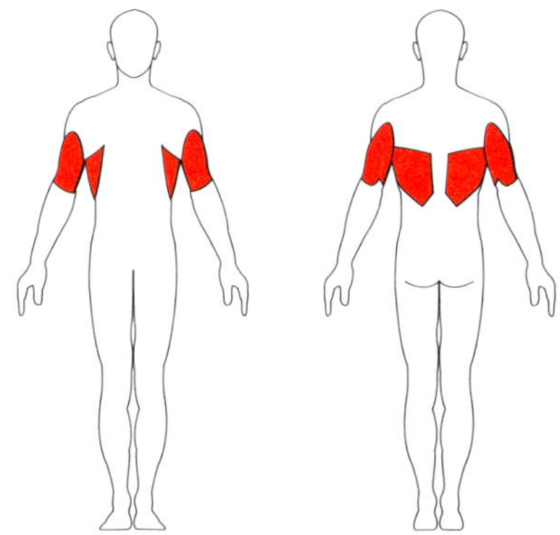

팔과 허리 상부

후방 자세에서 시작하십시오. 어깨를 낮게 유지하고, 가슴을 앞으로 밉니다. 팔꿈치를 아래와 옆으로 당겨서 몸통을 위로 들어 올립니다. 팔꿈치가 팔과 90도가 되면 멈춥니다. 팔꿈치를 그대로 유지하면서 양 손을 바깥쪽으로 눌러 몸을 앞으로 밉니다.

다시 제자리로 돌아 오는 것을 반복하십시오.

전문가의 조언 (expert advice) 손바닥이 아래로 향하게 하여 슬링을 잡습니다. 양을 바깥쪽으로 미는 동안 손목은 단단히 유지하십시오.

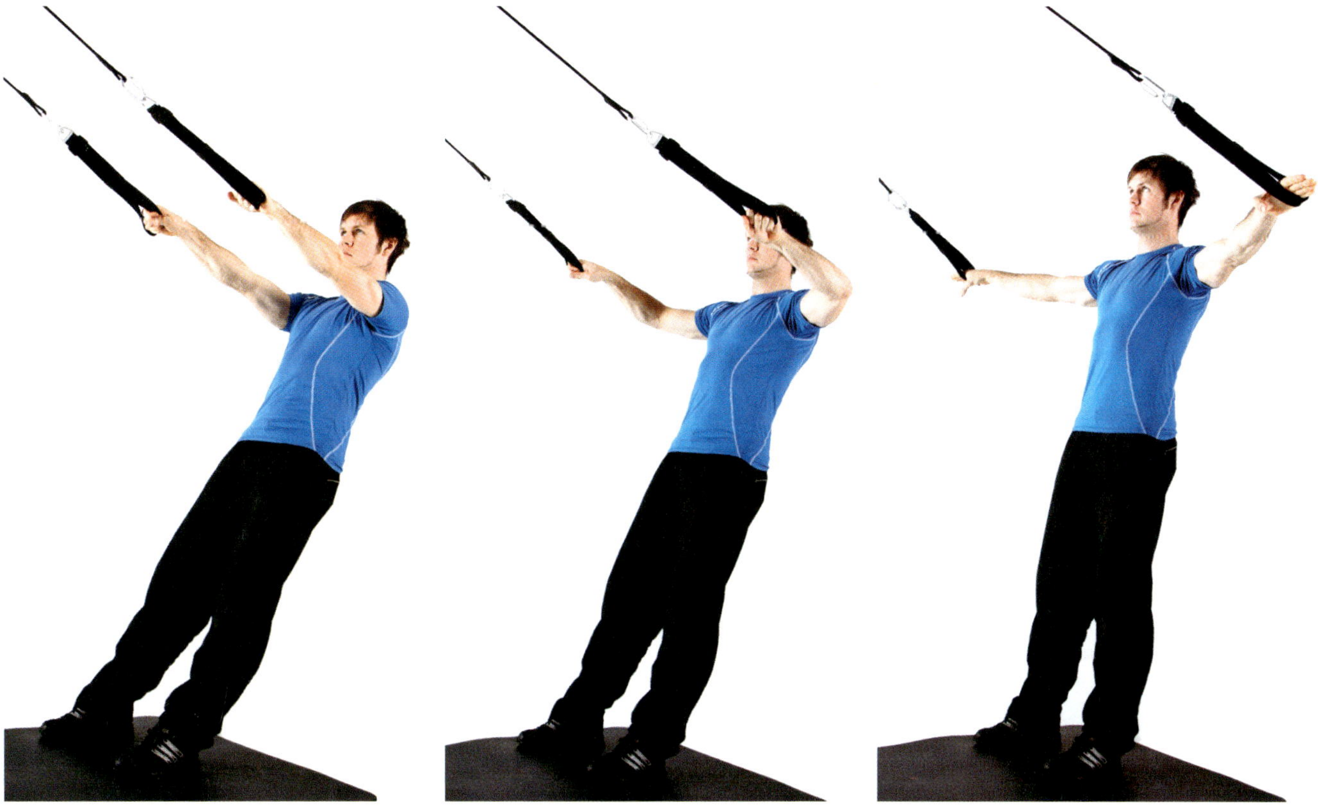

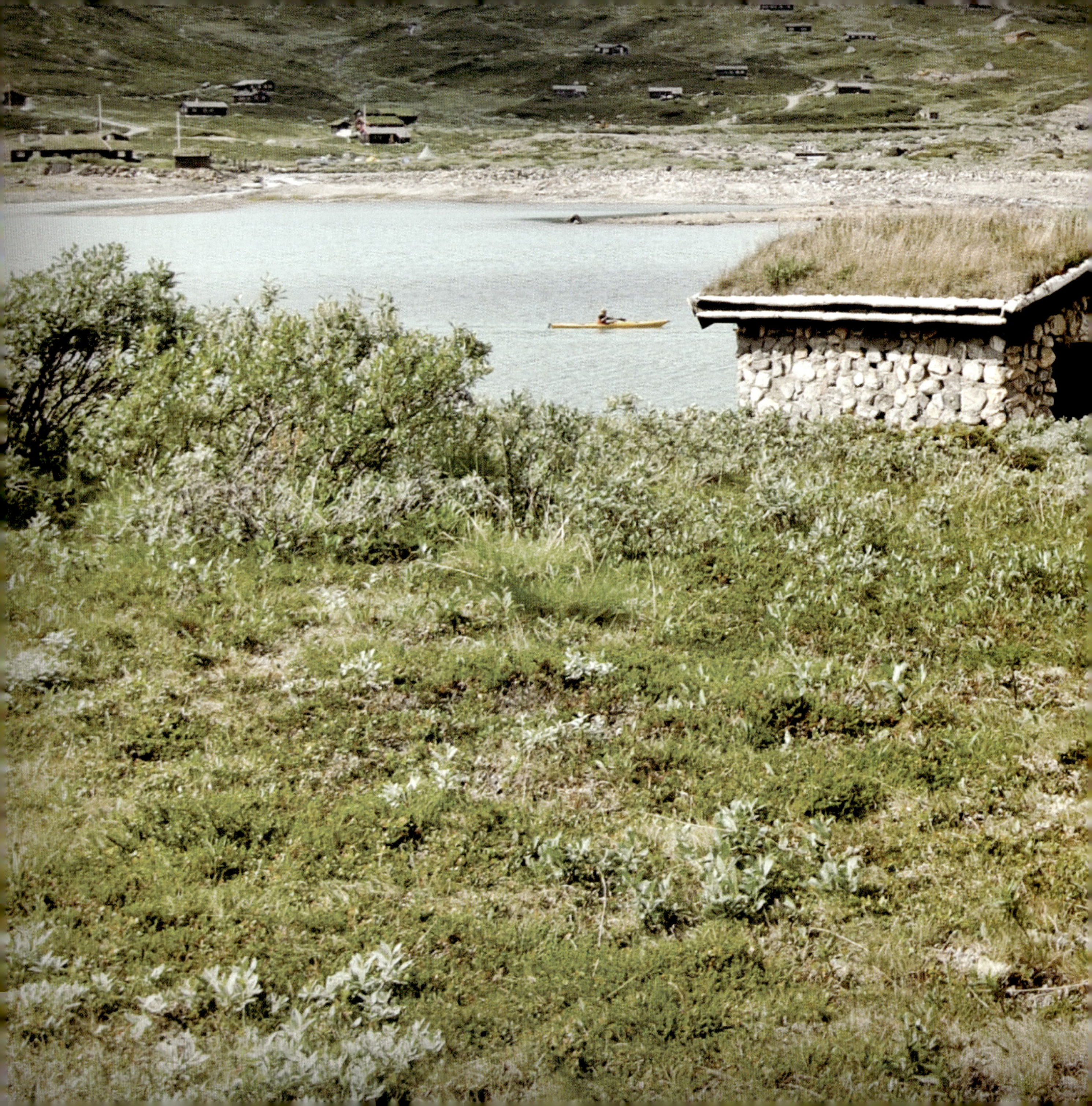

PART IV (EXERCISE)

Chapter 4

코아 운동
(Exercise core)

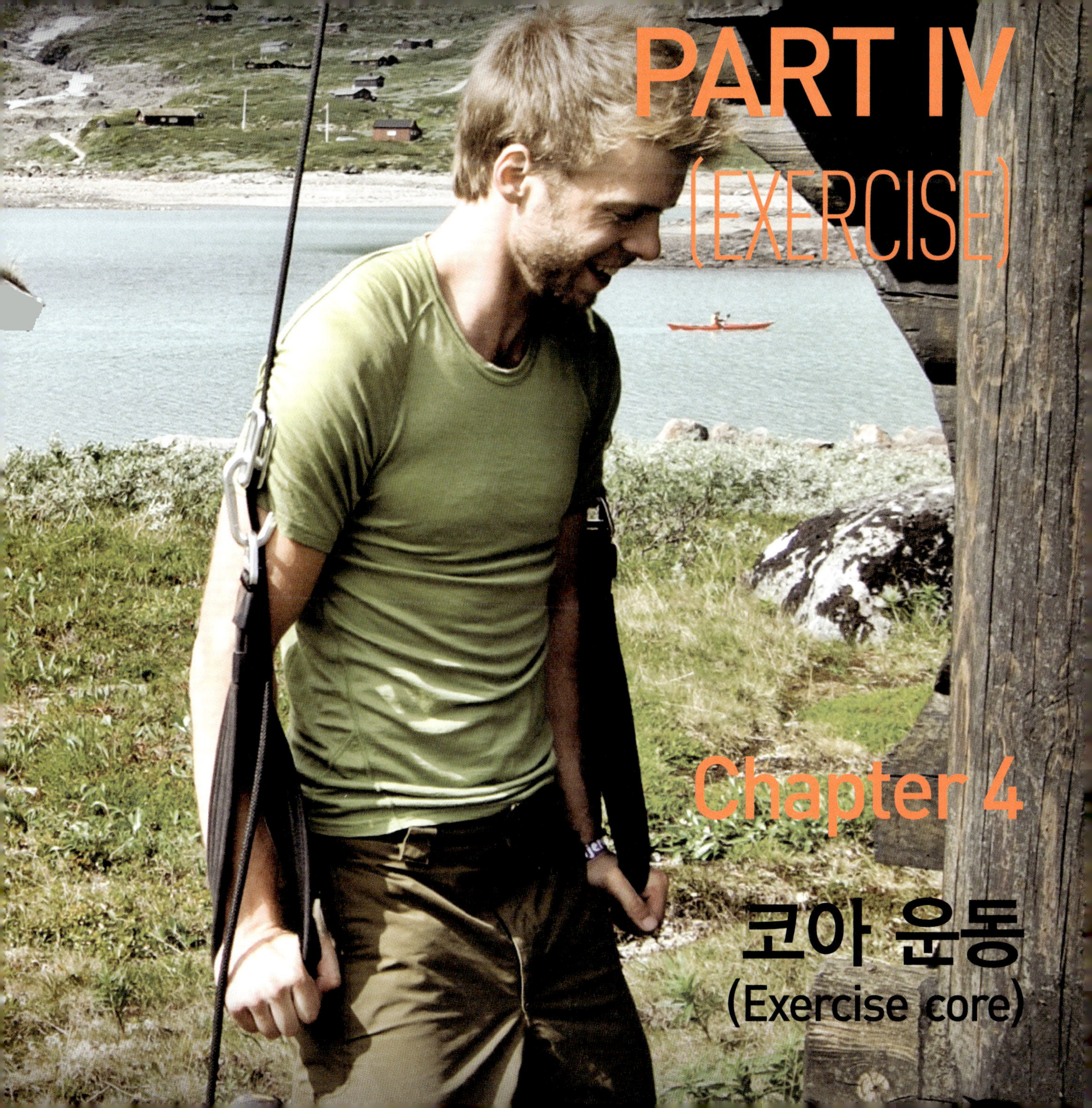

4.1 포워드 린(Forward lean)

복직근(rectus abdominis), 척추기립근(erector spinae)

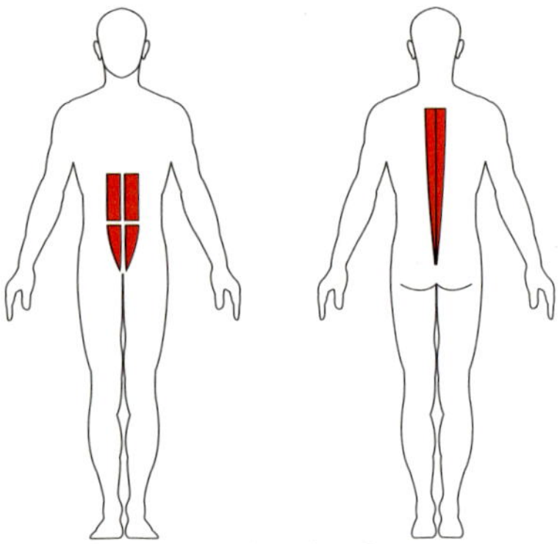

복근과 코아 근육

슬링 높이	난이도
허벅지	★☆☆☆☆

슬링 앞에서 1~2발 정도 거리에 섭니다. 슬링에 팔꿈치를 걸로 앞으로 기울이고 팔을 펴서 여러분에 몸을 지탱하게 합니다. 팔은 신체와 90도를 유지해야 합니다. 척추는 중립 자세로 유지하도록 허리를 펴야 합니다. 몸은 일직선으로 유지하십시오– 고관절을 굴곡하는 치팅(cheating) 동작을 쓰기 쉽습니다.

운동을 할 때 복근이 운동을 하는 것을 느껴야 합니다. 그 자세를 10초 동안 유지하십시오.

전문가의 조언 (expert advice) 이것은 기본적인 운동 중 하나입니다. 대부분의 많은 다른 운동들이 이 자세에서 시작되므로 먼저 이 자세를 완벽하게 할 수 있어야 합니다. 만약 운동 시에 여러분이 허리에 긴장감이나 피로감 또는 통증이 느껴지면 즉시 중지하십시오. 시작 자세로 다시 돌아갑니다. 운동을 더 쉽게 하고 척추의 중립 자세를 찾으십시오.

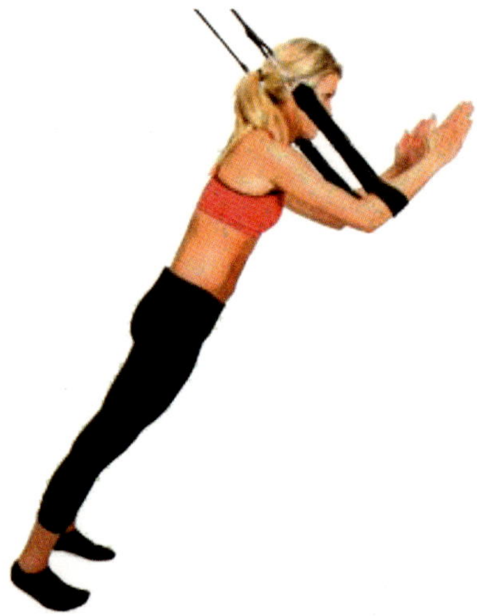

난이도

★★★☆☆

슬링 높이

발목

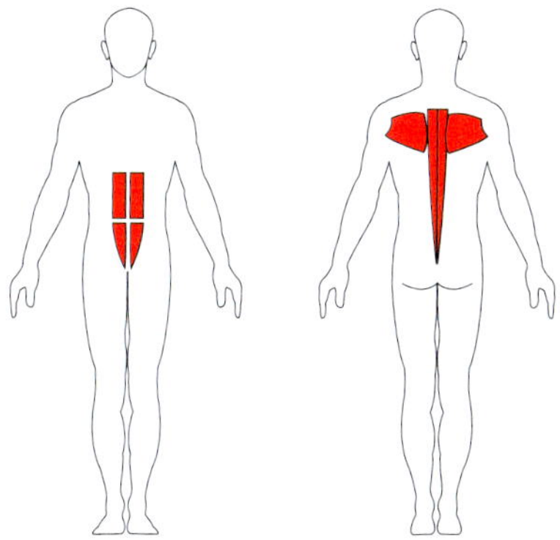

복근과 허리

양 손으로 슬링을 잡고 네발기기 자세를 하십시오. 무릎을 바닥에서 떼어 발가락으로 서십시오. 이 자세로 30초 동안 유지한 다음 무릎을 다시 바닥까지 내립니다.

전문가의 조언 (expert advice) 이 운동은 복부를 기본적인 프랭크(plank) 자세와는 다른 자세에서 복근을 정적으로 운동하는 것입니다. 이 운동은 실제 하는 것보다 더 쉽게 보입니다!

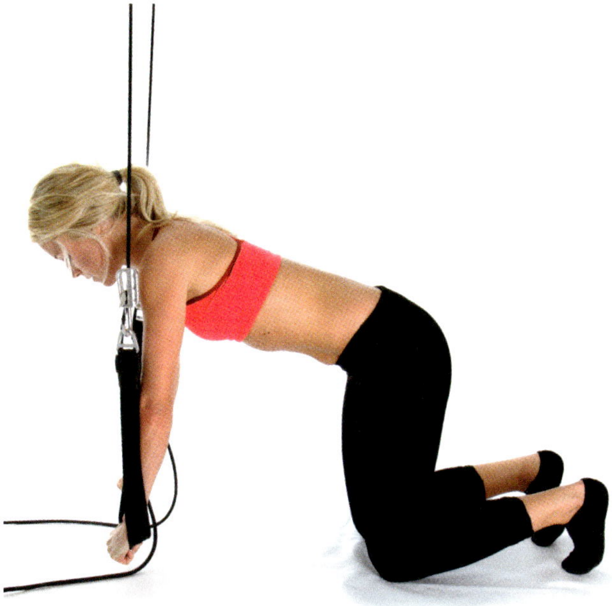

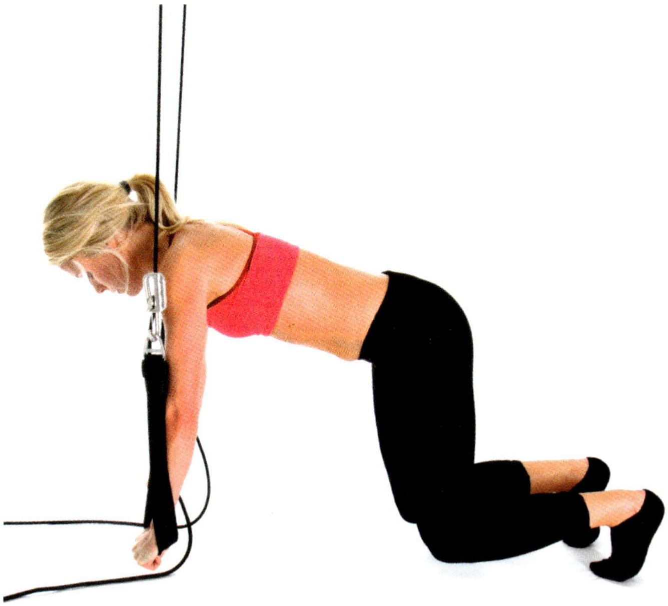

4.3 프랭크(The plank)

복직근(rectus abdominis), 척추기립근(erector spinae)

슬링 높이	난이도
다리	★★☆☆☆

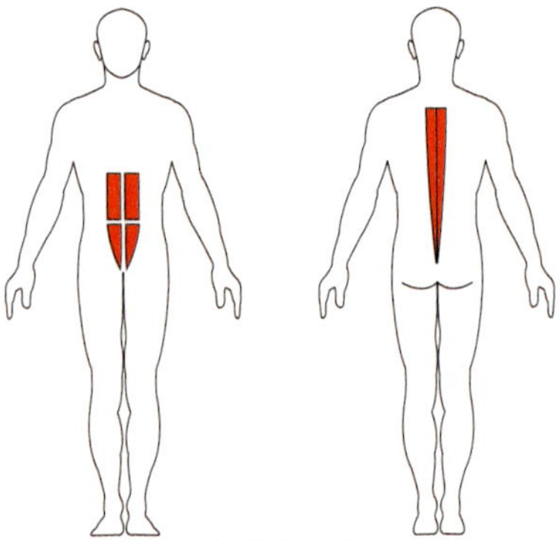
복근과 허리

얼굴을 아래로 내리고, 양 발을 슬링에 넣고 무릎과 팔꿈치를 바닥에 내려놓습니다. 여러분의 전완부로 몸을 지탱하고, 복근에 힘을 주며 바닥에서 무릎을 위로 들어 올리십시오. 몸은 머리부터 발끝까지 일직선 상에 있게 합니다. 양 팔과 발에는 항상 같은 체중이 가해져야 합니다.

30초간 그 자세를 유지하거나 다양한 방법의 프랭크 운동을 볼 수 있는 다른 페이지로 이동합니다.

전문가의 조언 (expert advice) 이 운동은 모든 코아 운동 중 가장 기본이 되는 운동입니다. 이 운동을 잘 수행하면 모든 다른 슬링 운동으로 빨리 진행할 수 있을 겁니다.

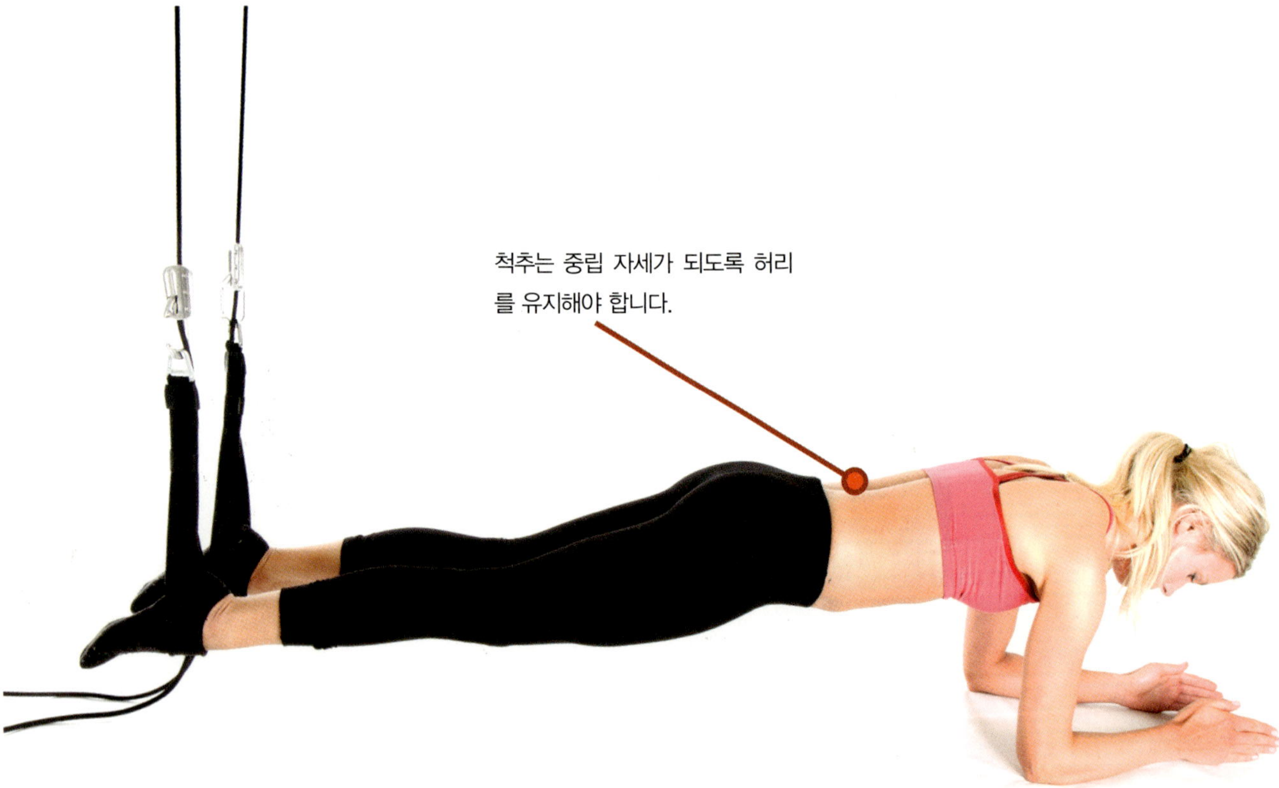
척추는 중립 자세가 되도록 허리를 유지해야 합니다.

난이도

★★★☆☆

슬링 높이

다리

프랭크 자세에서 시작하십시오(운동 4.3). 무릎을 교대로 주관절 쪽으로 당깁니다. 이 운동은 다리의 자전거를 타는 식에 동적인 운동으로 진행되어야 합니다.

전문가의 조언 (expert advice) 운동을 하는 동안 여러분의 양 다리에 동일한 무게가 가도록 유지하십시오. 이렇게 해야 몸이 앞뒤로 회전하지 않게 됩니다.

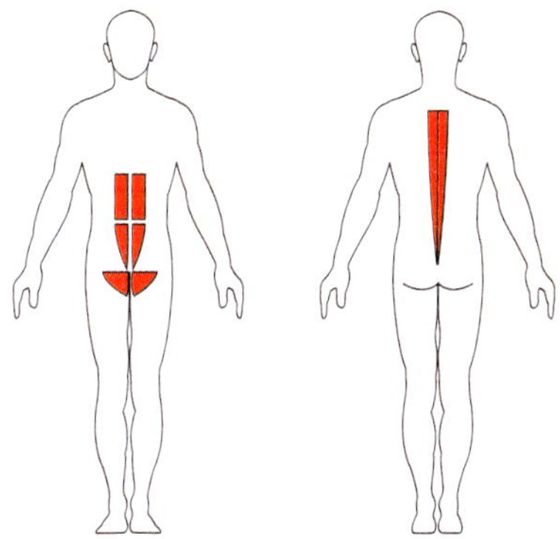

복근과 고관절 굴곡근

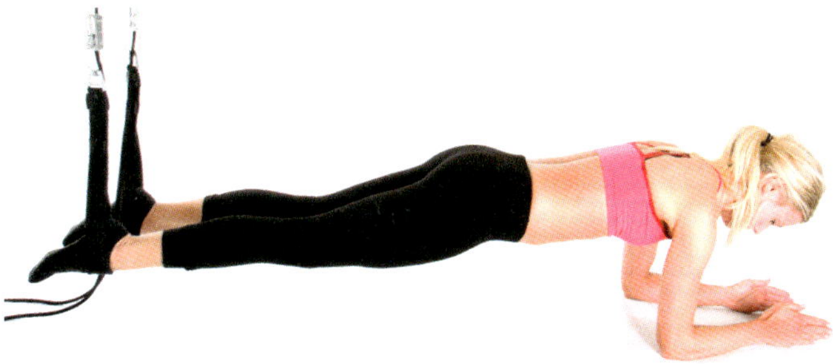

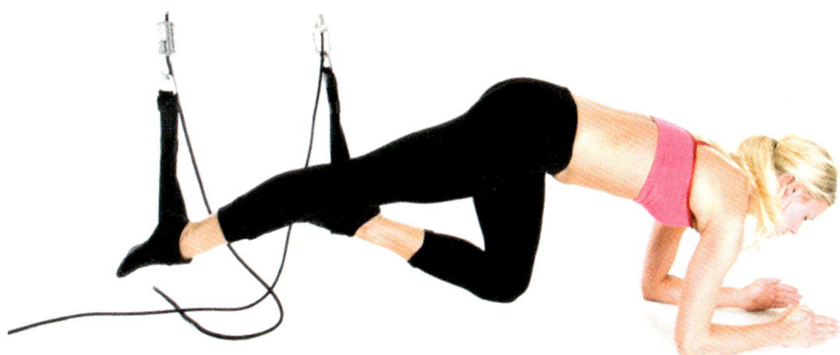

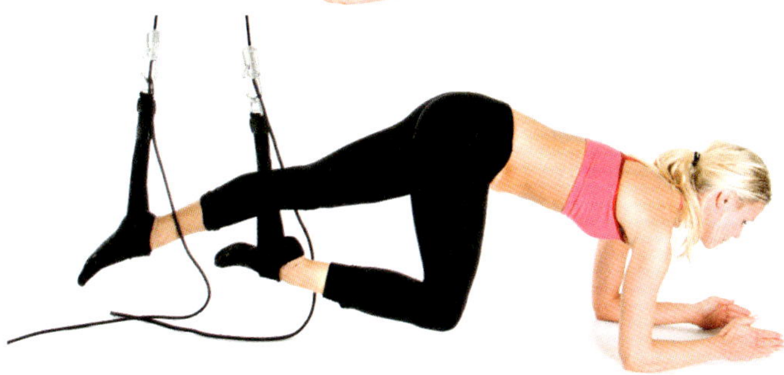

4.5 오메가(Omega)

복직근(rectus abdominis), 장요근(iliopsoas)

슬링 높이	난이도
다리	★★☆☆☆

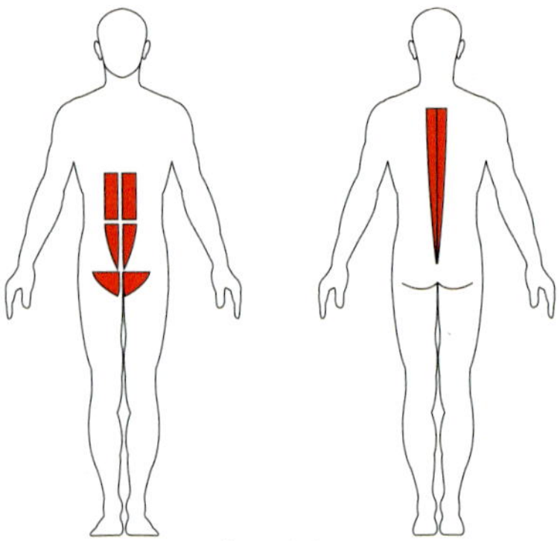
복근과 고관절 굴곡근

프랭크 자세에서 시작하십시오(운동 4.3). 여러분의 양 무릎을 팔꿈치 쪽으로 당기십시오. 다시 프랭크 자세로 다시 돌아 가기 전에 잠시 그 자세를 유지하십시오.

전문가의 조언 (expert advice) 피곤하게 될 때 몸이 바닥으로 처지지 않게 조심하고, 척추는 중립 자세를 유지 하십시오. 이 운동이 너무 쉽다고 생각하십니까? 슬링에 한쪽 발만 넣고 오메가 운동을 시도하십시오. 슬링으로 지탱하지 않은 다리도 같은 높이로 유지하고, 몸이 회전되지 않게 운동하십시오.

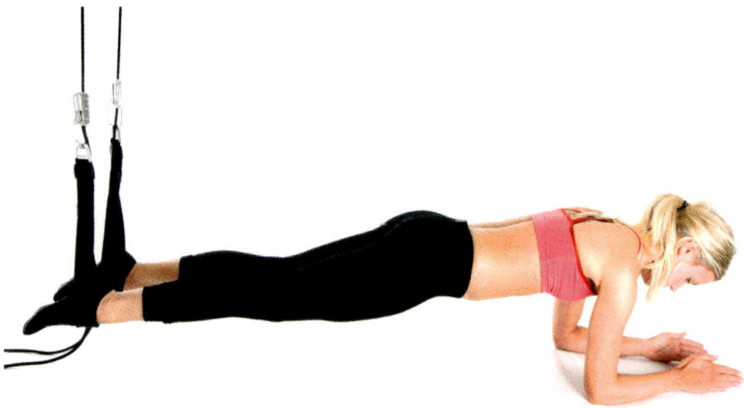

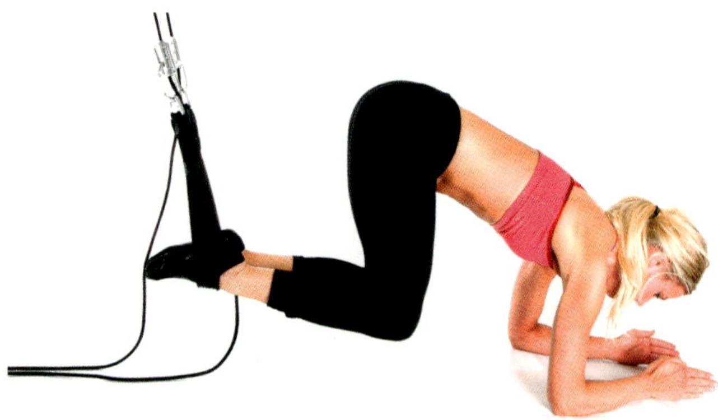

난이도 ★★★☆☆

슬링 높이 다리

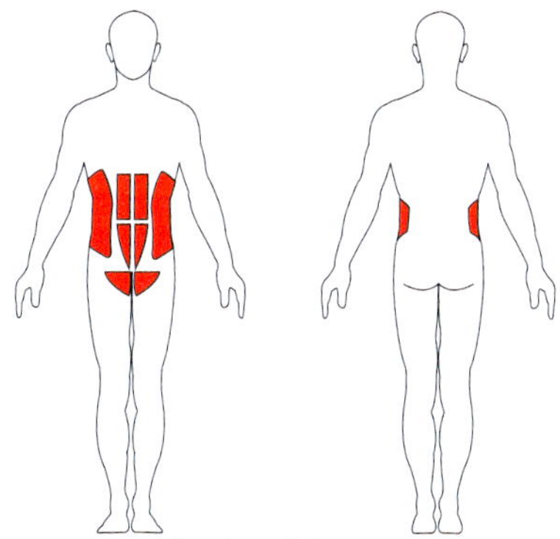
복근과 고관절 굴곡근

프랭크 자세에서 시작하십시오(운동 4.3). 양 무릎을 들어 한쪽 방향으로 당깁니다. 이 자세로 잠시 유지한 다음 다시 프랭크 위치로 돌아 갑니다. 반대측에도 반복하십시오.

전문가의 조언 (expert advice) 피곤해 졌을 때 몸이 바닥으로 처지는 것을 피하고, 척추는 중립 자세로 유지하십시오. 이 운동이 많이 쉬울거라 생각하십니까? 슬링에 한쪽 발만 넣고 사이드 크런치(Side crunch)를 시도해 보십시오. 지탱하지 않은 다리는 같은 높이로 유지하고, 몸이 회전시키지 않게 운동하십시오.

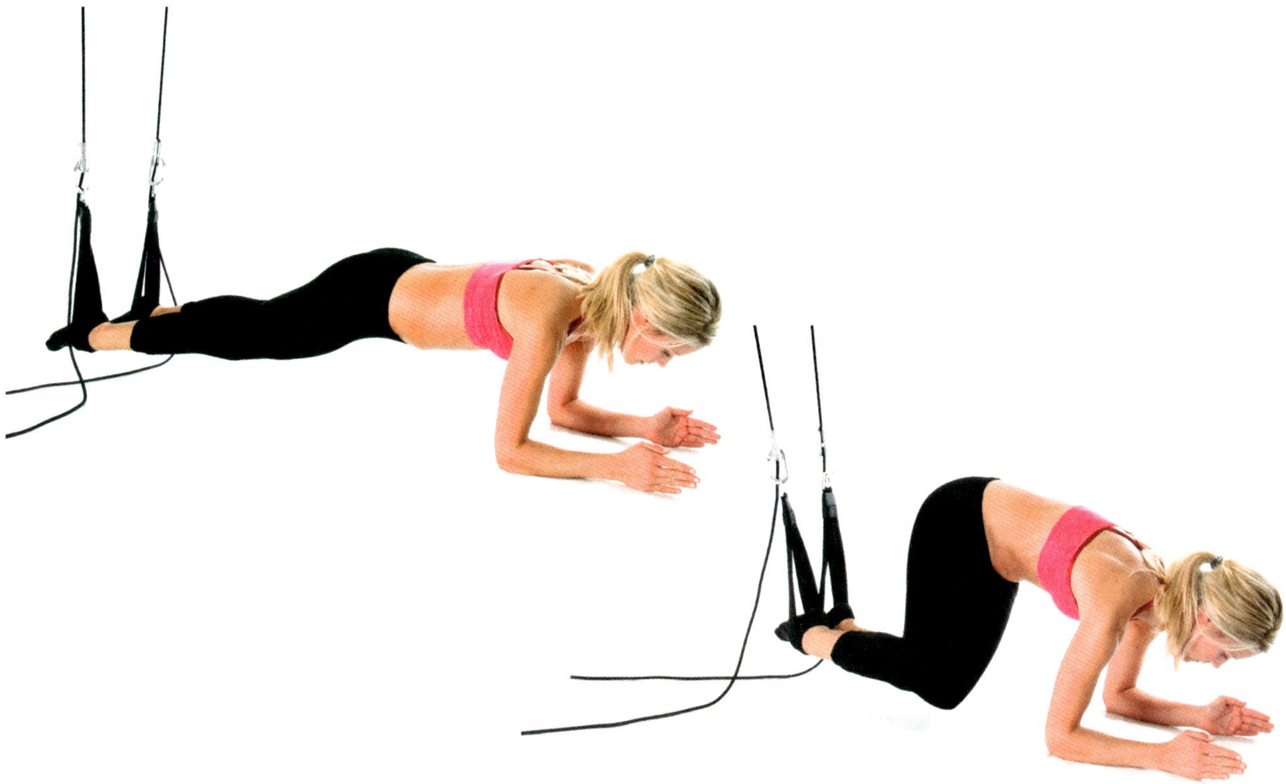

4.7 트위스티드 프랭크(Twisted plank)

복사근(obliquus), 복직근(rectus abdominis)

슬링 높이	난이도
다리	★★☆☆☆

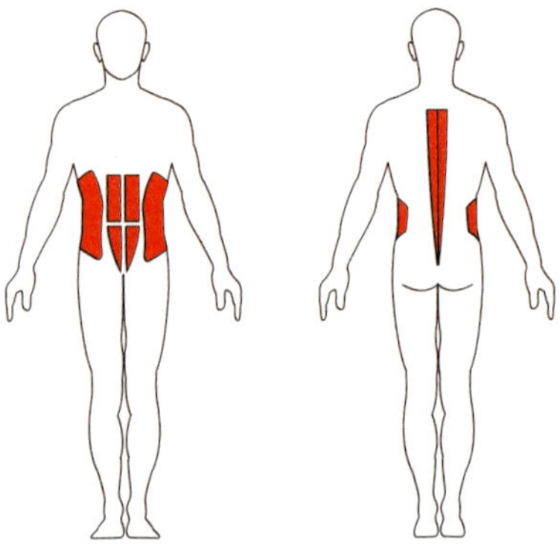

복부

프랭크 자세에서 시작하십시오(운동 4.3). 여러분의 체중을 한쪽 팔 쪽으로 옮기고, 다른 팔을 바닥에서 들어 올리고 몸을 사이드 프랭크 자세가 되게 돌립니다. 잠시 유지한 다음, 다시 프랭크 자세로 돌아가고 반대측으로도 반복하십시오.

전문가의 조언 (expert advice) 만약 이 운동에 대해 확신이 서지 않으면, 먼저 바닥에 양 발을 올려보십시오.

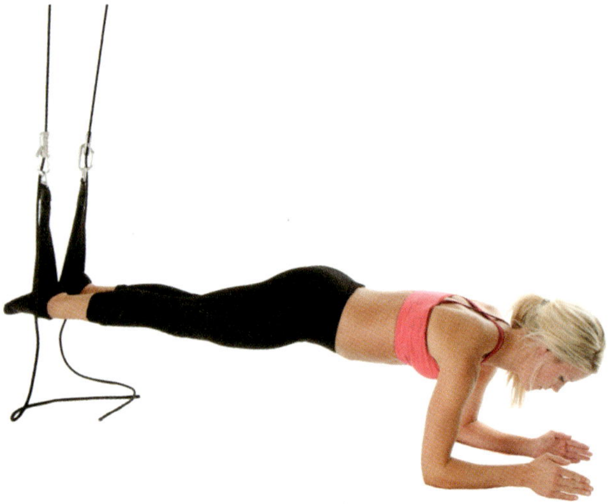

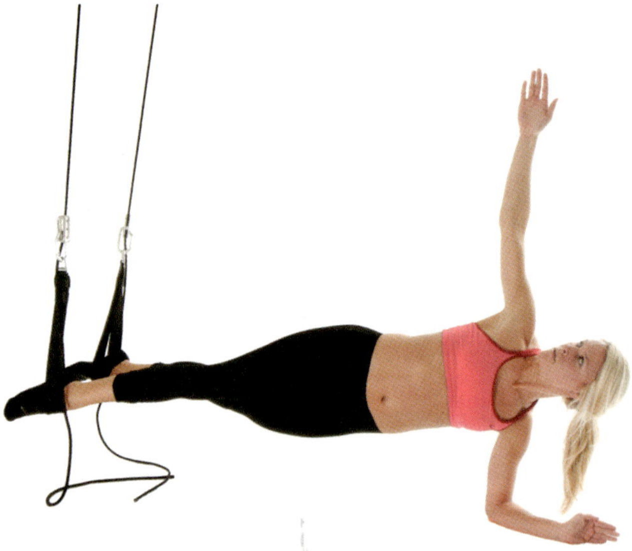

난이도

★★★★☆

슬링 높이

다리

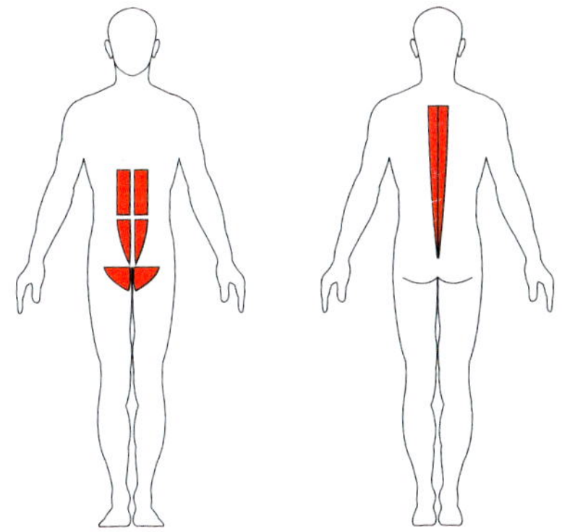

코아, 고관절 굴곡근

- 프랭크 자세에서 시작하십시오(운동 4.3). 여러분의 발을 몸통 쪽으로 당기면서 엉덩이를 위로 올리십시오. 운동을 하는 동안 계속 다리를 곧게 펴고 무릎은 펴십시오.

전문가의 조언 (expert advice) 발 밑을 내려다 보면서 발을 몸통 쪽으로 당겨 보십시오. 이 운동은 전신을 운동하는 데 도움이 됩니다.

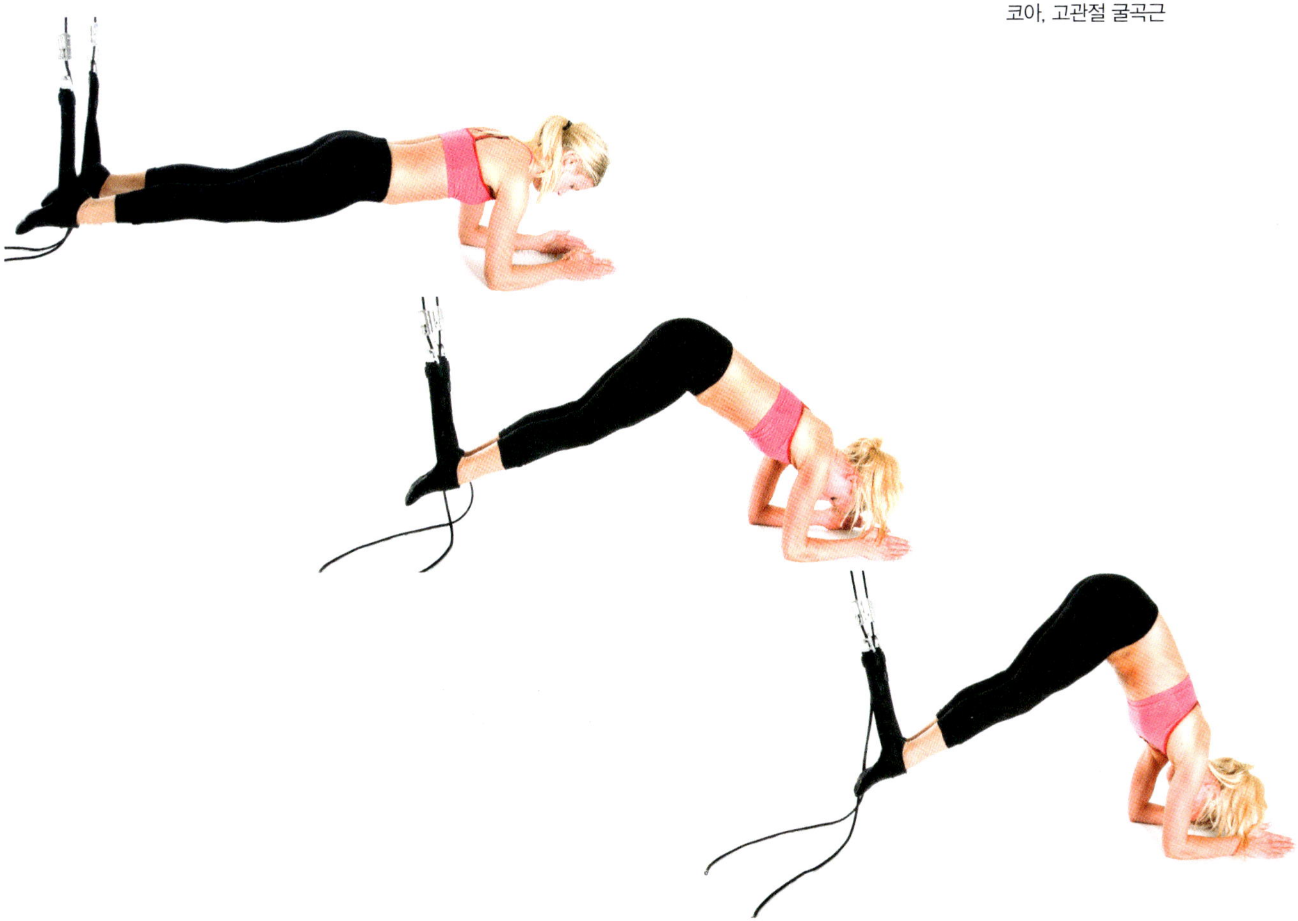

4.9 바디 샤우(Body saw)

복직근(rectus abdominis), 척추기립근(erector spinae)

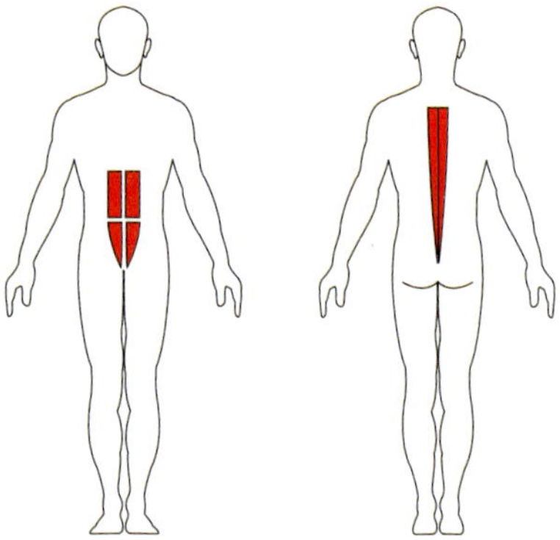

복근, 허리

슬링 높이	난이도
다리	★★★★☆

- 프랭크 자세에서 시작하십시오(운동 4.3). 전완부로 몸을 밀어 몸을 뒤로 가져 가십시오. 운동을 하는 동안 여러분의 등의 척추는 계속 중립 자세로 유지하십시오.

전문가의 조언 (expert advice) 운동의 난이도를 높이려면 팔을 편 상태로 운동을 해보십시오.

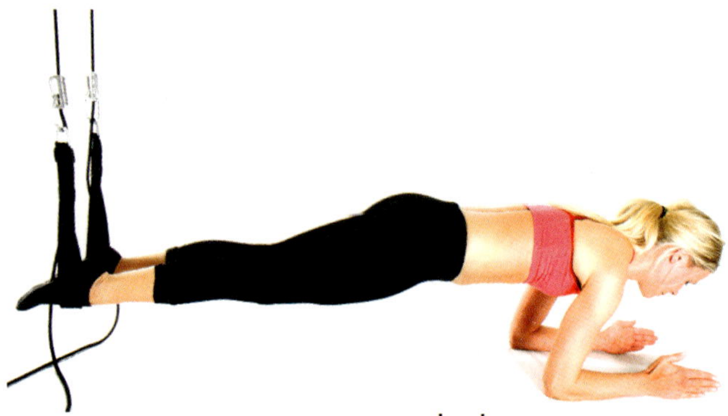

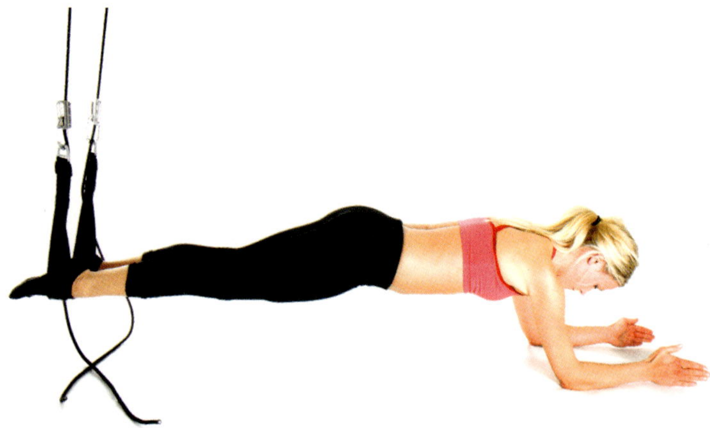

난이도 ★★☆☆☆

슬링 높이 다리

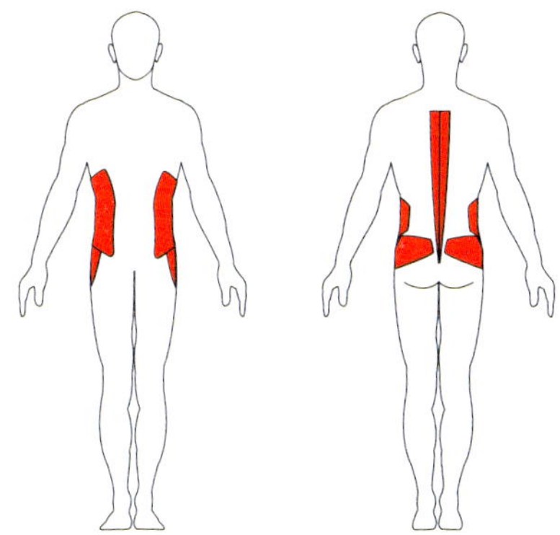

넓은 슬링에 다리를 넣고 바닥에 옆으로 누우십시오. 팔꿈치를 어깨와 같은 선상에 오게 하고 고관절부를 바닥에서 들어 올리고 등을 곧게 펴십시오. 이 자세로 30초간 유지한 다음 고관절을 바닥에 내립니다.

전문가의 조언 (expert advice) 이 운동은 복사근에 대한 기본적인 정적 운동으로, 이 근육은 여러분의 허리 라인을 오목하게 만들어 줍니다. 다음 페이지에는 다이나믹 사이드 프랭크 운동에 대해 설명할 겁니다.

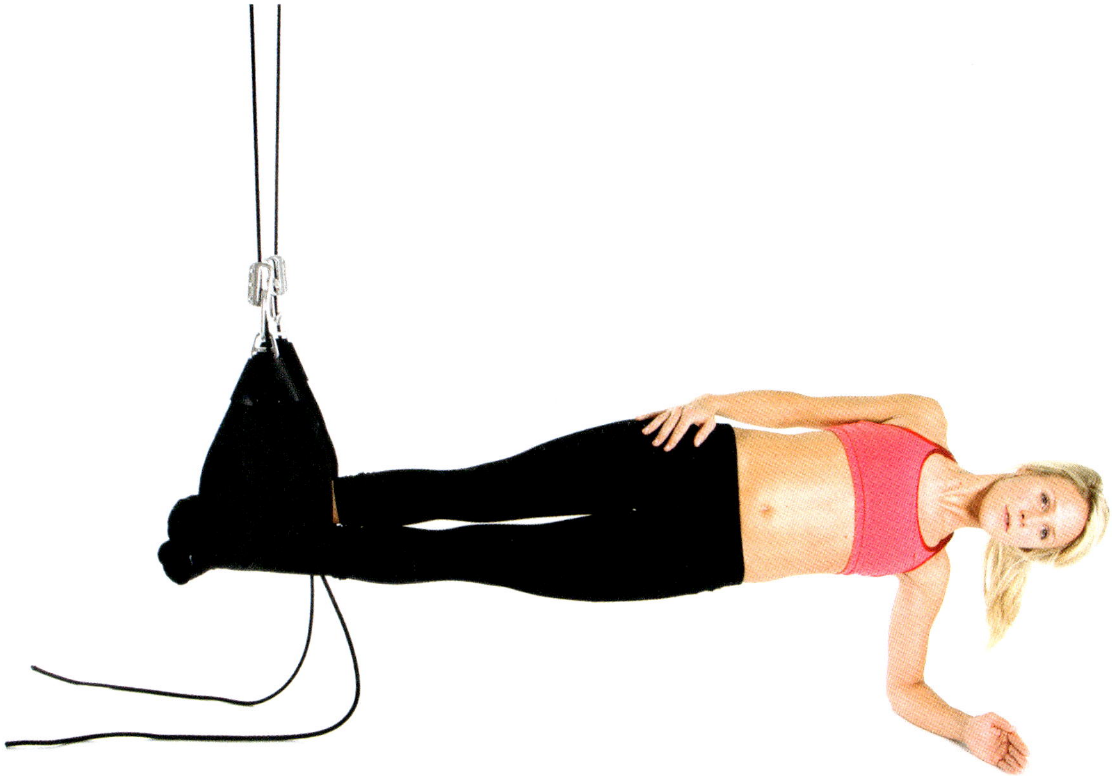

4.11 다이나믹 사이드 프랭크(Dynamic side plank) 복사근(obliques), 중둔근(gluteus medius)

슬링 높이 다리

난이도 ★★★☆☆

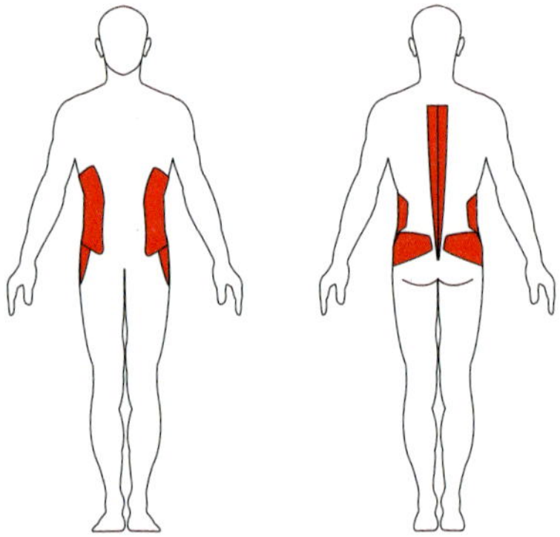
복사근

사이드 프랭크 자세에서 시작하십시오(연습 4.10). 천천히 고관절을 천장쪽으로 올릴 수 있을 만큼 들어 올리십시오. 그 자세로 잠시 유지했다가 다시 바닥으로 고관절을 내려놓습니다. 바닥에 닿기 전에 다시 반복하십시오.

전문가의 조언 (expert advice) 항상 몸이 일직선인지 확인하십시오. 뒤틀림이 없어야 합니다. 좋은 자세를 유지하십시오!

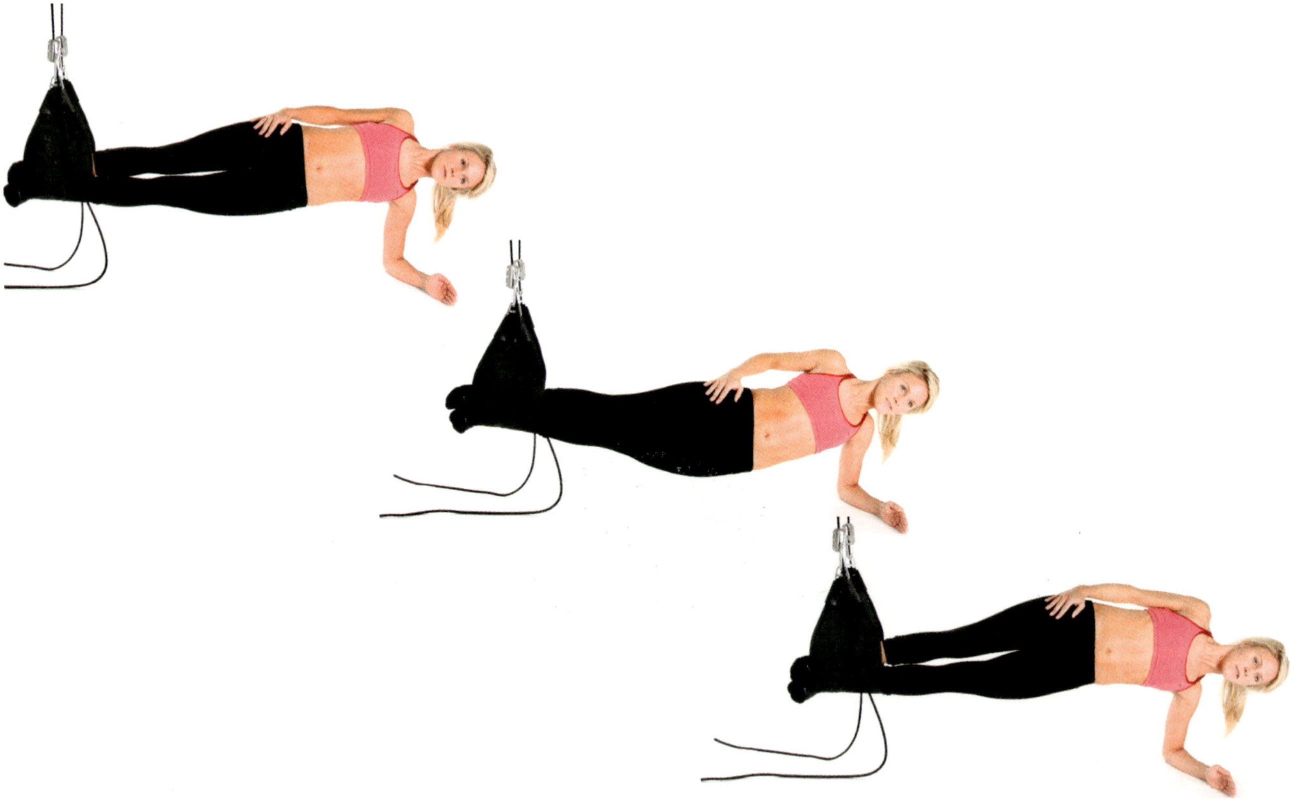

4.12 수파인 프랭크(Supine plank)

난이도

★☆☆☆☆

슬링 높이

다리

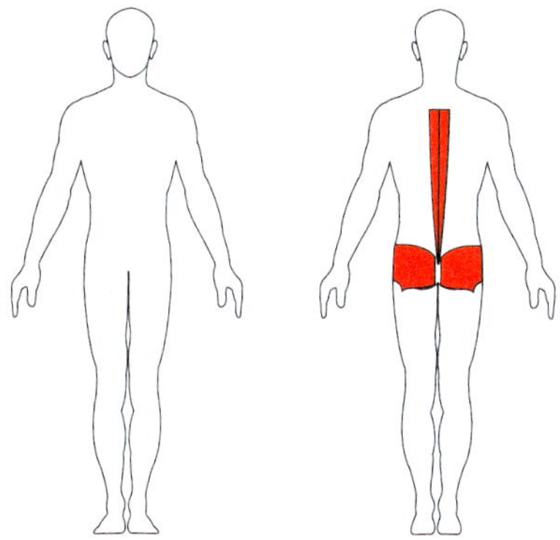

등, 둔근

등을 대고 누워서 슬링에 발을 넣으십시오. 발을 아래쪽으로 눌러서 고관절을 위로 들어올리십시오. 몸통은 항상 똑바르고 척추는 중립 자세를 유지하십시오.

정적 운동 (Static exercise) 이 자세로 30초간 유지한 다음, 다시 고관절을 바닥으로 내려 놓습니다.

동적 운동 (Dynamic exercise) 수파인 프랭크 자세에서 시작하십시오. 고관절을 바닥에 가깝게 내려 간 다음 다시 시작자세로 고관절을 올립니다. 이 과정을 반복합니다.

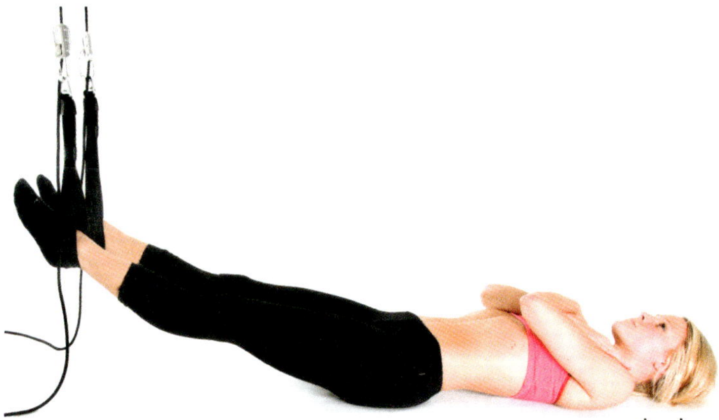

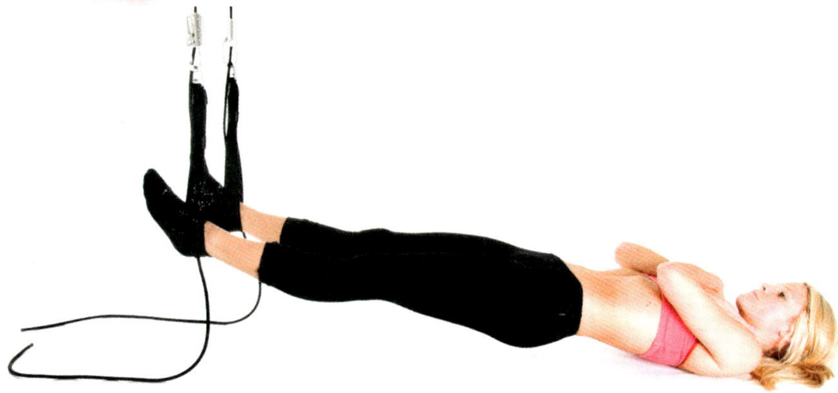

4.13 원 랙 수파인 프랭크(One leg supine plank)

척추기립근, 반건양근, 반막양근, 대퇴이두근

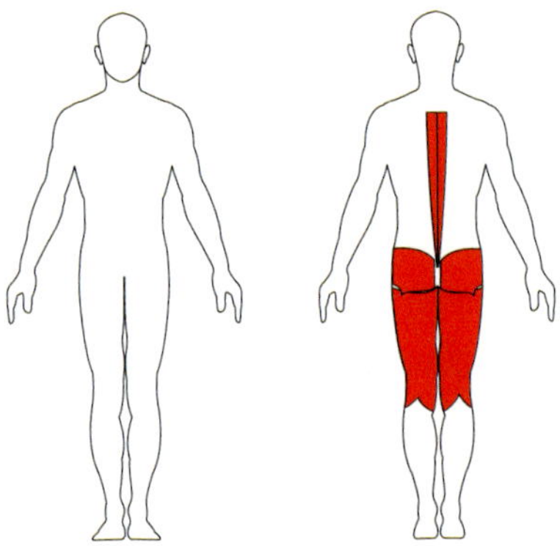

등, 슬괵근

슬링 높이	난이도
다리	★★★☆☆

수파인 프랭크 자세에서 시작하십시오(운동 4.12). 한 다리를 슬링에 걸고 다른 쪽 다리는 지탱하지는 않지만 같은 높이로 유지하십시오. 고관절을 위로 들고 몸은 똑바로 세우십시오. 척추는 계속 중립 자세로 유지하십시오. 몸이 회전하지 않도록 복사근을 작동 시키십시오.

변형 (Variation) 만약 운동의 난이도를 높이려면 원 랙 익스텐디드 리버스 프랭크(One Leg Extended Reverse Plank)를 시도해 보십시오. 위에서 설명한 자세에서 시작하여 슬링에 걸지 않은 다리를 몸 옆으로 가져옵니다. 그 자세로 잠시 유지한 다음 슬링에 건 다리와 평행하게 돌아옵니다.

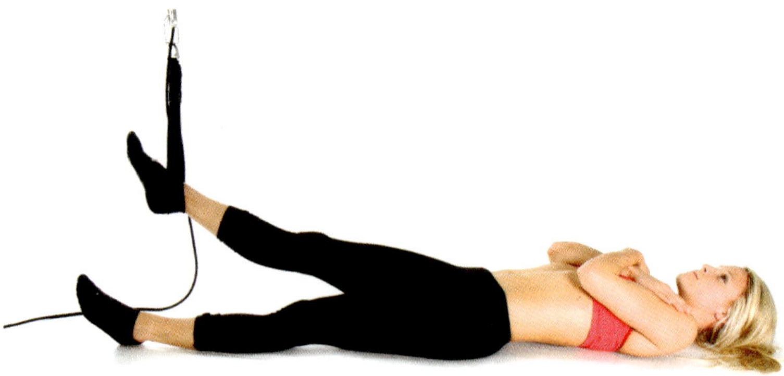

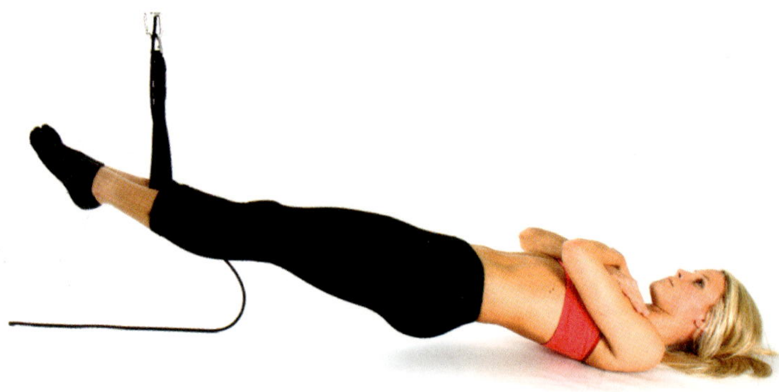

4.14 수파인 프랭크 로테이션(Supine plank rotation)

난이도
★★★☆☆

슬링 높이
다리

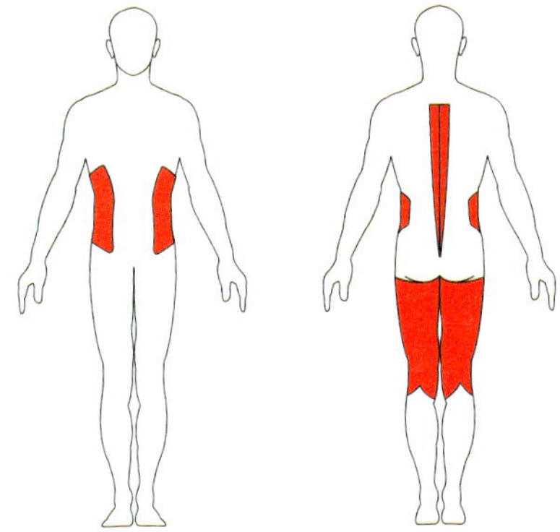

복사근, 슬괵근

한 다리를 슬링에 걸고 수파인 프랭크 자세에서 시작하십시오(운동 4.12). 이 자세에서 몸을 바닥쪽으로 회전 시킵니다. 거의 바닥에 닿을 때까지 회전한 다음 다시 시작 위치로 되돌아 갑니다. 고관절과 다리를 돌리는 동안 등은 항상 중립 자세로 유지해야 합니다.

전문가의 조언 (expert advice) 엘리트 축구 선수들도 이 운동을 합니다. 이 운동은 공을 차는 순간에 필요한 안정성 근육에 대한 시뮬레이션을 하게 됩니다.

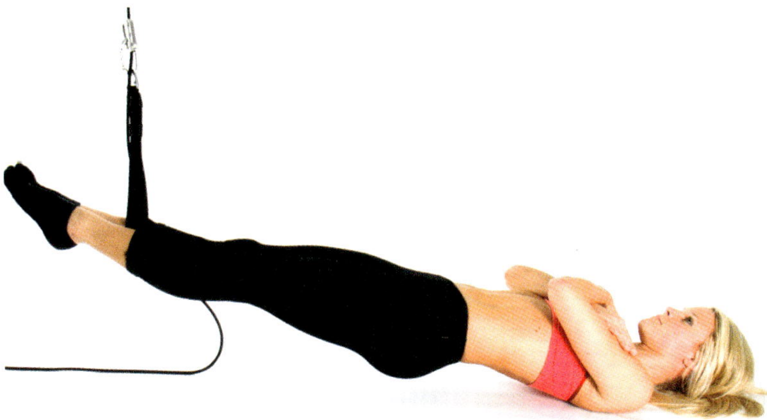

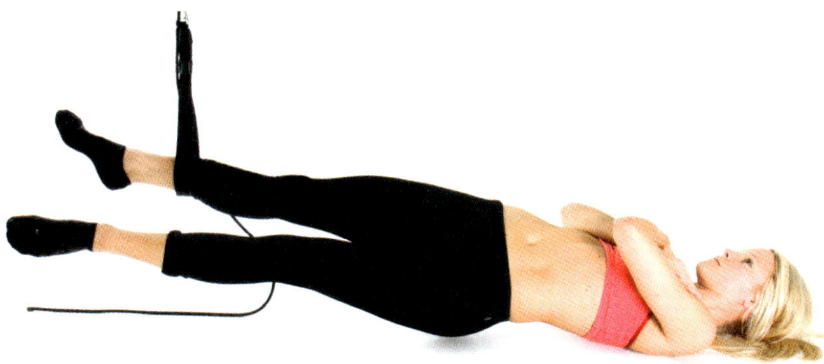

4.15 슬링 브릿지(Sling bridge)

둔근(gluteus), 척추기립근(erector spinae)

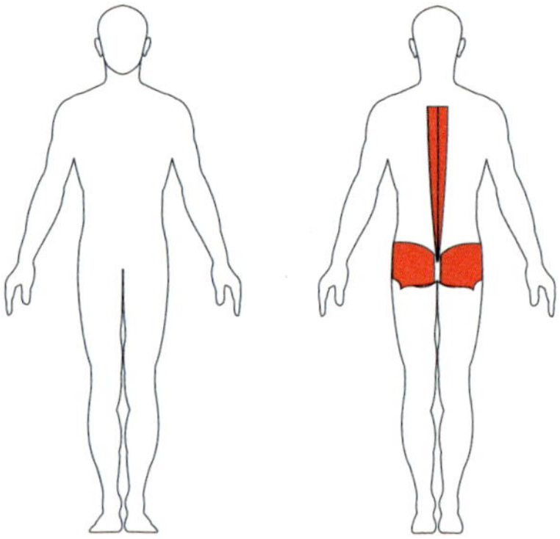

둔근과 허리

슬링 높이	난이도
발목	★★☆☆☆

슬링 트레이너에 발을 넣고 등으로 눕습니다. 무릎은 90도 각도를 유지하고 고관절을 들어 올리십시오. 고관절을 다시 바닥에 내려 놓기 전에 잠시 그 자세를 유지합니다. 이를 반복합니다.

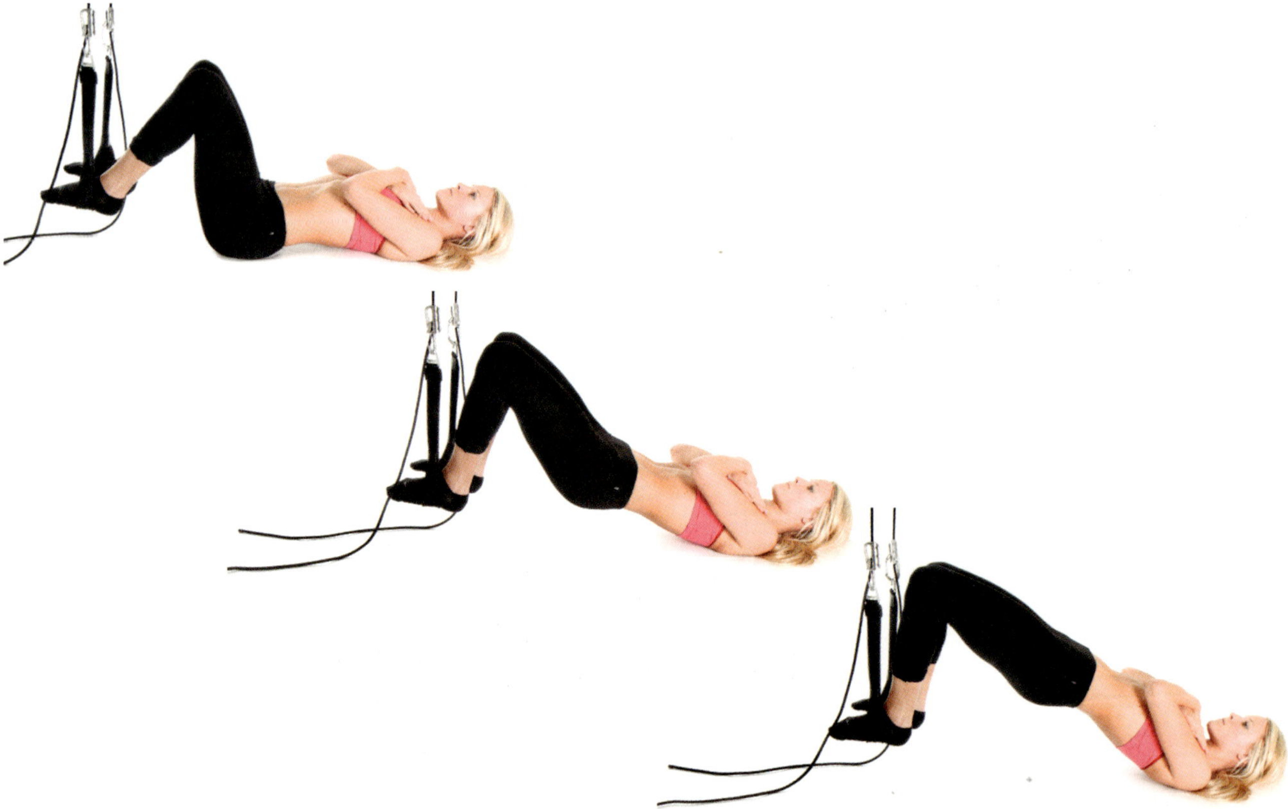

4.16 리버스 슬링 사이클링(Reverse sling cycling)

난이도

★★☆☆☆

슬링 높이

발목

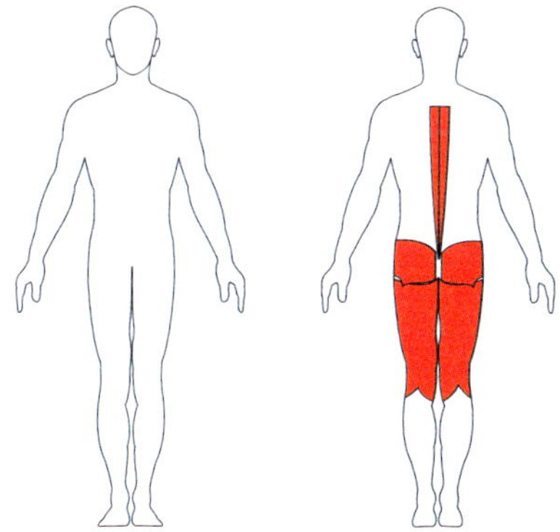

둔근과 슬괵근

슬링 브릿지 자세에서 시작하십시오(운동 4.15). 양 다리를 교대로 몸통 쪽으로 당겨보십시오. 자전거를 타는 방법처럼 부드럽게 움직입니다.

전문가의 조언 (expert advice) 운동을 하는 동안 각 다리에 가해지는 체중이 동일하게 유지하도록 집중하십시오.

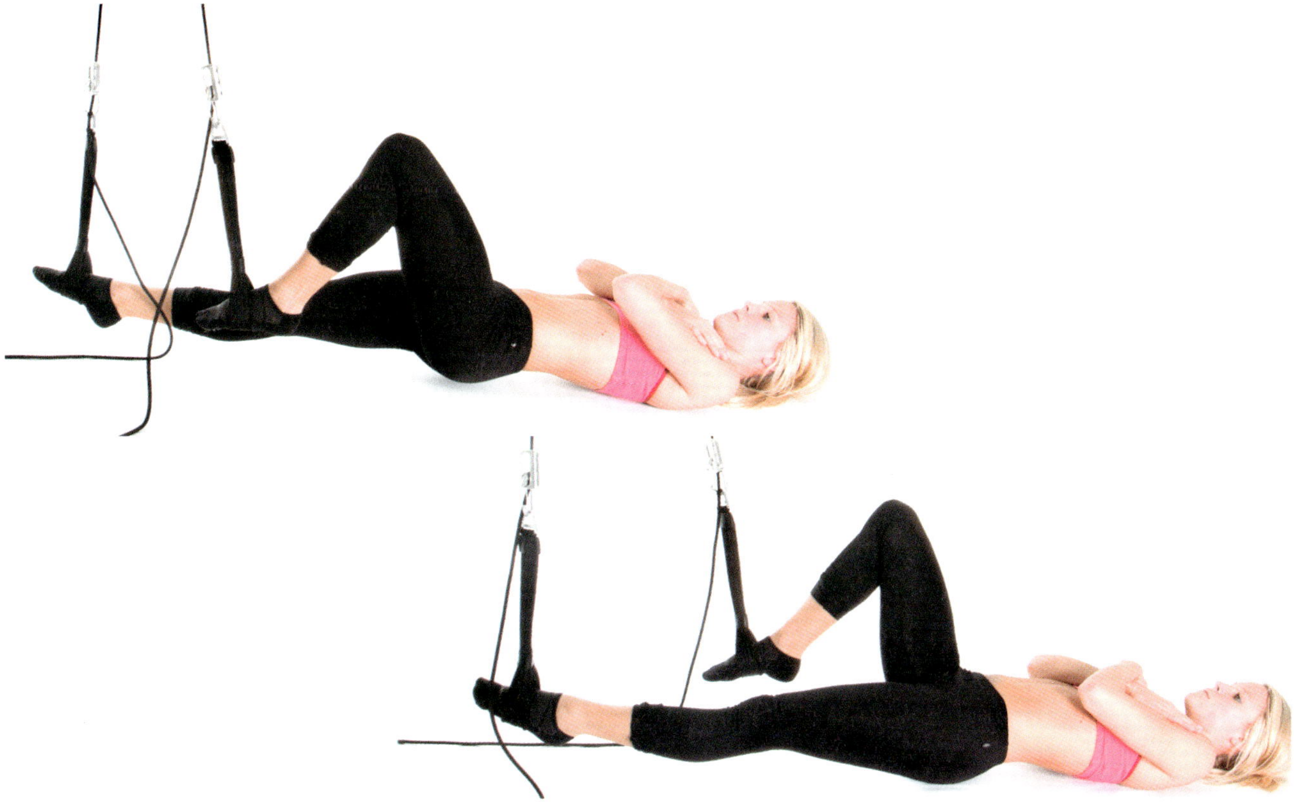

4.17 레그 리프트(Leg lifts)

복직근(rectus abdominis), 장요근(iliopsoas)

슬링 높이	난이도
발목	★★★☆☆

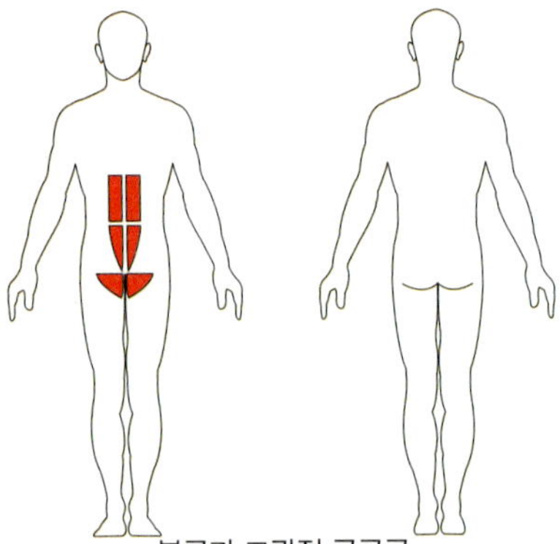

복근과 고관절 굴곡근

등으로 누워서 양 손으로 각 슬링을 잡습니다. 슬링을 잡고 지탱하면서 복근에 힘을 주고 양 다리를 바닥에서 들어 올립니다. 양 다리를 곧게 펴서 위로 들어올린 다음, 다시 바닥에 천천히 내립니다. 이를 반복합니다.

전문가의 조언 (expert advice) 다리를 들어 올리거나 내릴 때 허리를 과하게 굽히면 더 쉬워집니다. 척추는 항상 중립 자세로 유지하십시오.

변형 (Variation) 다리를 올리고 내리는 방법 대신에, 양 발을 팔각형 모양(eight pattern)으로 움직이면 복사근을 활성화시킬 수 있습니다.

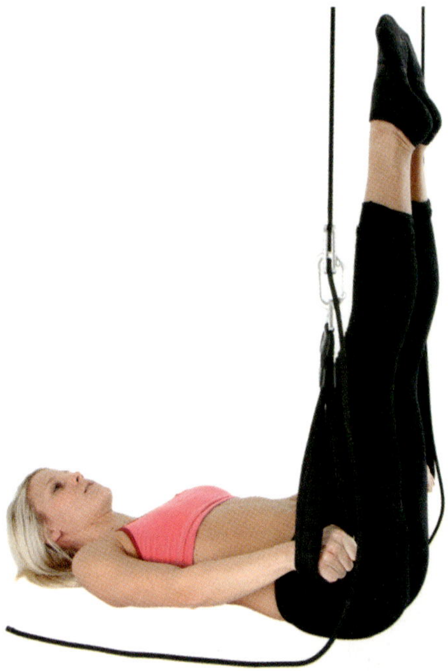

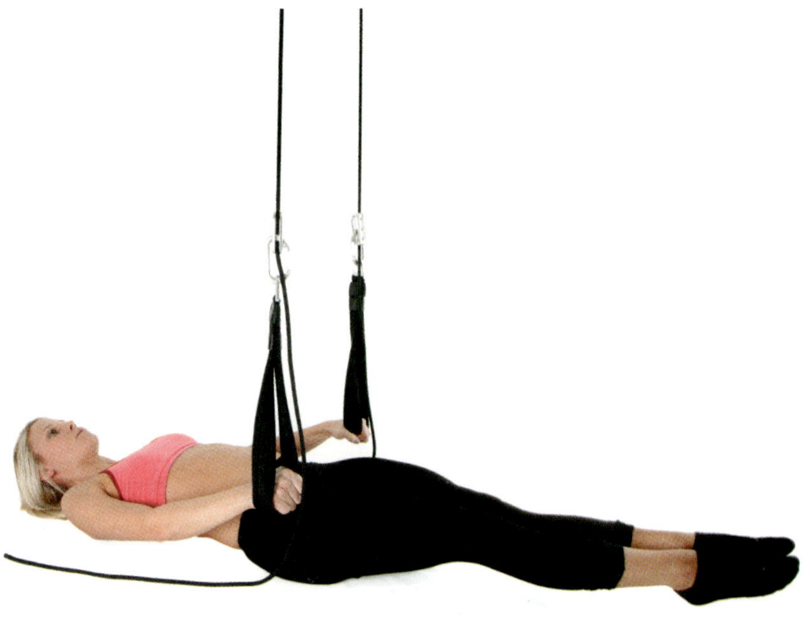

4.18 와이드 슬링 오브리큐스(Wide sling obliques)

난이도	슬링 높이
★★★☆☆	다리

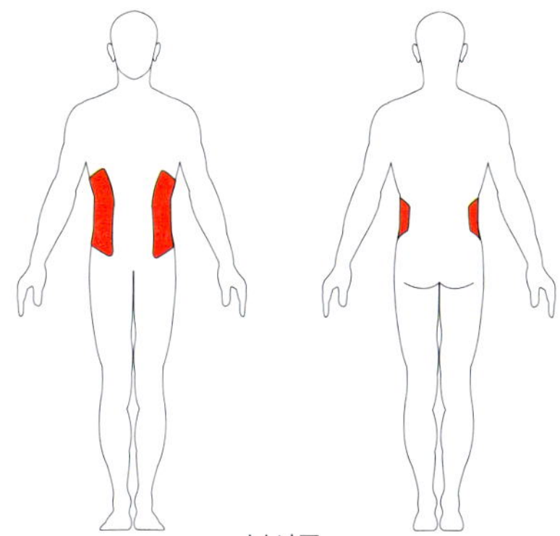

넓은 슬링 위에 옆으로 눕습니다. 슬링으로 허리 부위를 지탱하며 균형을 잡으십시오. 손을 머리 뒤로 하고, 상체를 바닥쪽 아래로 내립니다. 그런 다음 상체를 다시 들어 올려 복사근을 활성화하십시오.

전문가의 조언 (expert advice) 파트너와 교육? 넓은 슬링을 엉덩이에 올려 놓고 파트너가 균형을 유지하도록하십시오.

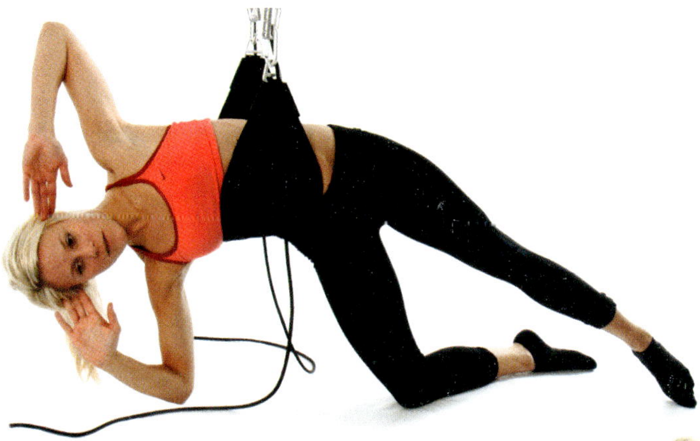

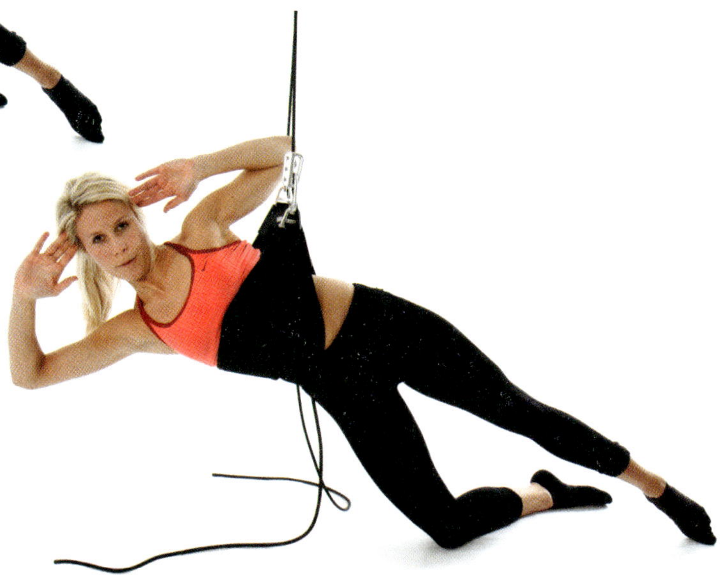

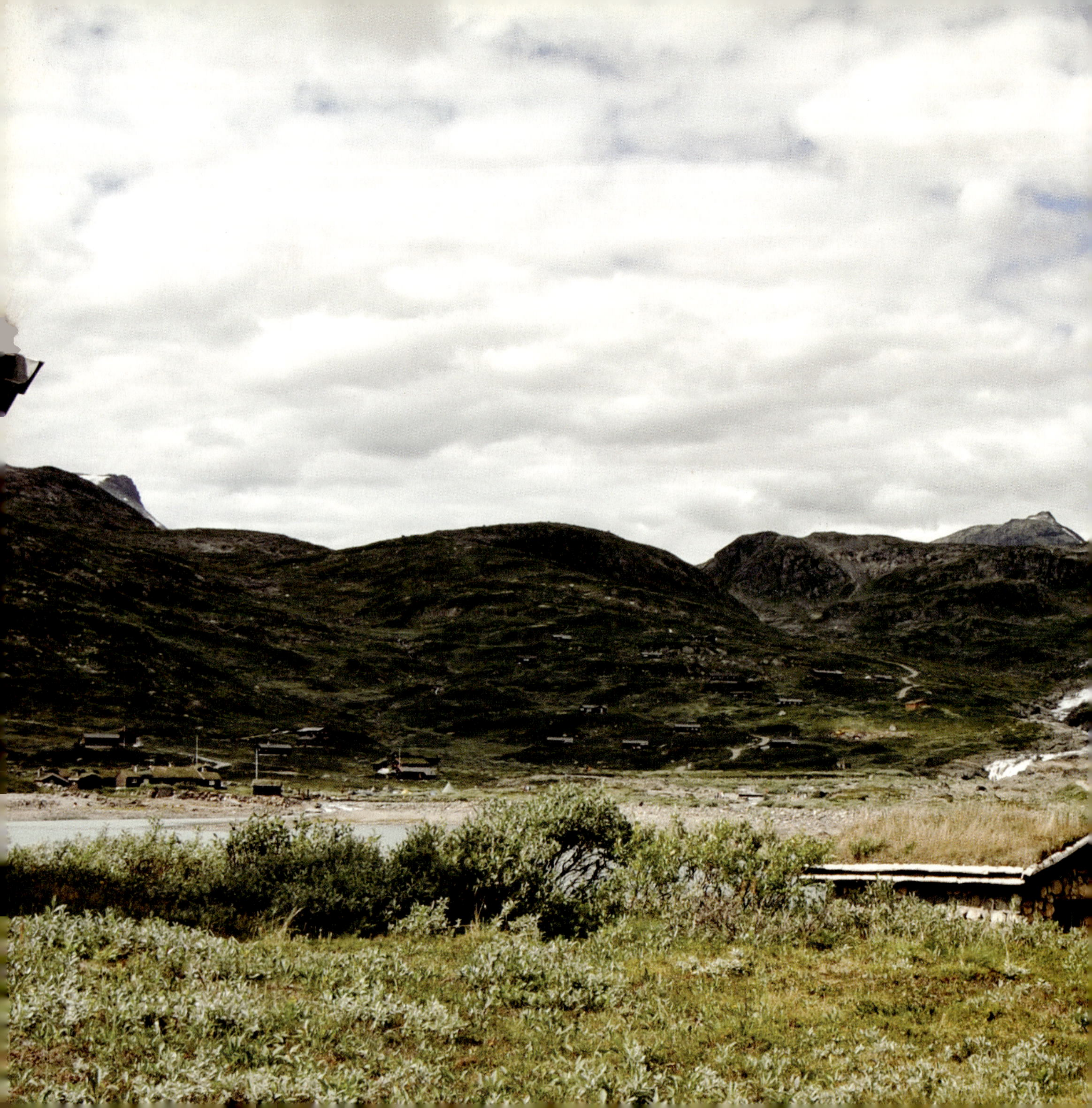

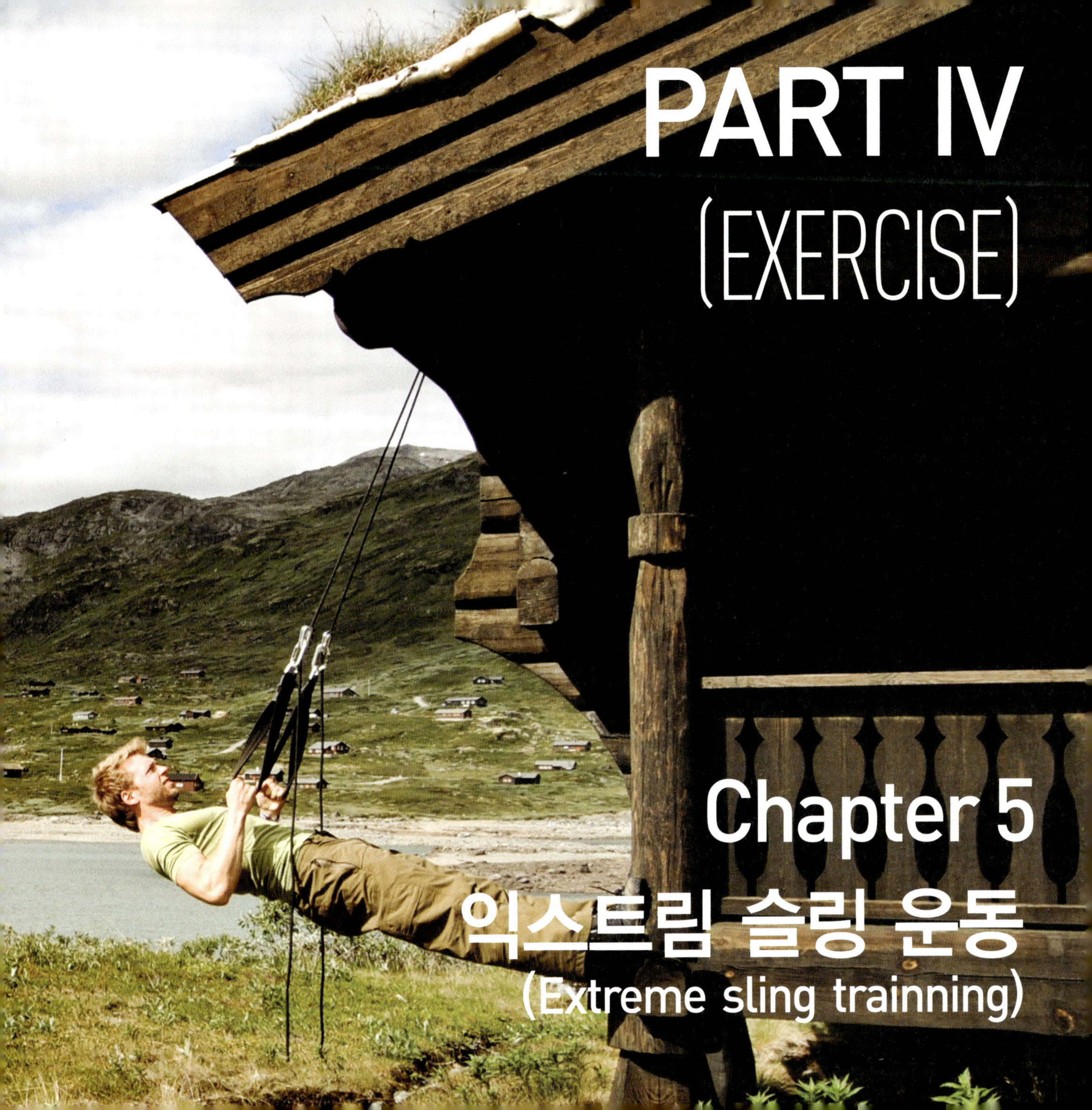

PART IV (EXERCISE)

Chapter 5 익스트림 슬링 운동 (Extreme sling trainning)

5.1 익스트림 프랭크(Extreme plank)

광배근(latissimus), 복직근(rectus abdominis)

슬링 높이	난이도
다리	★★★★★

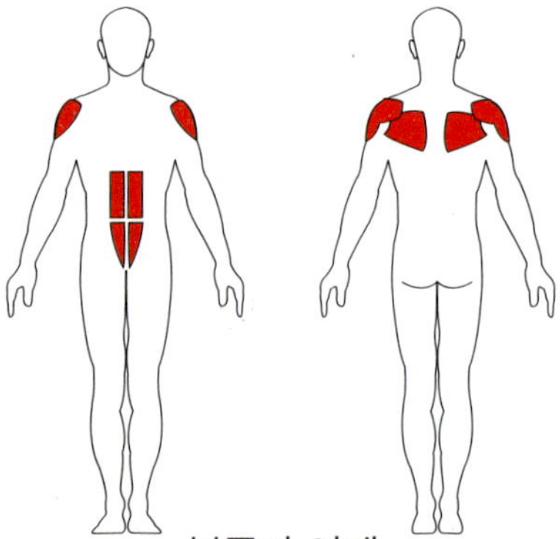

복근과 어깨

넓은 슬링에 양 무릎을 대고 시작하십시오. 프랭크 자세(운동 4.3)가 될 때까지 양 팔을 곧게 펴서 몸을 앞으로 기대십시오. 몸통이 바닥과 45도가 될 때까지 여러분의 손으로 뒤로 걷기를 합니다. 양 팔을 곧게 펴서 몸통을 뒤로 밉니다. 다시 프랭크 자세로 돌아가는 과정을 반복하십시오.

전문가의 조언 (expert advice) 운동을 하는 동안 항상 허리는 중립 자세로 유지하십시오. 좀 더 힘든 운동을 하려면 넓은 슬링을 발 쪽으로 이동시킵니다.

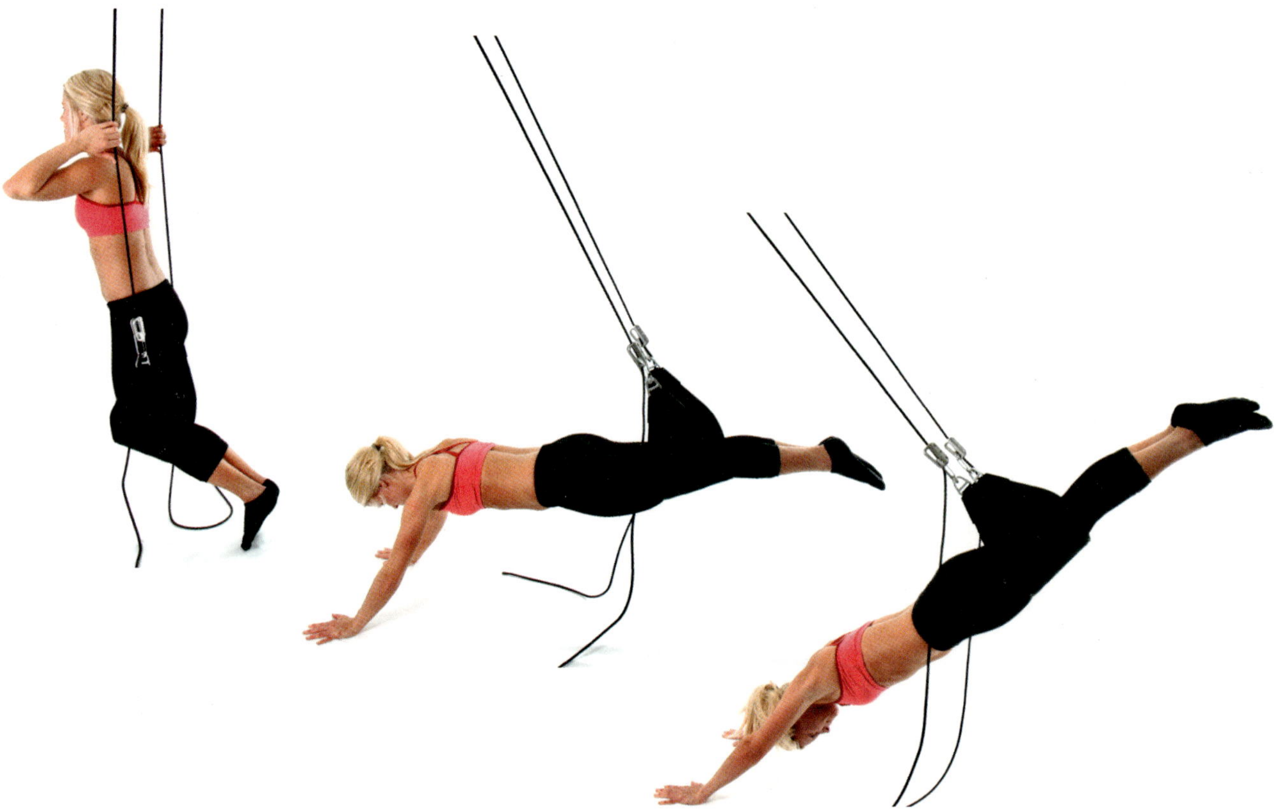

5.2 인클라인 핸드스탠드 프레스(Incline handstand press)

난이도

★★★★★

슬링 높이

발목

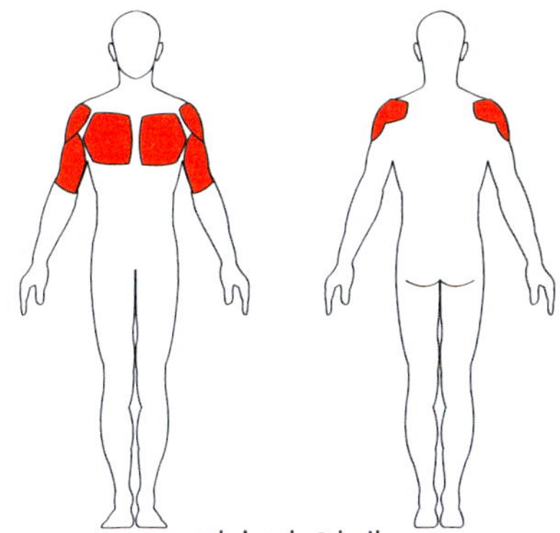

가슴과 어깨

고급 프랭크 자세에서 시작하십시오(운동 5.1). 머리가 바닥에 닿을 때까지 팔꿈치를 구부린 다음 팔꿈치를 곧게 펴서 다시 뒤로 밉니다.

전문가의 조언 (expert advice) 운동을 하는 동안 허리는 계속 중립 자세를 유지하십시오. 좀 더 힘든 운동을 하려면 넓은 슬링을 발 쪽으로 이동하십시오.

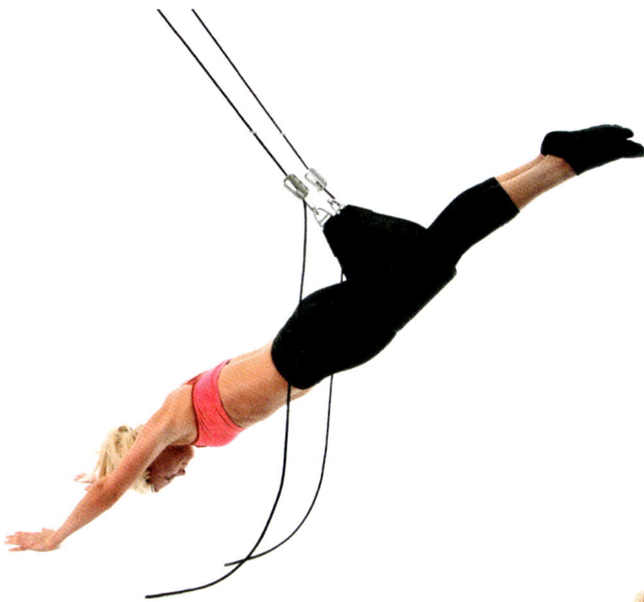

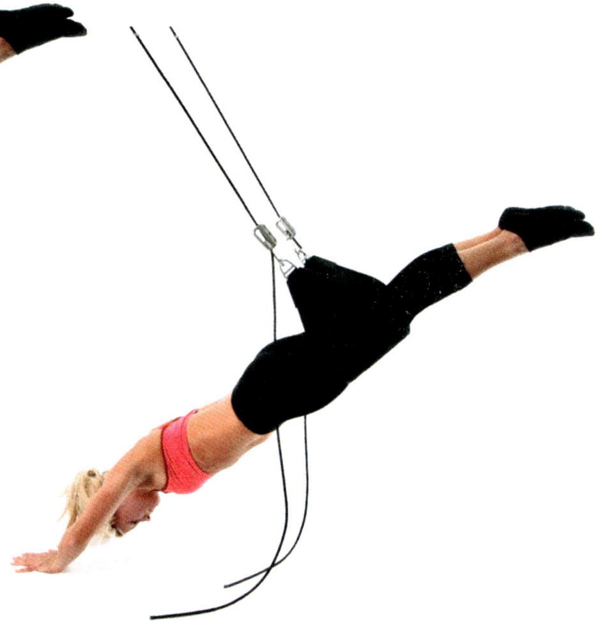

5.3 핸드스탠드 프레스(Handstand press)

삼각근(deltoideus), 상완삼두근(triceps)

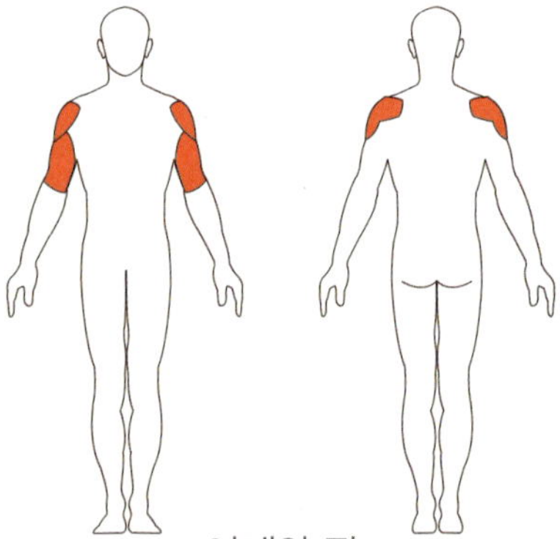

어깨와 팔

슬링 높이 발목

난이도 ★★★★★

프랭크 자세에서 시작하지만, 슬링에 한쪽 발만을 넣으십시오. 뒤쪽으로 걸어 손으로 선 자세를 하십시오. 한쪽 슬링에 넣은 한쪽 발이 균형을 유지하도록 도움을 줄 겁니다. 양 주관절을 구부려 몸을 바닥 쪽으로 내립니다. 폈던 팔을 다시 구부립니다. 허리는 계속 중립 자세로 유지하고, 다리는 똑바로 펴십시오.

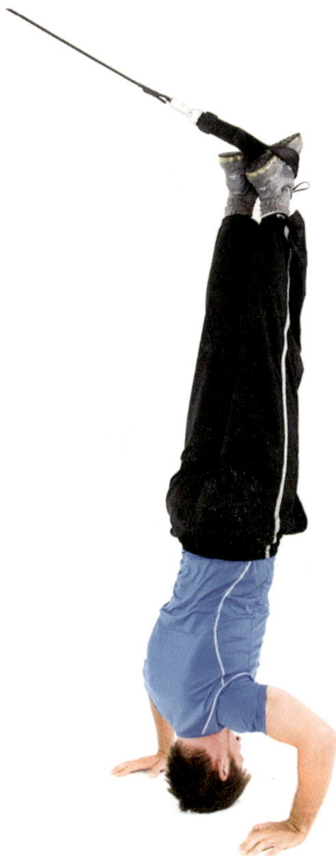

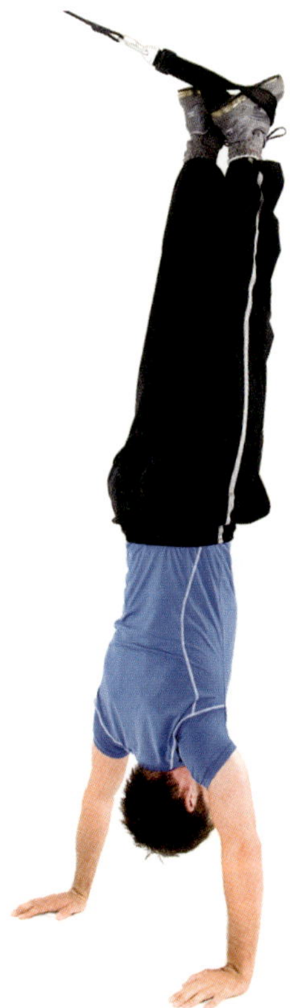

5.4 트위스티드 사이드 프랭크(Twisted side plank)

난이도

★★★★★

슬링 높이

다리

천장을 향해 한 팔을 높이 들고, 사이드 프랭크(운동 4.10)에서 시작하십시오. 복근에 힘을 주고 고관절을 위로 들어 올리면서 몸의 뒤쪽으로 팔을 가로지르게 하십시오. 잠시 이 자세를 유지한 다음 다시 시작 자세로 돌아갑니다.

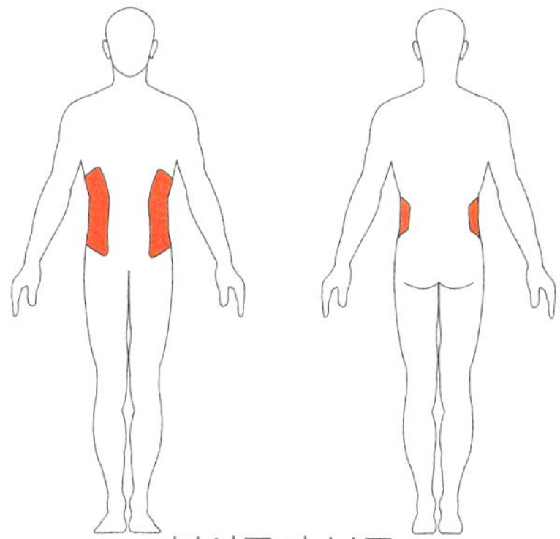

복사근과 복근

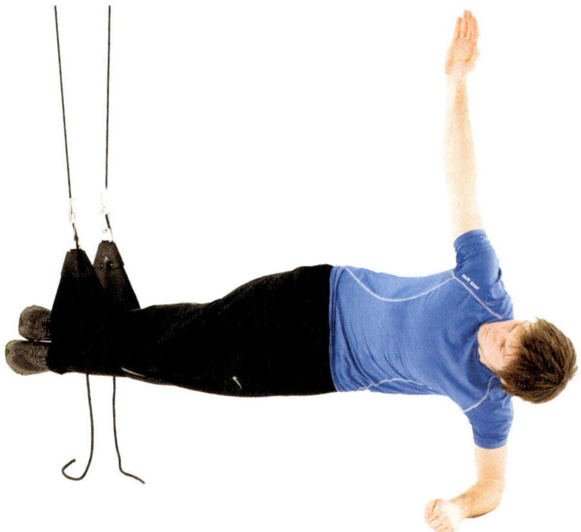

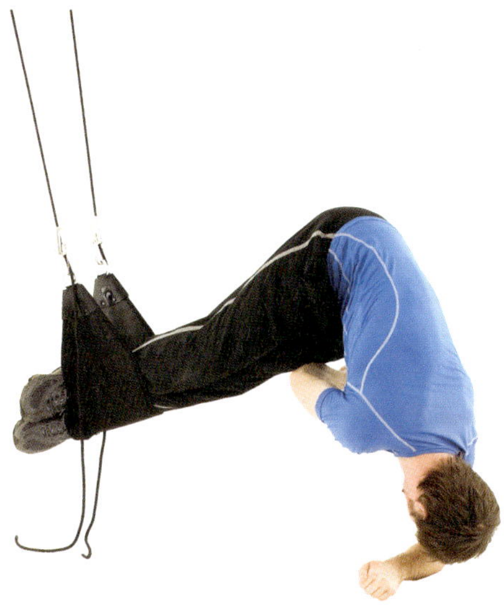

5.5. 원 암 원 풋 오메가(One hand one foot omega)

복사근(rectus abdominis), 복직근(obliques)

슬링 높이 다리

난이도 ★★★★★

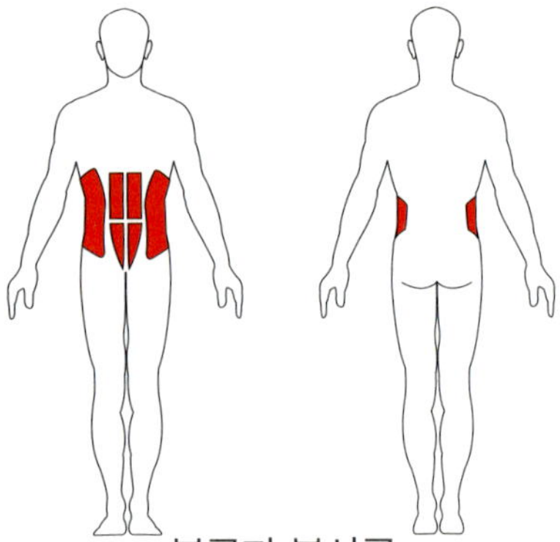

복근과 복사근

프랭크 자세(운동 4.1)에서 시작하십시오. 슬링에 한쪽 발만 넣고 한 손은 바닥을 지탱합니다. 양 무릎을 팔꿈치 쪽으로 당깁니다. 이 프랭크 자세로 다시 돌아 가기 전에 잠시 이 자세를 유지합니다. 이 과정을 반복합니다.

전문가의 조언 (expert advice) 슬링에 지지되지 않은 다리는 늘 같은 높이로 유지하고, 운동을 할 때 몸이 회전되지 않도록 하십시오.

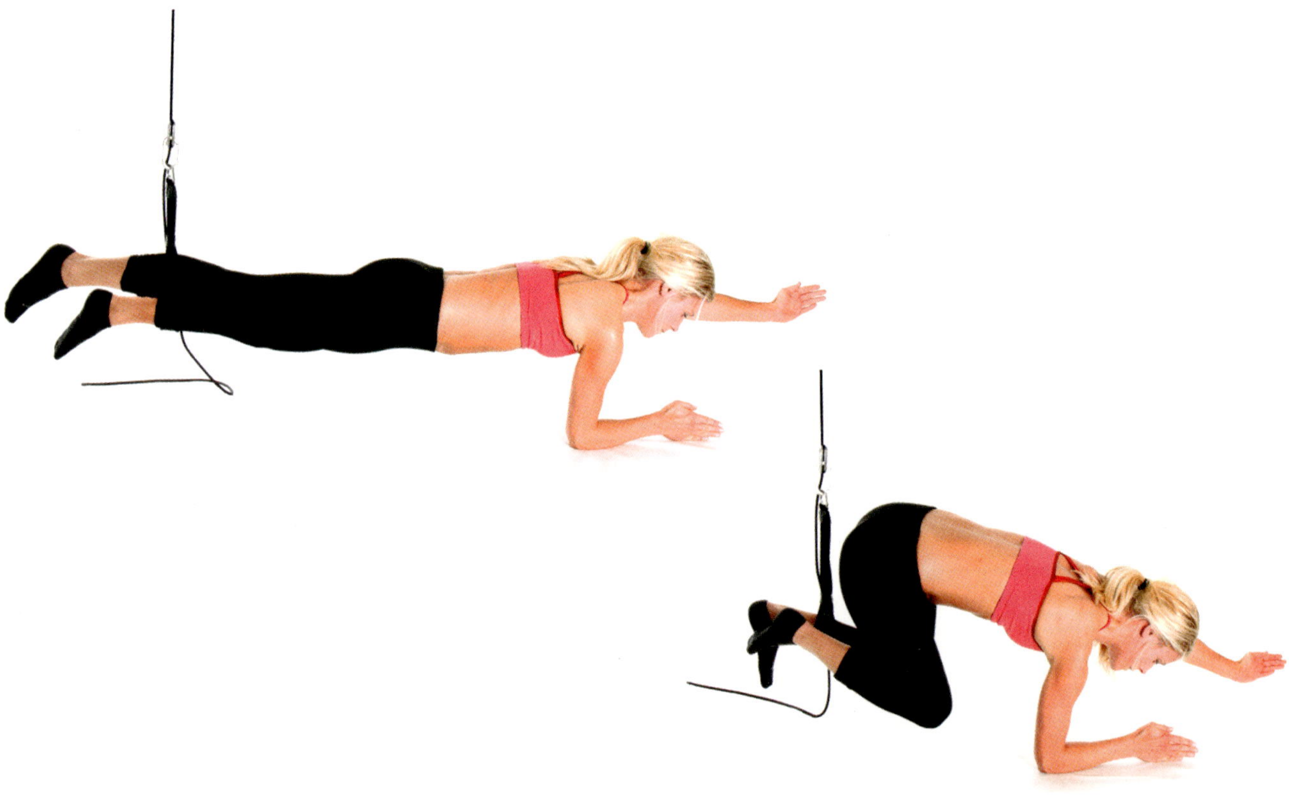

난이도

★★★★★

슬링 높이

다리

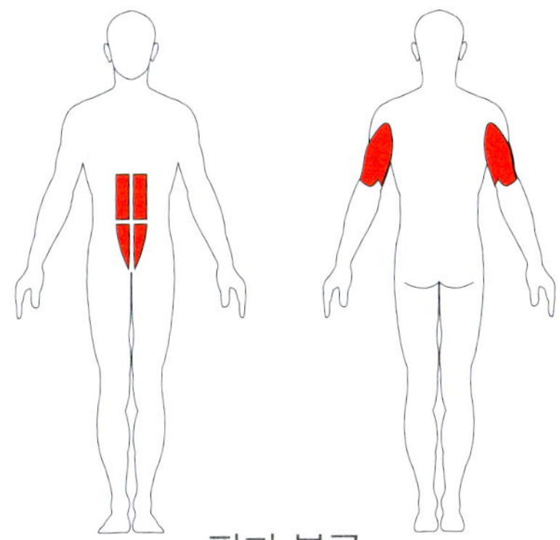

프랭크 자세에서 시작하십시오(운동 4.3). 양 팔꿈치는 어깨와 일직선 상에 있어야 하고, 양 손은 앞 쪽을 향하도록 합니다. 몸을 앞쪽으로 밀기 전에 뒤로 기울이고, 손바닥은 바닥에 대고, 팔을 똑바로 펴서 몸을 세우십시오.

전문가의 조언 (expert advice) 운동을 좀 더 쉽게 하려면 바디 소우(body saw)(운동 4.9)을 하면 됩니다. 속도와 추진력을 더 하면 몸을 들어 올릴 때 팔을 좀 더 쉬게 펼 수 있게 할 겁니다.

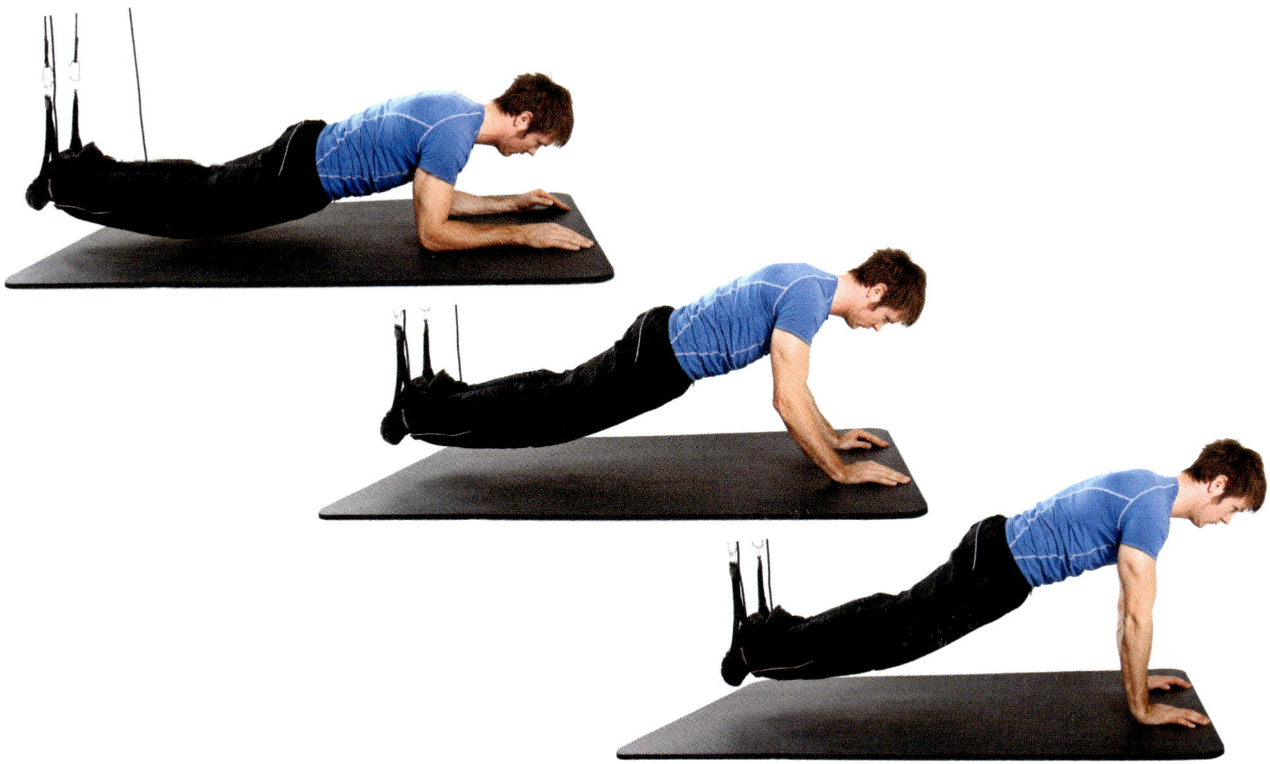

5.7 원 암 서포티드 푸시업(One arm supported push-up)

대퇴사두근(quadriceps), 둔근(gluteus)

슬링 높이	난이도
발목	★★★☆☆

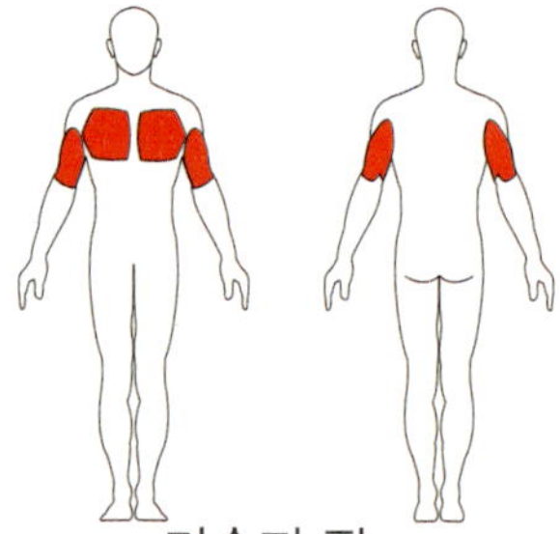

한 손은 슬링을 잡고, 다른 한 손은 바닥에 놓고 시작하십시오. 슬링을 잡은 한 손은 한 팔로 팔 굽혀 펴기를 배우는걸 더 쉽게 도와 주게 하기 위한 것입니다. 기본적인 팔 굽혀 펴기와 같은 방법으로 운동을 하십시오(연습 3.20).

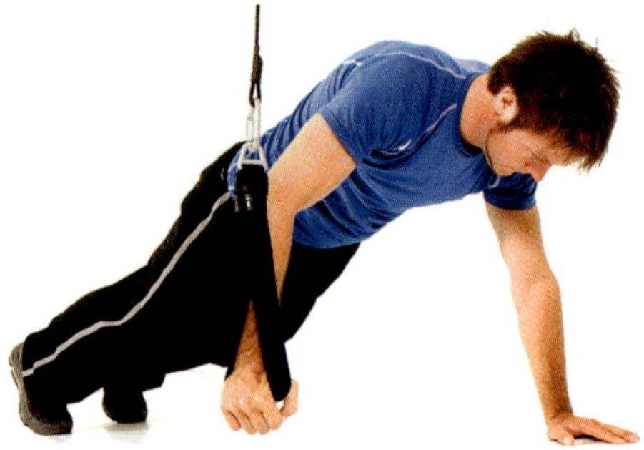

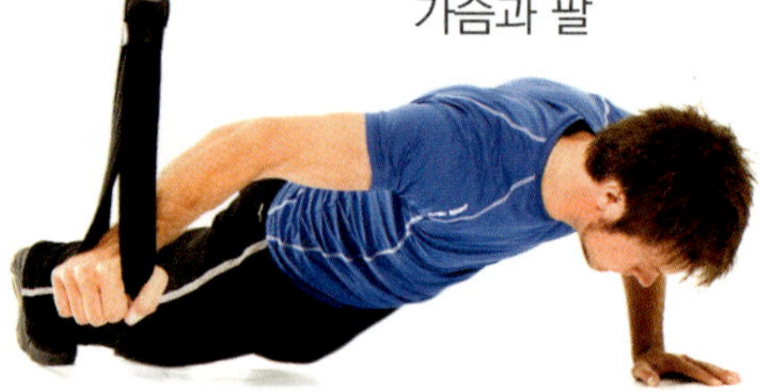

5.8 원 암 슬링 푸시업(One arm sling push-ups)

대퇴사두근(quadriceps), 둔근(gluteus)

슬링 높이	난이도
발목	★★★★★

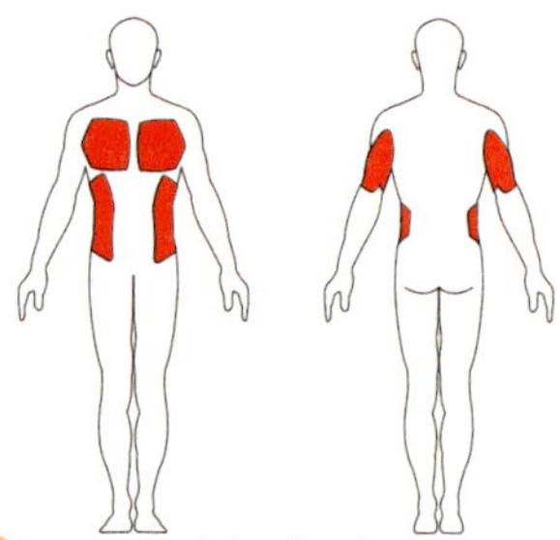

한 팔은 슬링을 잡고, 다른 팔을 등 뒤에 올려 놓은 다음, 팔꿈치를 구부려서 몸을 낮추십시오. 팔을 곧게 펴서 다시 시작 자세로 다시 올리십시오.

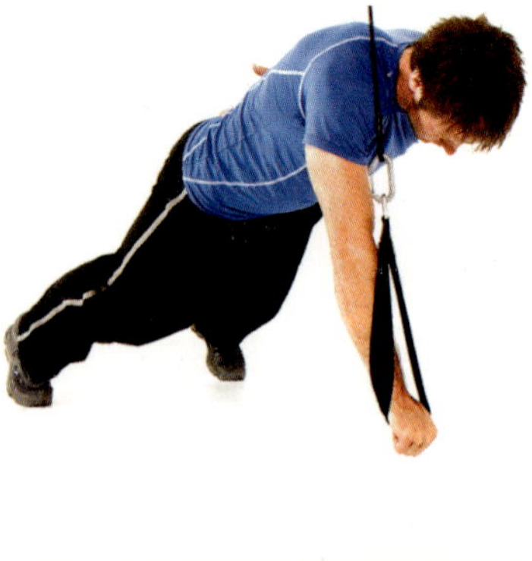

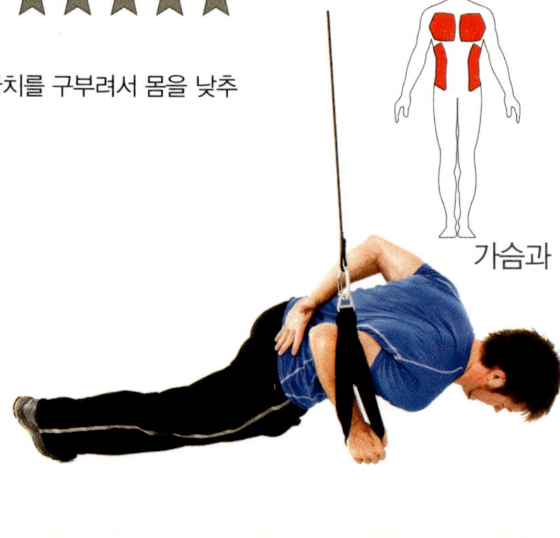

5.9 스트래들 싯 투 하프 플레어(Straddle sit to half flair)

난이도

★★★★★

슬링 높이

발목

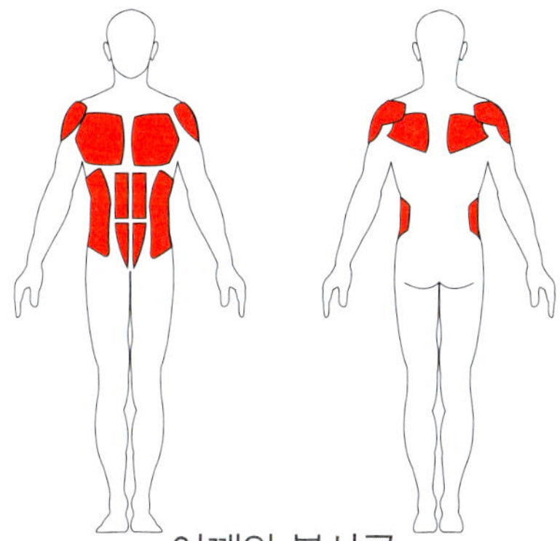

어깨와 복사근

슬링에 한쪽 발을 넣고 푸시업(push-up) 자세에서 시작합니다. 발을 왼쪽과 앞으로 돌리십시오. 왼쪽 팔을 들어 오른쪽 다리를 지나 앞쪽으로 가져갑니다. 팔로 지탱하면서 양 발이 공중으로 선회하는 것을 끝내십시오. 이 자세에서 잠시 유지하고, 주변 사람들이 부러워하듯이 보는 것은 무시하십시오. 그런 다음 왼쪽 팔을 들어 올리고 다리를 밖으로 가져간다. 그 다음 반대쪽으로도 반복해서 돌립니다.

전문가의 조언
(expert advice) 이 운동에 대해서는 Linzi Co에게 감사 드립니다. 그녀의 YouTube 비디오 (www.slingexercises.com/linzi)와 링크되어 있는 우리의 블로그를 확인해 주십시오.

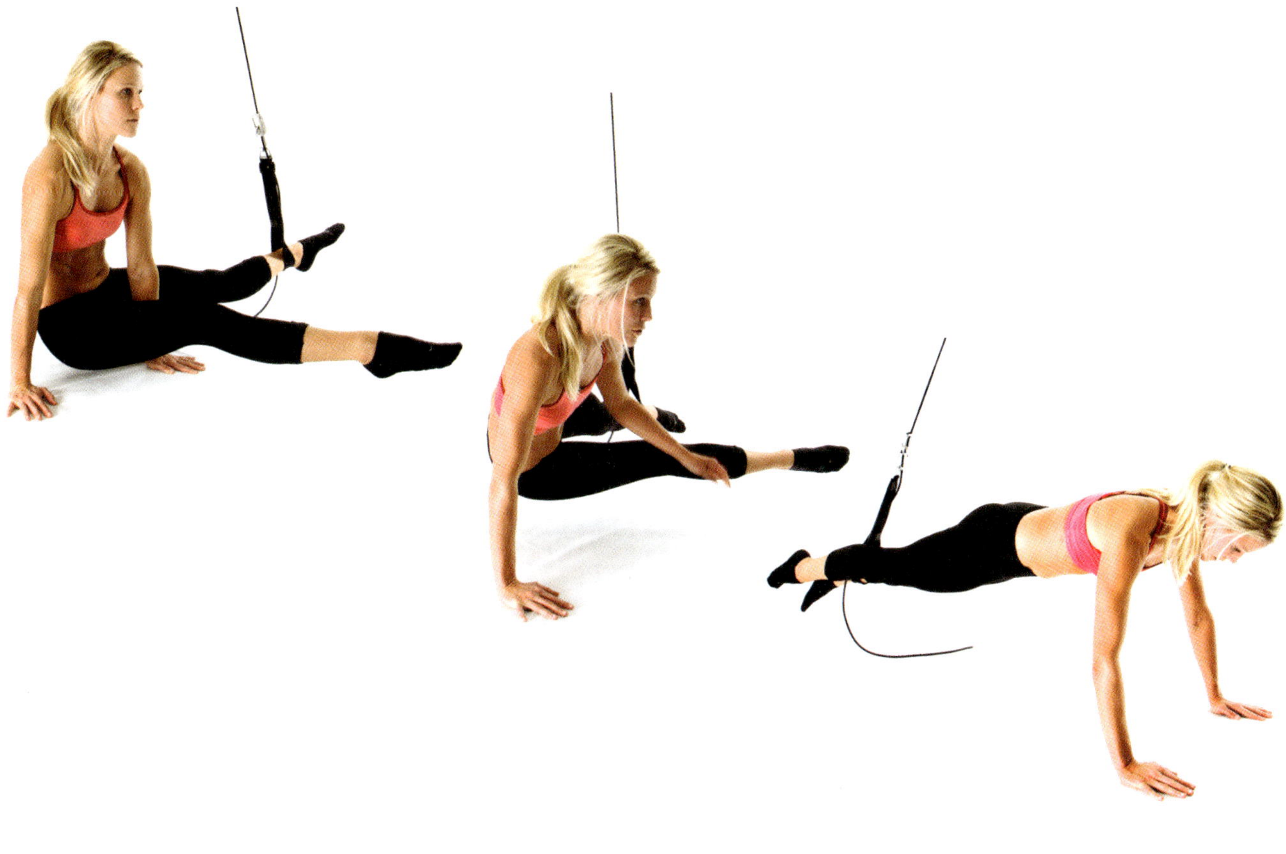

5.10 와이드 슬링 랙 리프트(Wide sling leg lifts)

복사근(rectus abdominis), 장요근(iliopsoas)

슬링 높이 고관절

난이도 ★★★★★

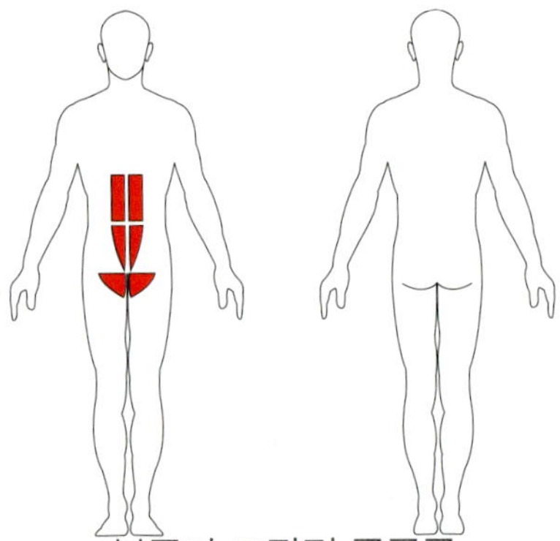

복근과 고관절 굴곡근

넓은 슬링 위에 눕습니다. 슬링으로 등 부위에 대고 균형을 잡으면서 양 다리를 들어 올립니다. 복근에 힘을 주면서 다리를 바닥에서 들어 올리십시오. 발 끝이 똑바로 하늘을 향하게 한 다음 다시 수평이 될 때까지 천천히 내리십시오. 이 과정을 반복합니다.

전문가의 조언 (expert advice) 허리를 뒤로 좀 더 제치면 다리를 들어 올리거나 내릴 때 더 쉬워집니다. 계속 허리를 중립 자세로 유지하십시오.

변형 (Variation) 똑바로 위아래로 올리고 내리는 대신에, 발을 팔각형 모양으로 움직이게 하면 복사근을 운동하게 됩니다.

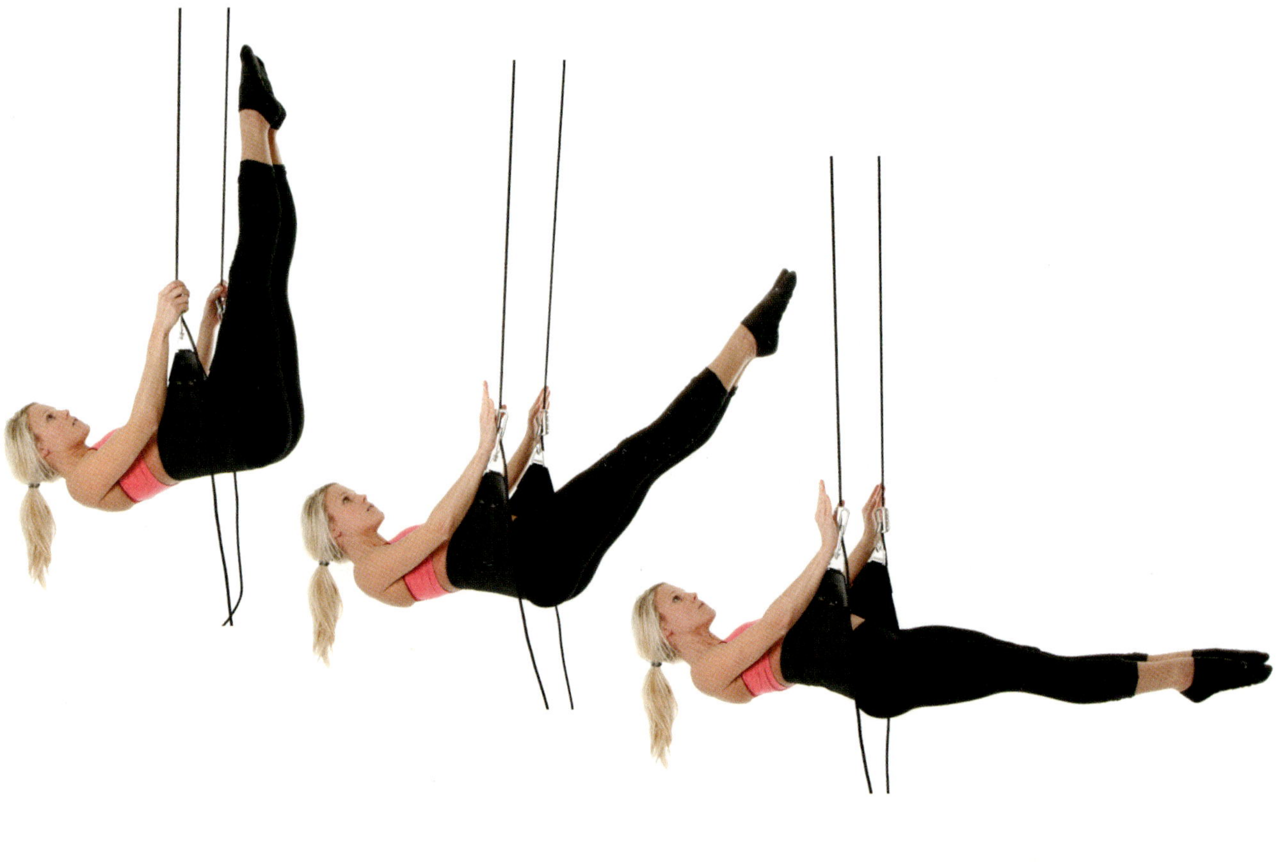

5.11 익스티림 스윙(Extreme swing)

난이도
★★★★★

슬링 높이
고관절

엉덩이 바로 위에 넓은 슬링을 놓습니다. 슬링 위에 뒤로 기대고 앞쪽으로 흔들어 보십시오. 발을 위를 향하고, 앞뒤로 계속 움직이도록 복근에 힘을 줍니다. 등을 뒤로 더 제치면 앞뒤로 흔들기가 더 쉬워집니다. 계속 등은 중립 자세로 유지하십시오.

전문가의 조언 (expert advice) 넓은 슬링을 어떻게 배치하면 다른 차이가 생길까요. 슬링을 엉덩이의 윗부분으로 올리면, 등이 과하게 뒤로 제쳐지지 않게 하기 위해 매우 힘든 코아 조절을 필요로 하게 될 겁니다.

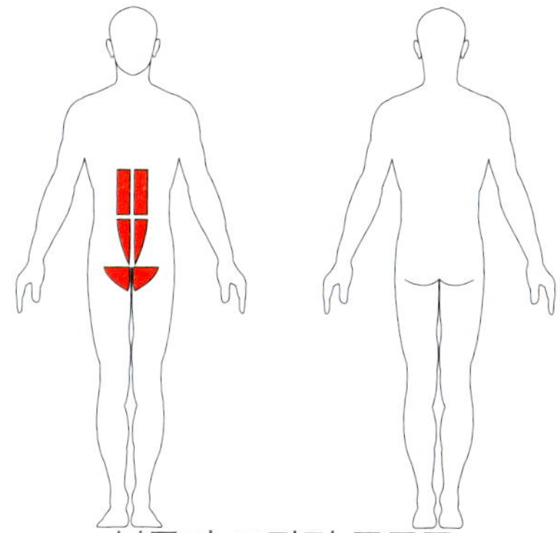
복근과 고관절 굴곡근

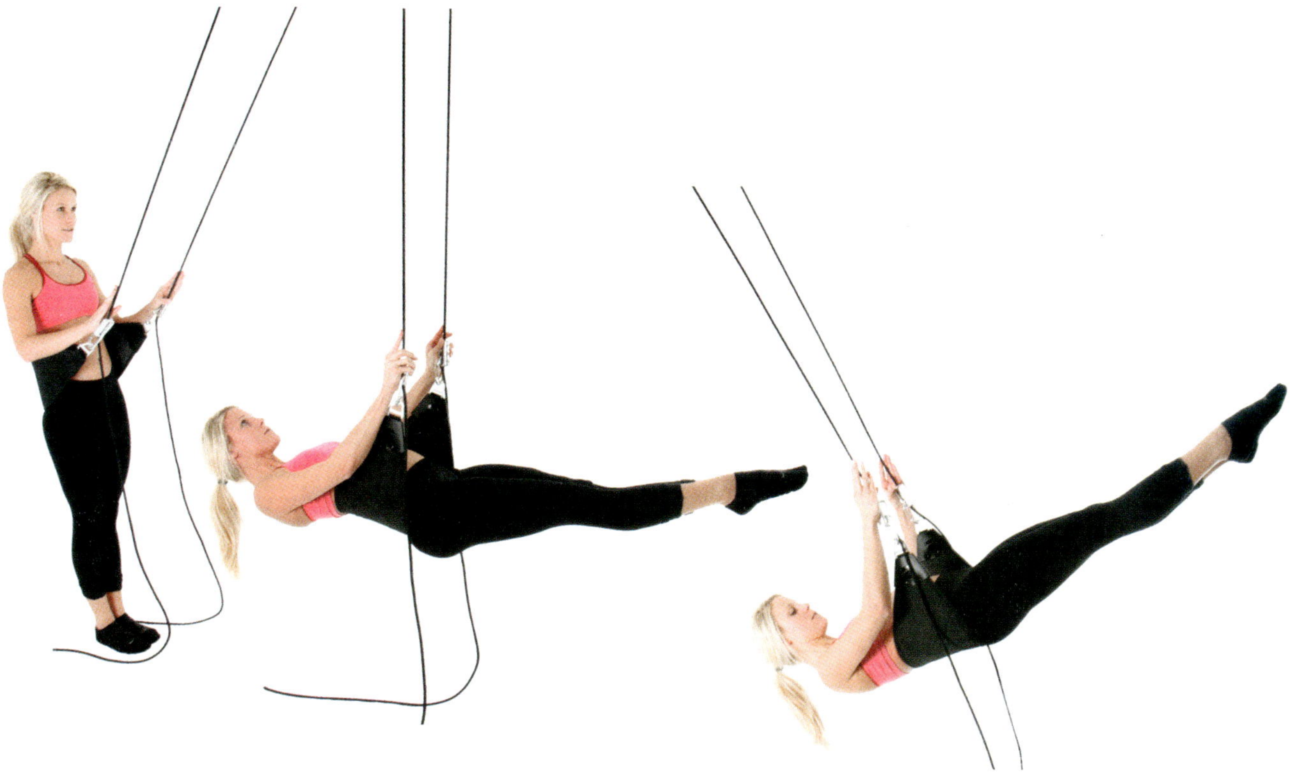

5.12 행잉 랙 라이즈(Hanging leg raises)

광배근(latisimus dorsi), 복직근(rectus abdominis)

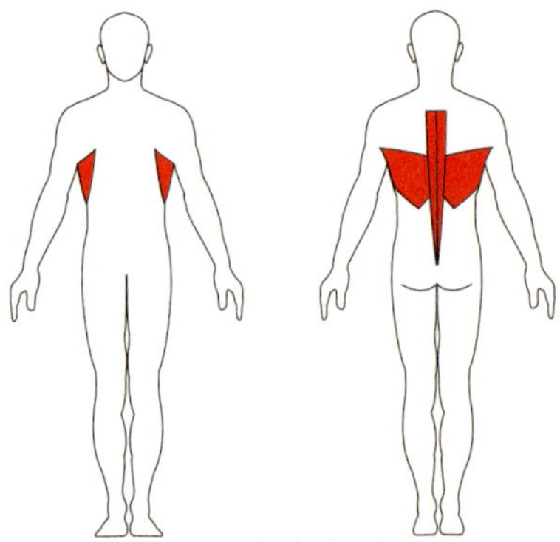

상부 허리와 복근

슬링 높이	난이도
높게	★★★★★

양손으로 슬링을 잡으십시오. 몸통을 들어 올리고 다리가 천장 쪽을 향하도록 들어 올리십시오. 이 자세에서 양 다리가 바닥과 평행이 될 때까지 천천히 내립니다. 이 과정을 반복합니다.

전문가의 조언 (expert advice) 초보자인 경우, 무릎을 구부리고 하면 이 운동을 시작할 수 있을 겁니다.

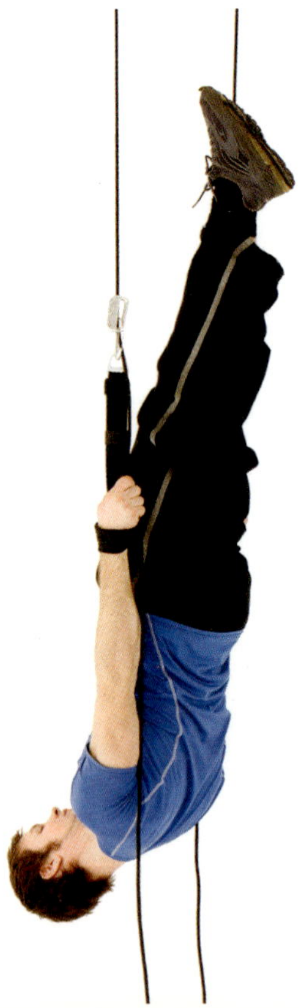

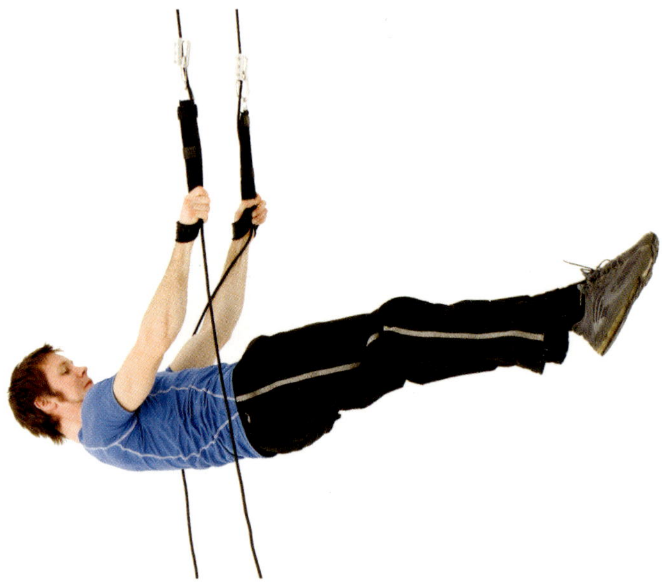

난이도 ★★★★★

슬링 높이 높게

슬링 트레이너를 양 손으로 잡으십시오. 몸 앞쪽으로 양 다리를 들어 올려 몸을 V 자 모양으로 만듭니다. 이 자세에서 양 팔을 이용하여 턱이 슬링 높이까지 도달할 때까지 몸을 위로 당깁니다. 다시 몸을 낮추는 과정을 반복하십시오.

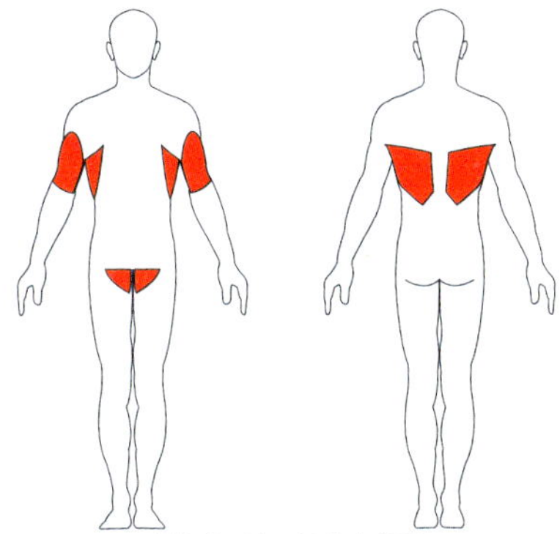

상부 허리와 복근

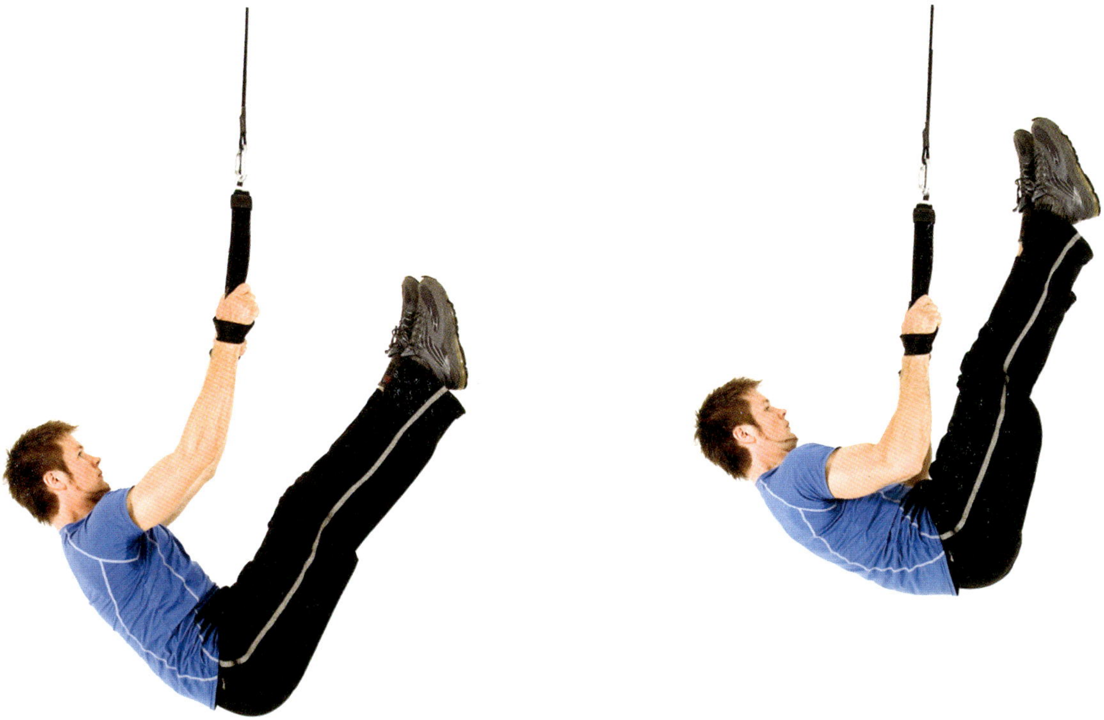

5.14 행잉 앤 터닝(Hanging and turning)

복사근(obliques), 복직근(latissimus dorsi)

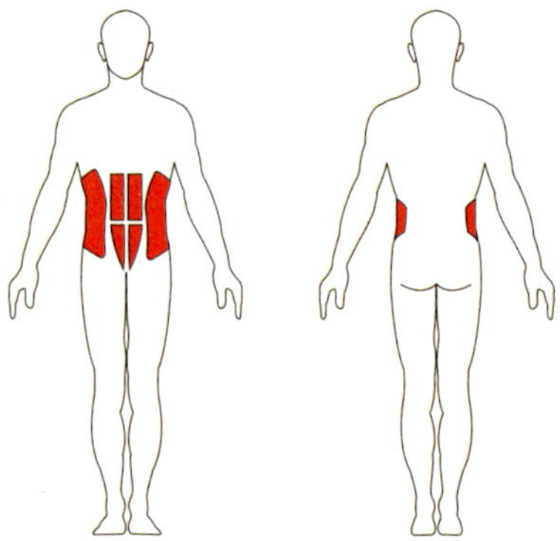

복사근과 복부

슬링 높이	난이도
가슴	★★★★★

양손으로 슬링을 잡으십시오. 몸통을 바닥과 평행하게 들어 올리고 다리는 천장 쪽을 향해 들어 올리십시오. 이 자세에서 바닥과 평행이 될 때까지 다리를 옆으로 내립니다. 다시 되돌아가서 반대편으로 내리는 과정을 반복하십시오.

전문가의 조언 (expert advice) 초보자인 경우, 무릎을 구부린 채로 하면 이 운동을 시작할 수 있을 겁니다.

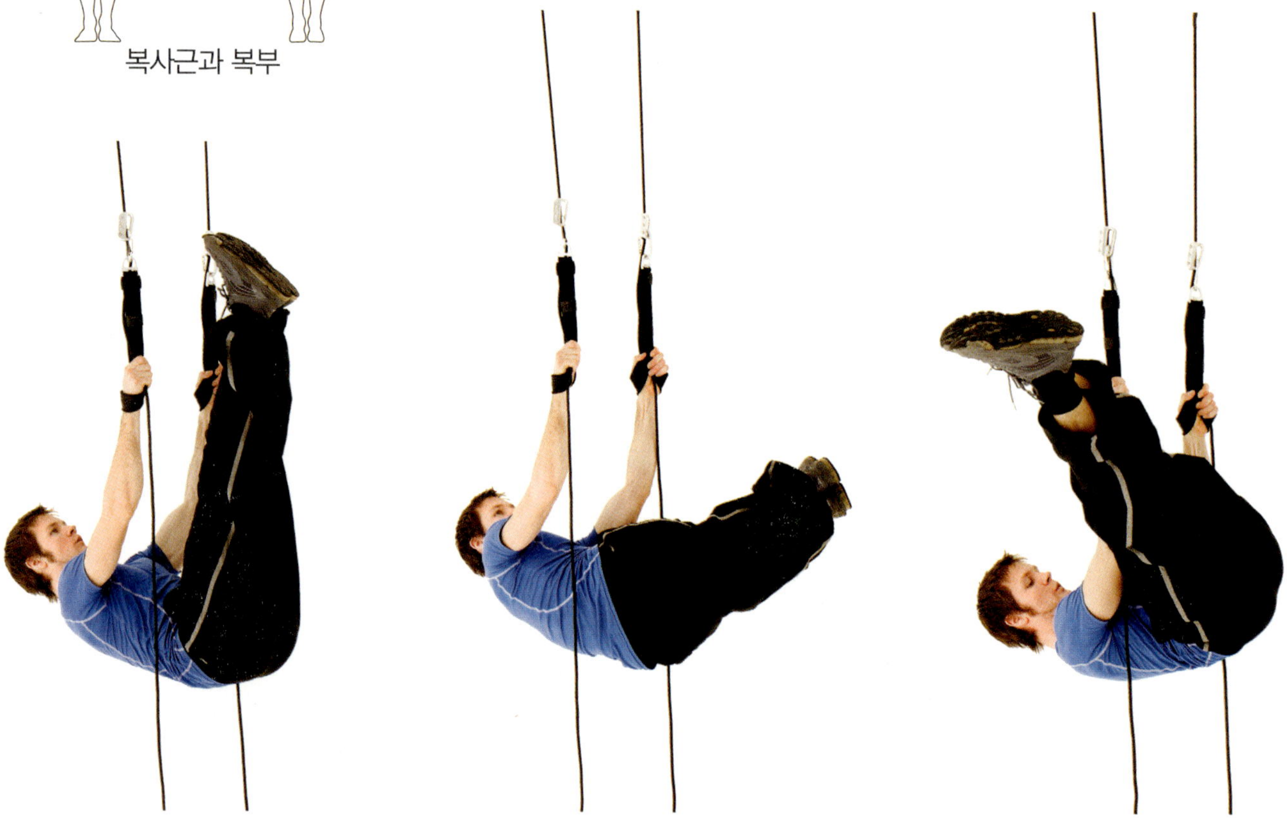

난이도
★★★★★

슬링 높이
높게

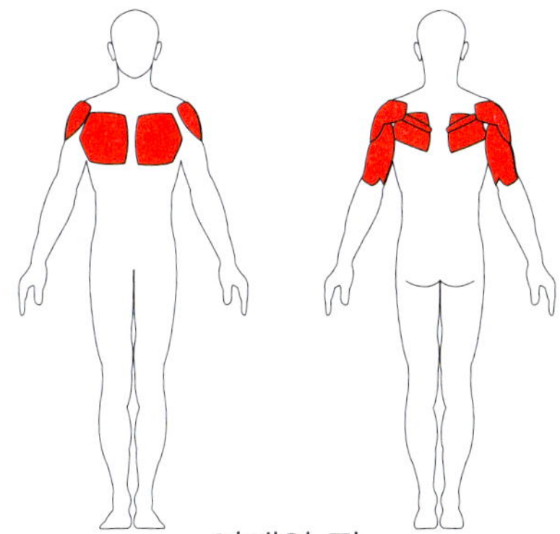
어깨와 팔

슬링에 팔을 곧게 펴고 몸을 일으켜 세우십시오. 다리를 바닥과 평행이 될 때까지 위로 올리십시오. 이 자세에서 팔꿈치를 구부리면서 몸을 앞으로 기울입니다. 계속해서 바닥에 수직이 될 때까지 구부렸던 다리를 천장을 향하게 될 때까지 몸을 앞으로 기울입니다. 천천히 시작 자세로 되돌아갑니다.

전문가의 조언 (expert advice) 운동을 좀 더 어렵게 만들려면 팔을 처음부터 끝까지 곧게 세우십시오.

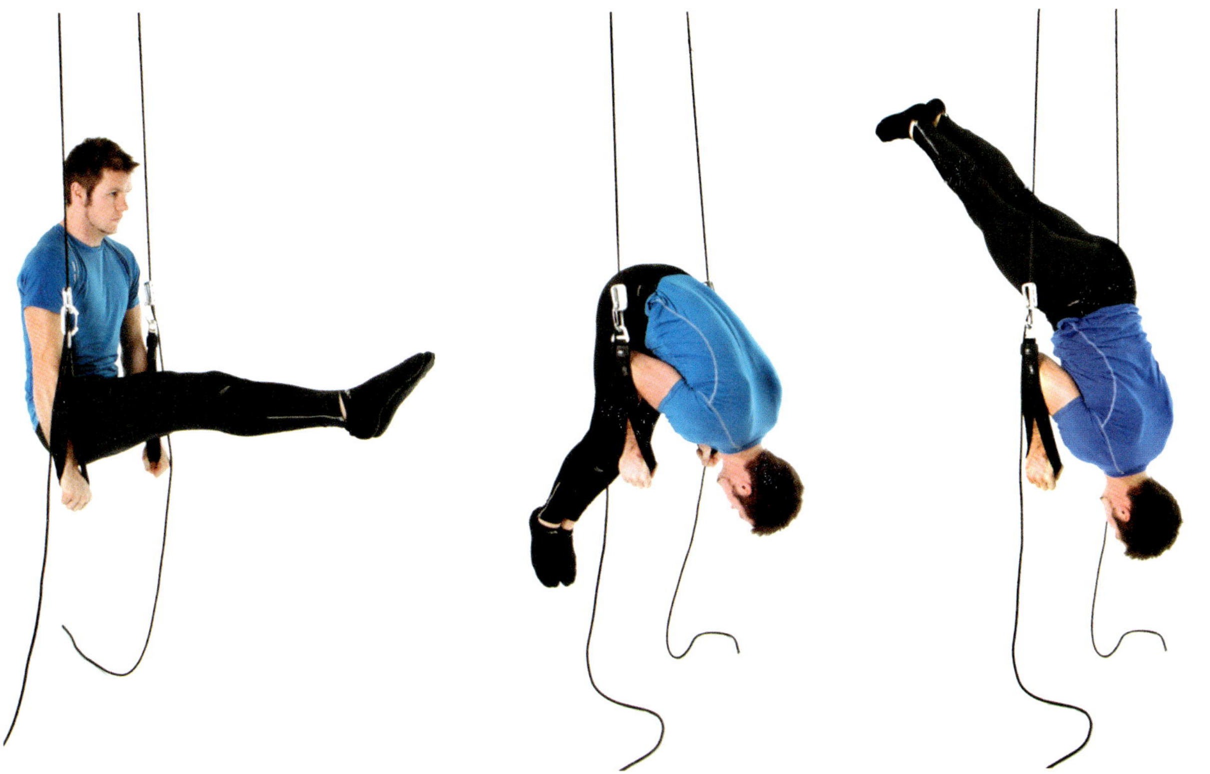

5.16 트위스티드 푸시업(Twisted push-ups)

외복사근(obliquus externus), 내복사근(obliquus internus)

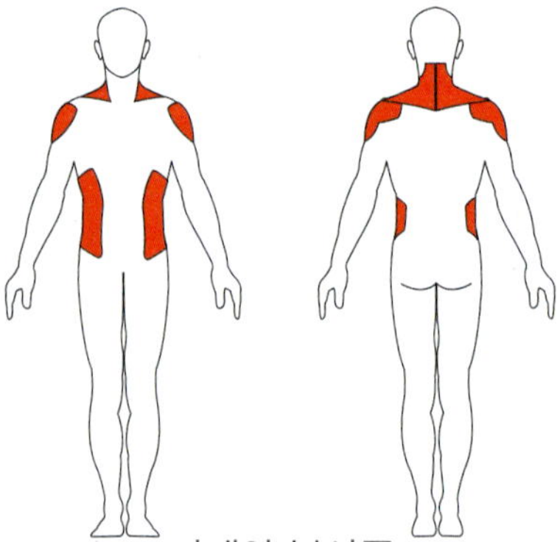
어깨와 복사근

슬링 높이 발목

난이도 ★★★★★

프랭크 자세에서 시작하고, 팔을 펴서 슬링을 잡는다. 몸무게를 한 팔로 옮기고 다른 팔을 천장 쪽으로 들어 올리십시오. 잠시 유지했다가 다시 시작 자세로 돌아갑니다. 푸시업(운동 3.20)을 한 다음 반대쪽으로도 운동을 반복하십시오.

전문가의 조언 (expert advice) 이 운동은 어깨의 안정성과 근력을 향상시킵니다. 초보자인 경우라면 먼저 바닥에 손을 대고 운동을 시작하십시오.

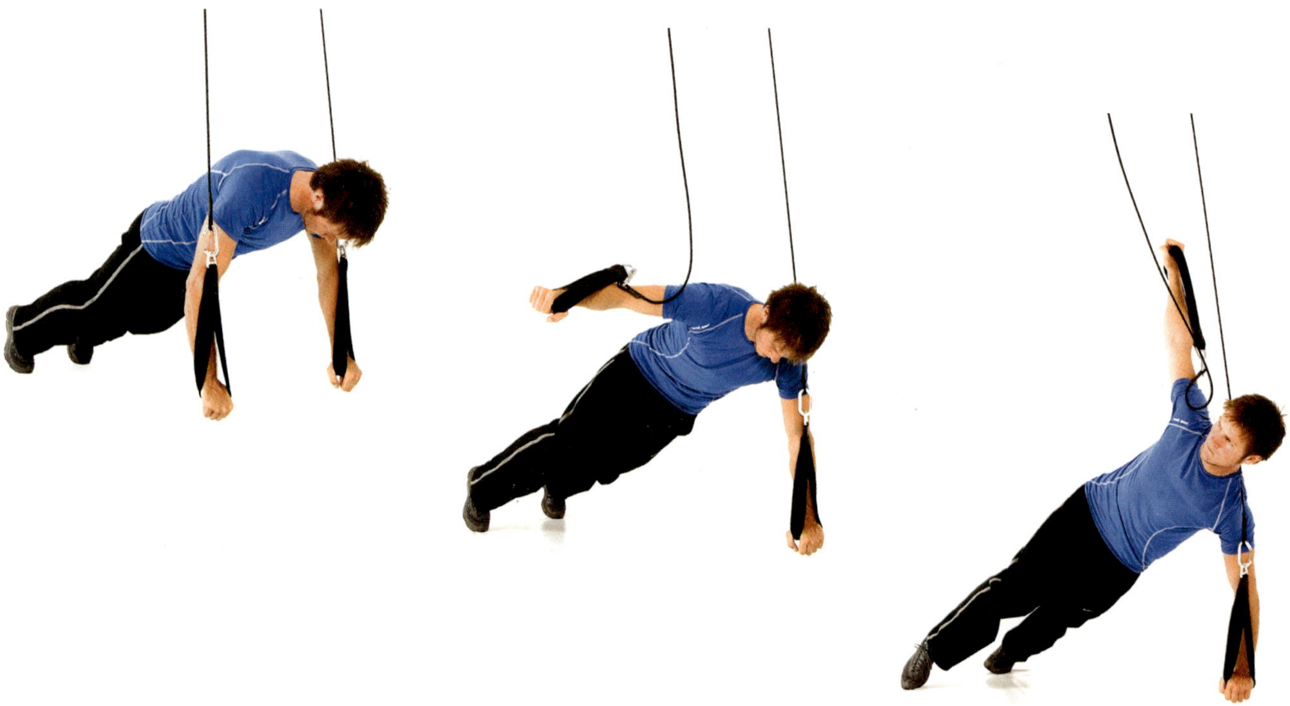

5.17 더 에그(The egg)

난이도

★★★★★

슬링 높이

높게

등을 대고 누운 자세에서 시작하고, 슬링에 발을 넣으십시오. 가능한 한 높은 곳까지 다리로 몸을 끌어 올리십시오. 잠시 유지한 다음 바닥에 내려 놓으십시오. 이 과정을 반복하십시오.

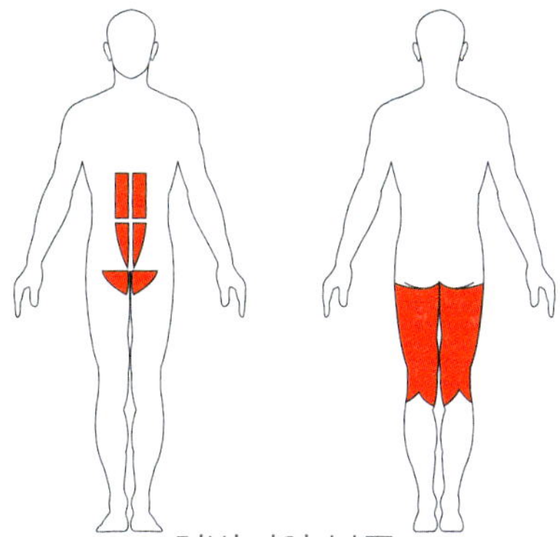

허벅지와 복근

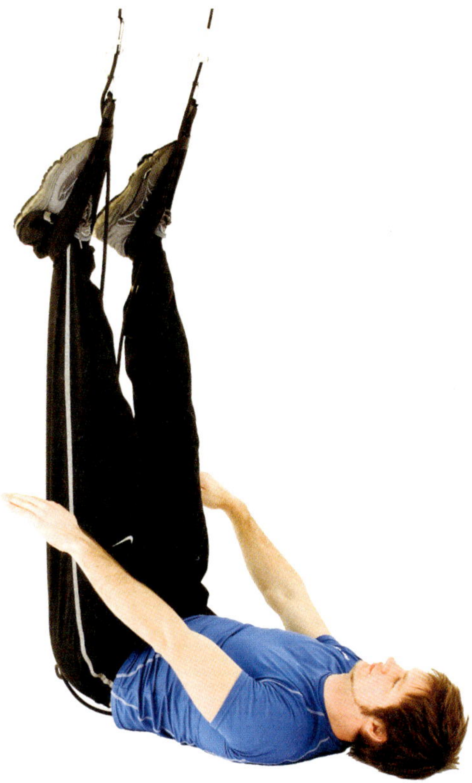

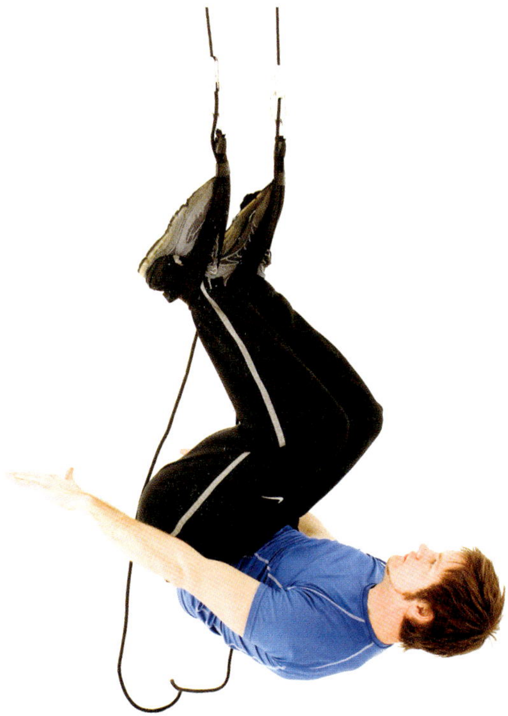

5.18 행잉 싯업(Hanging sit-ups)

반건양근(semitendinosus), 반막양근(semimem branosus), 대퇴이두근(biceps femoris), 복직근(rectus abdominis)

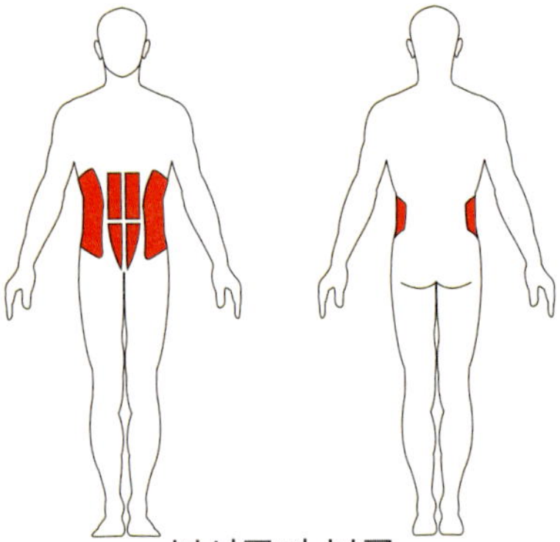

복사근과 복근

슬링 높이	난이도
높게	★★★★★

슬링에 발을 겁니다. 바닥을 닿지 않고 공중에 매달립니다. 상체를 위로 무릎 쪽으로 당깁니다. 그 다음 잘 조절하면서 다시 아래로 내려갑니다. 이 과정을 반복합니다.

전문가의 조언 (expert advice) 두 번째 사진에서 볼 수 있듯이, 이 운동을 반대쪽 무릎쪽으로 팔꿈치로 가져가거나 똑바로 들어올리면 복사근을 운동시킬 수 있습니다.

주의! (Warning!) 근처에 아무도 없을 경우 슬링에 매달리지 마십시오! 여러분이 다시 내려오지 못할 수도 있습니다!

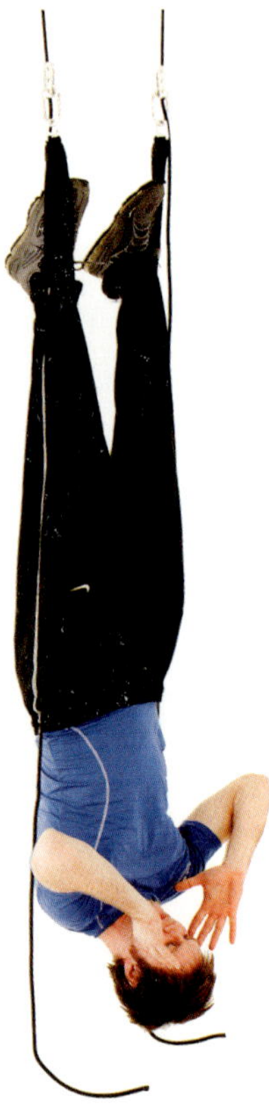

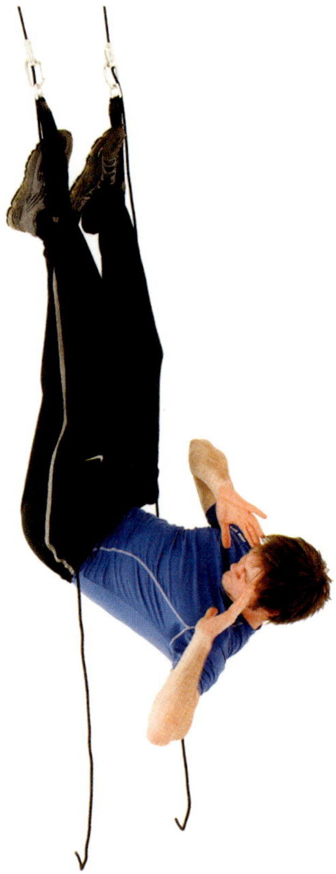

5.19 슬링 스쿼트(Sling squat)

난이도 ★★★★★

슬링 높이 발목

각 슬링에 한발씩을 넣고 바로 서십시오. 발은 바닥에 닿지 않도록 슬링으로 지탱해야 합니다. 양 무릎을 구부려서 발의 균형을 유지하십시오. 잠시 유지했다가 다시 다리를 곧게 세우십시오.

전문가의 조언 (expert advice) 추가적인 도움을 받으려면 양 손으로 로프를 잡을 수도 있습니다. 이렇게 하면 운동이 더 쉬워집니다.

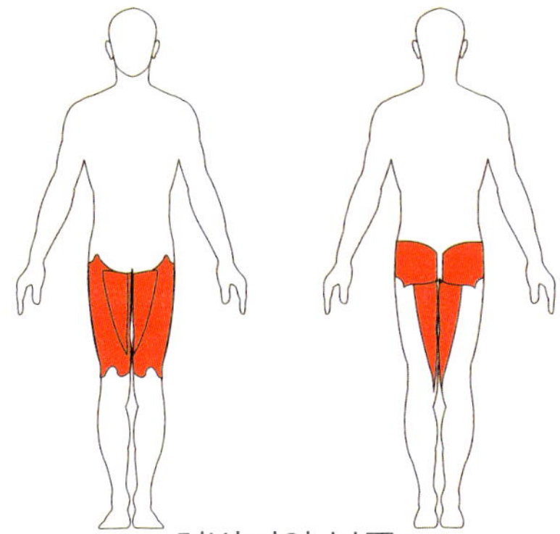

허벅지와 복근

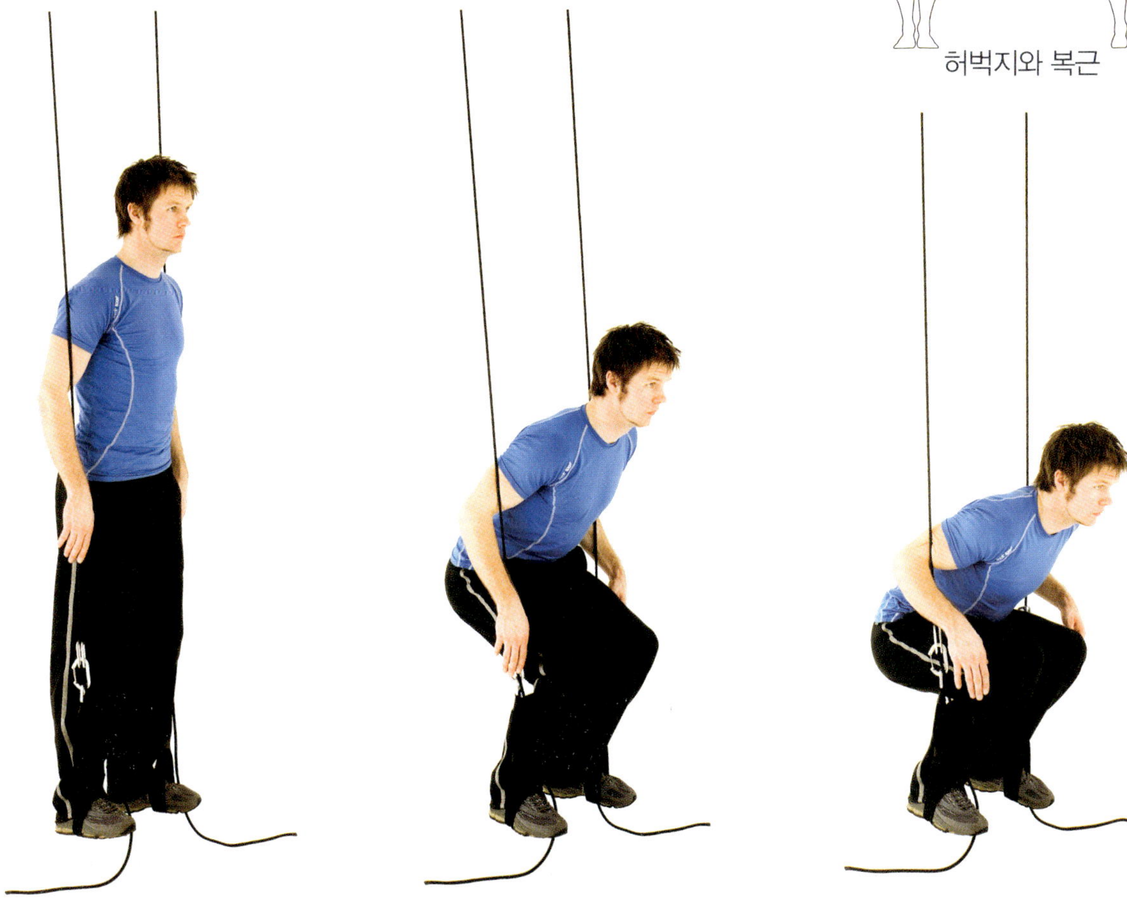

5.20 타이프라이터 풀업(Typewriter pull-ups)

승모근(trapezius), 상완이두근(biceps)

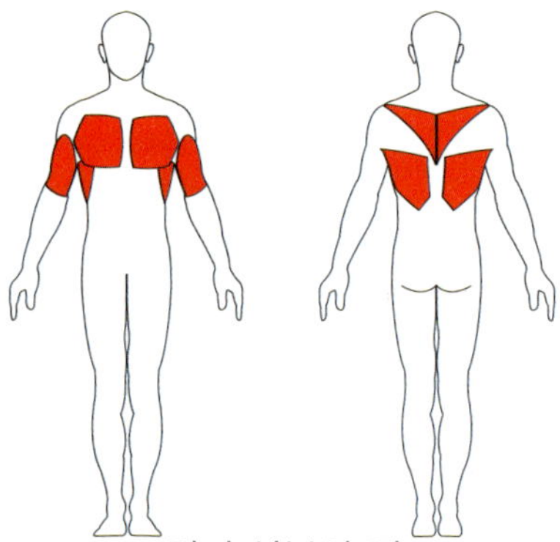

허리 상부와 팔

슬링 높이	난이도
높게	★★★★★

슬링을 잡고 다리는 꼬아서 바닥에서 몸이 자유롭게 매달려 있게 합니다. 턱이 슬링 높이에 올 때까지 몸을 위로 들어 올리십시오. 이 자세에서 자신의 체중을 한 팔에서 다른 팔 쪽으로 이동시키게 좌우로 당깁니다.

전문가의 조언 (expert advice) 다시 키를 낮춘다(losing height). 이때가 휴식 시간입니다! 이것은 암벽 등반을 위해 매우 중요한 운동입니다.

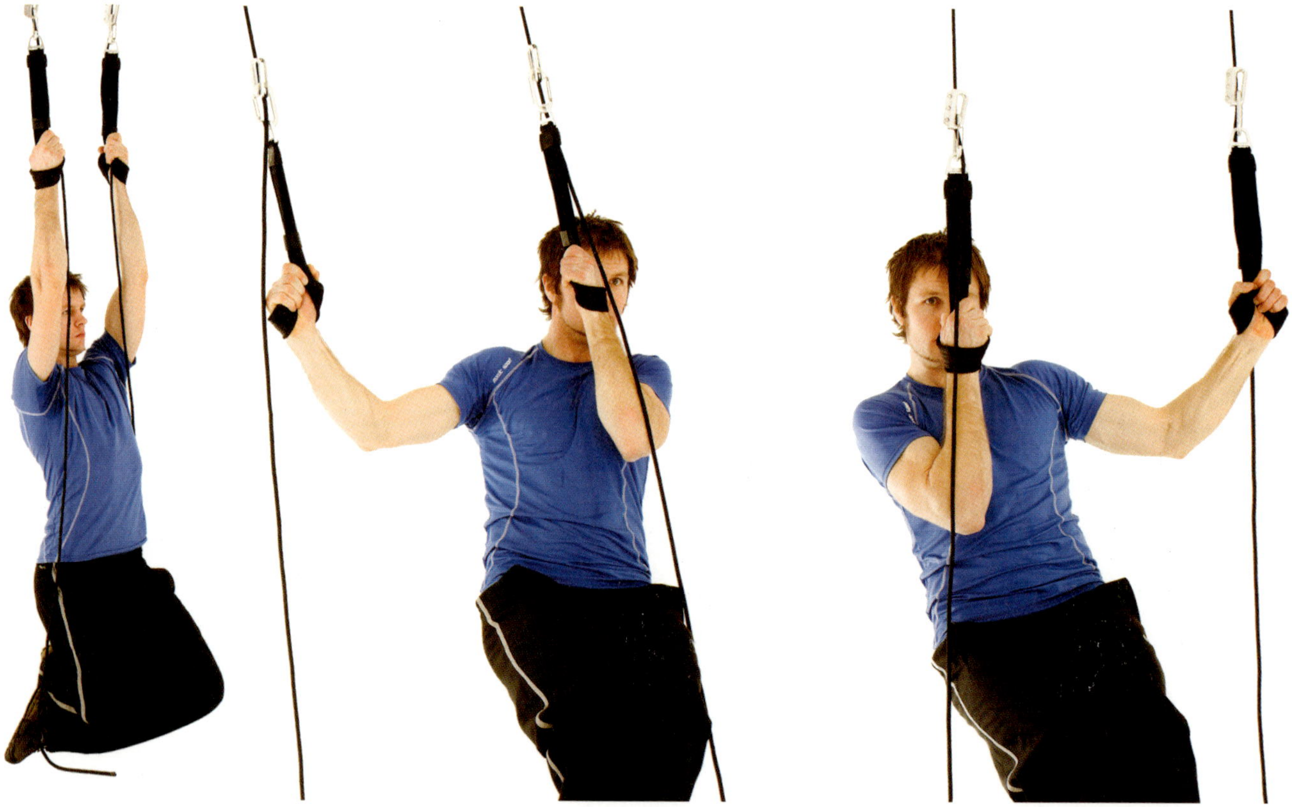

5.21 서포티드 원 핸드 풀업(Supported one hand pull-up)

난이도

★★★★★

슬링 높이

높게

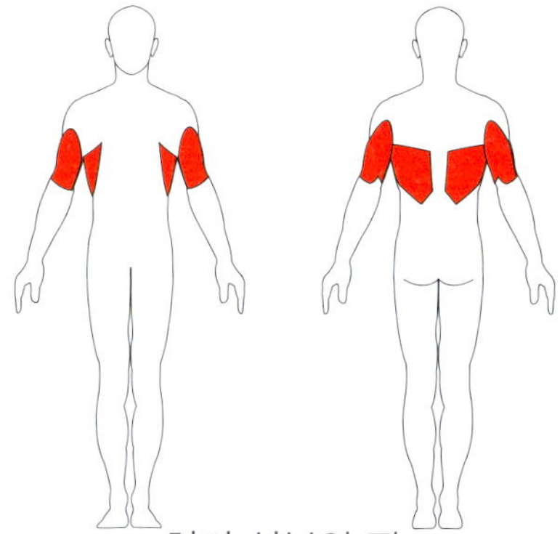

허리 상부와 팔

한쪽 슬링의 높이가 다른 것 보다 11인치(30 cm) 더 높게 슬링을 조절하십시오. 슬링을 잡고 다리는 꼬아서 바닥에서 자유롭게 위로 몸을 들어 올립니다. 높은 쪽 팔로 똑바로 매달려 시작하십시오. 높은 팔로 몸을 당기고 아래쪽 팔로 밀어냅니다. 운동을 하는 동안 아래쪽 팔의 팔꿈치를 몸에 가깝게 유지하도록 하십시오.

전문가의 조언 (expert advice) 이 운동은 잘 알려진 원 핸드 풀업(one hand pull-up)을 하기 전의 마지막 단계입니다! 본인을 위해 적당한 높이는 2개의 슬링 높이 사이에 자신의 키가 오도록 조정해야 합니다.

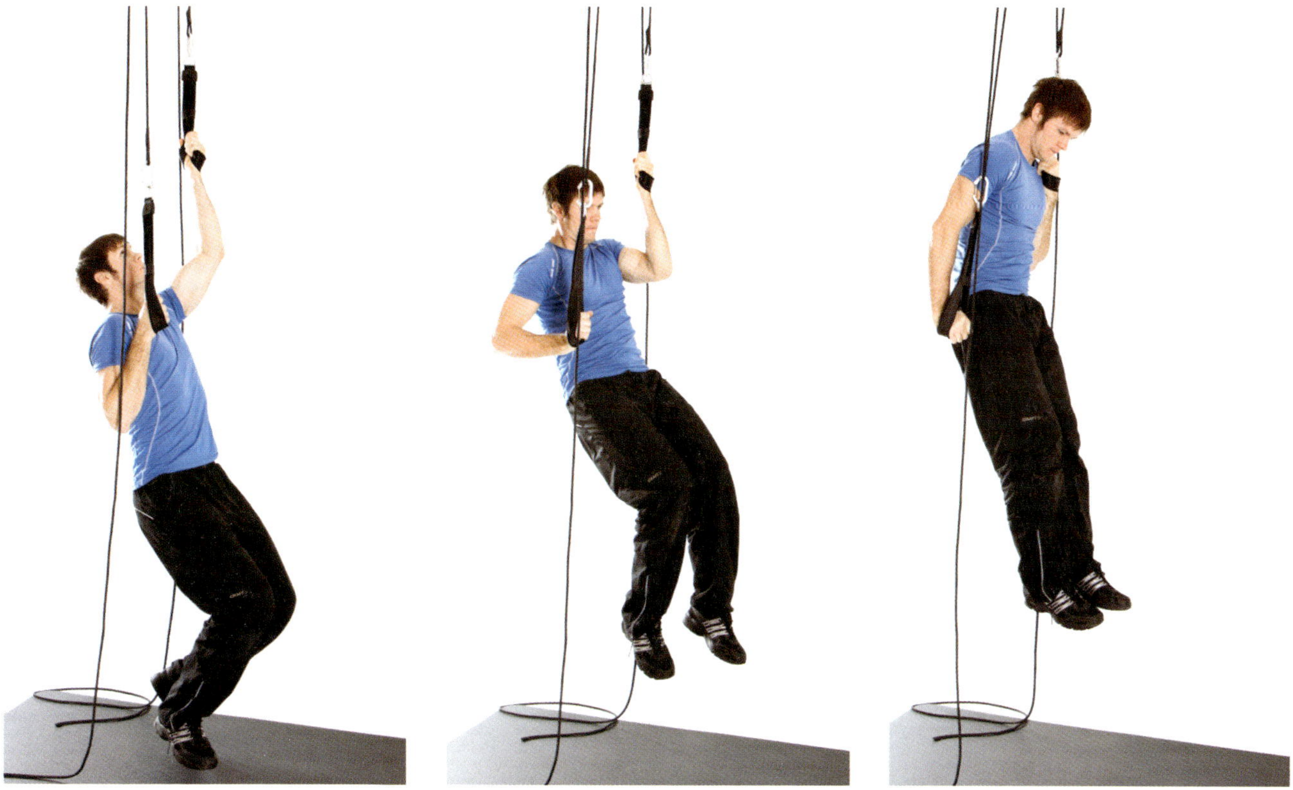

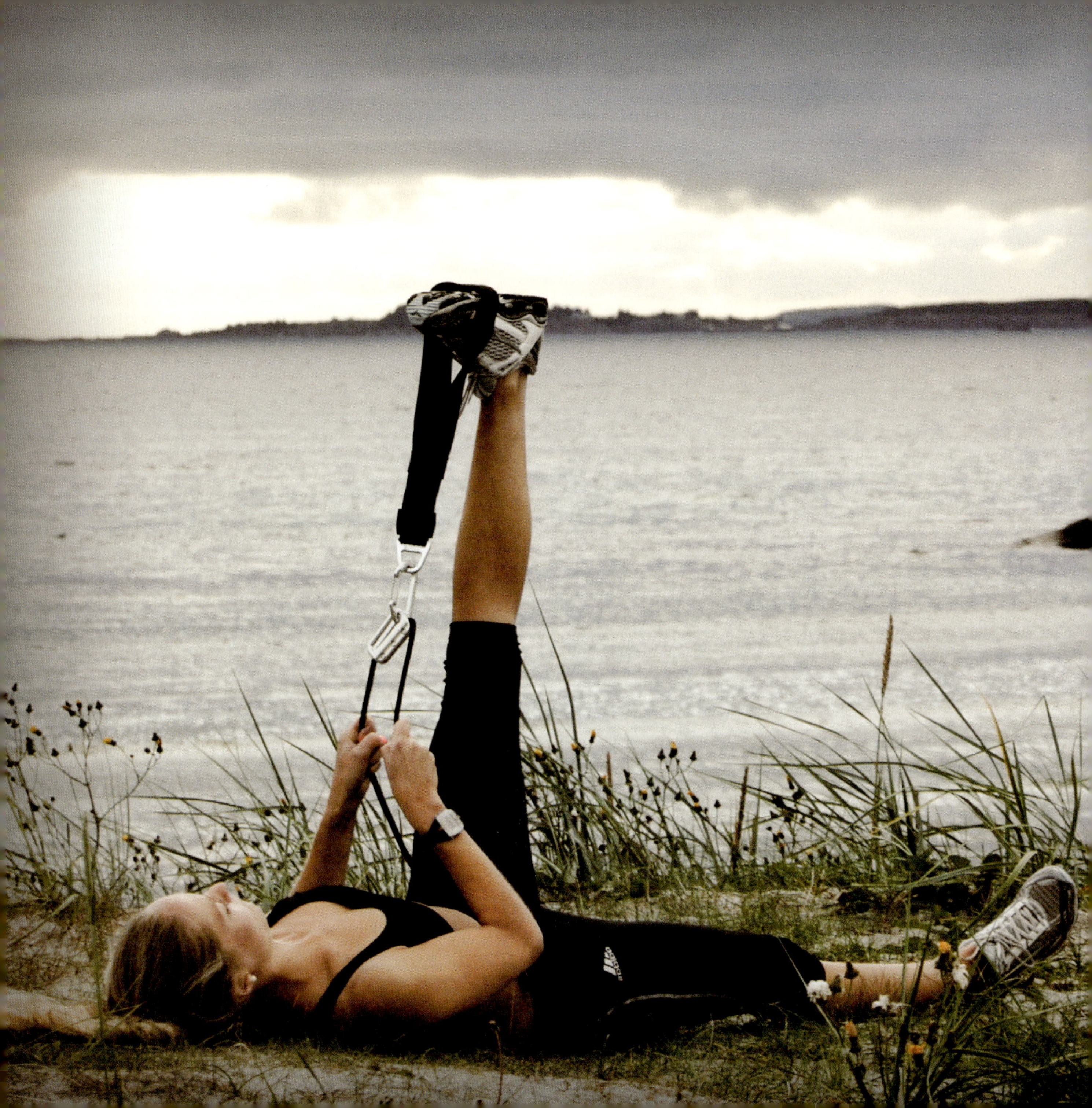

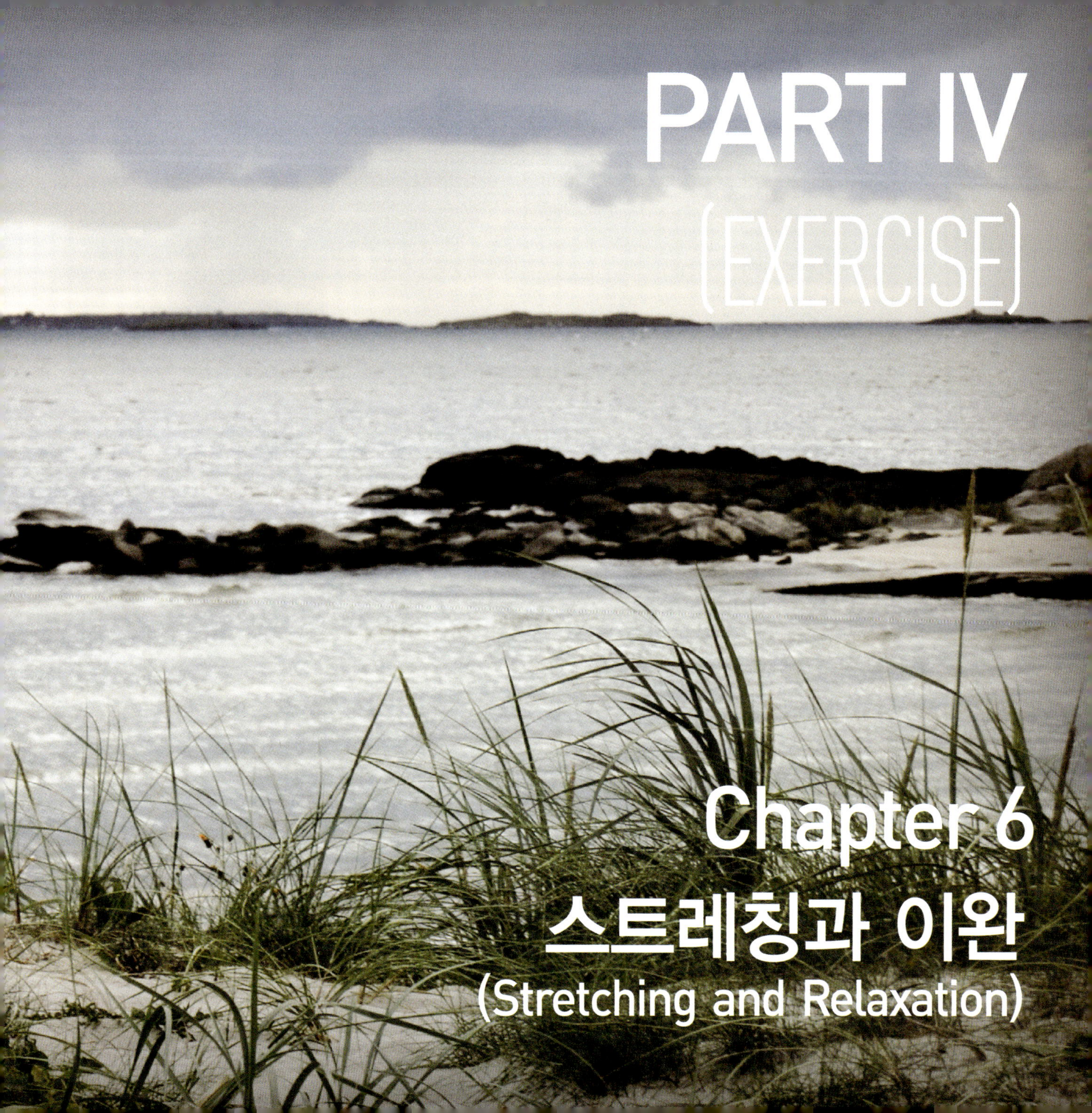

PART IV
(EXERCISE)

Chapter 6
스트레칭과 이완
(Stretching and Relaxation)

6.1 어퍼 백 모발라이제이션(Upper back mobilization)

광배근(latissimus dorsi), 흉근(pectoralis)

슬링 높이	난이도
고관절	★☆☆☆☆

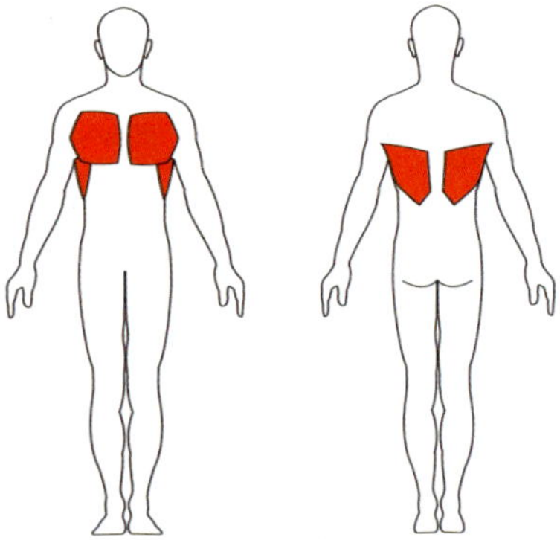

허리 상부

슬링 바로 아래에서 운동용 공이나 의자 가장자리에 앉습니다. 양 팔을 교차시켜 넓은 슬링 안에 넣으십시오. 머리를 양 팔 사이에 넣고 몸에 앞으로 기울이십시오. 가슴부위를 바닥으로 내리고 슬링 안에 기대십시오. 허리 상부와 가슴 부위에서 스트레칭되는 느낌을 느껴야 합니다.

전문가의 조언 (expert advice) 만약 컴퓨터 앞에 앉아서 하는 일을 하는 직업이라면 장시간의 근무 후에 허리 상부에 뻣뻣함이나 통증을 느낄 수 있을 겁니다. 이 운동은 유연성을 회복하고 뻣뻣한 근육을 이완시키는 데 도움이 될 겁니다.

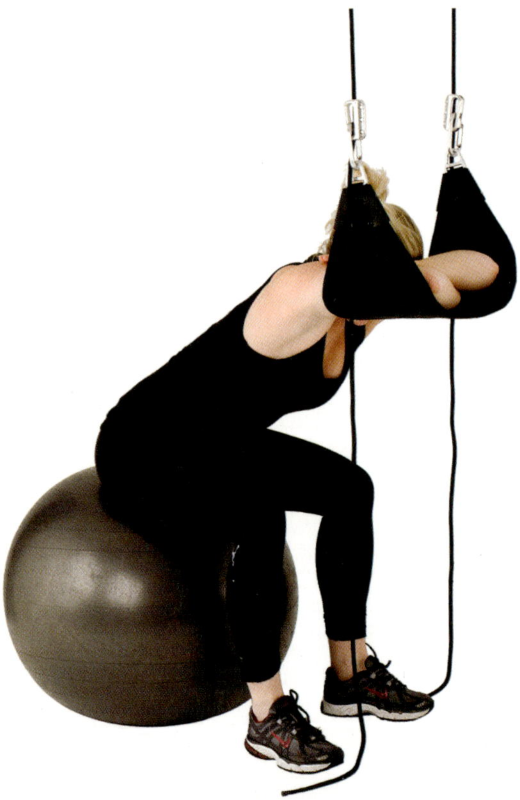

이 운동이 어깨가 아닌 허리 상부에서 일어나야 한다는 점을 기억하십시오.

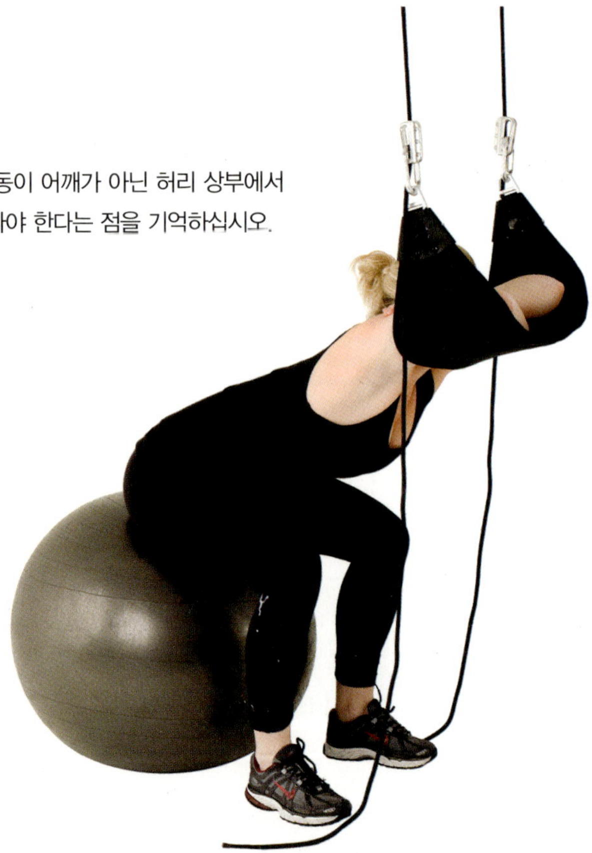

6.2 라테랄 백 스트레치(Lateral back stretch)

난이도

★☆☆☆☆

슬링 높이

고관절

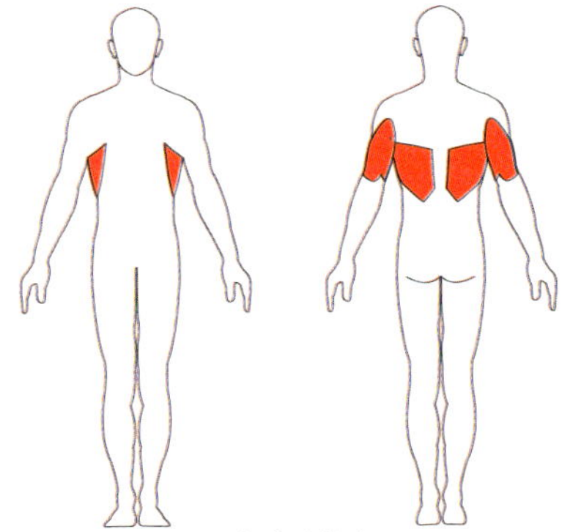

허리 상부

어퍼 백 모발라이제이션(Upper Back Mobilization; 운동 6.1) 자세에서 운동을 시작하십시오. 몸을 한 쪽 방향으로 기울여 몸통의 반대측을 따라 스트레칭되는 느낌이 들 때까지 기울여 보십시오. 30초 동안 스트레칭 자세를 유지하고 다시 반대측으로 움직이십시오.

전문가의 조언 (expert advice) 이완을 위해 동적으로 움직일 수 있습니다. 근육에 힘을 뺀 상태로 멈추지 말고 좌우로 움직입니다.

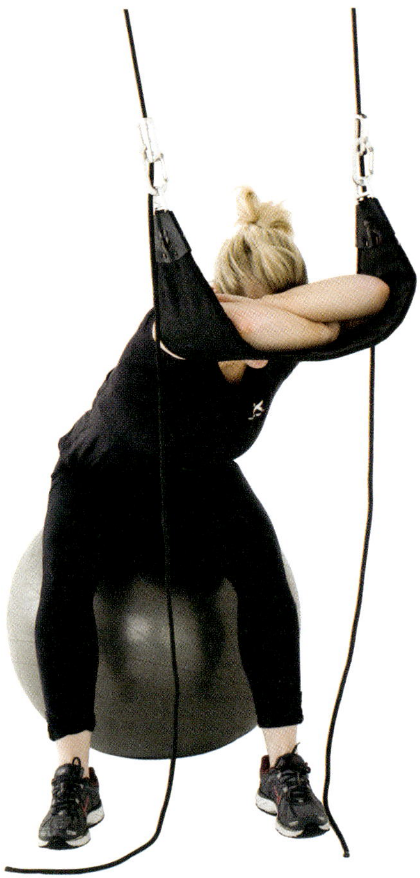

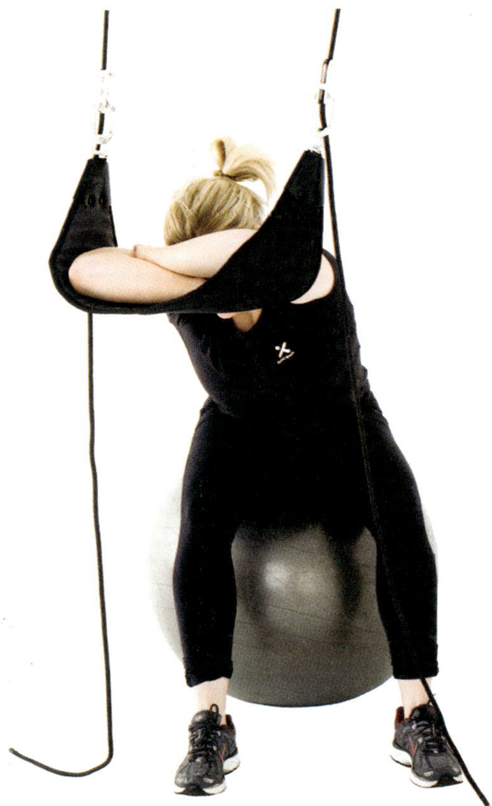

슬링 높이 고관절

난이도 ★☆☆☆☆

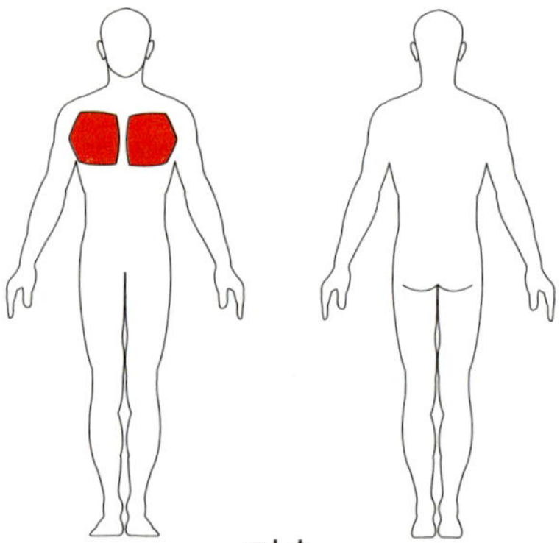

가슴

슬링은 교차시켜 왼쪽 슬링은 오른손으로 잡고 나머지는 반대로 합니다. 양쪽으로 팔을 펴고 가슴을 앞으로 내밀어 보십시오. 가슴을 가로 질러 늘어나는 느낌이 들 때까지 천천히 앞으로 걸어보십시오. 가슴 근육의 다른 부위를 늘리려면 팔의 높이를 조절해 보십시오.

전문가의 조언 (expert advice) 만약 가슴이 아닌 어깨 부위에서 스트레칭 느낌이 든다면, 팔을 바깥쪽으로 돌려보십시오. 운동을 하는 동안 손바닥은 앞쪽을 향하도록 해야 합니다.

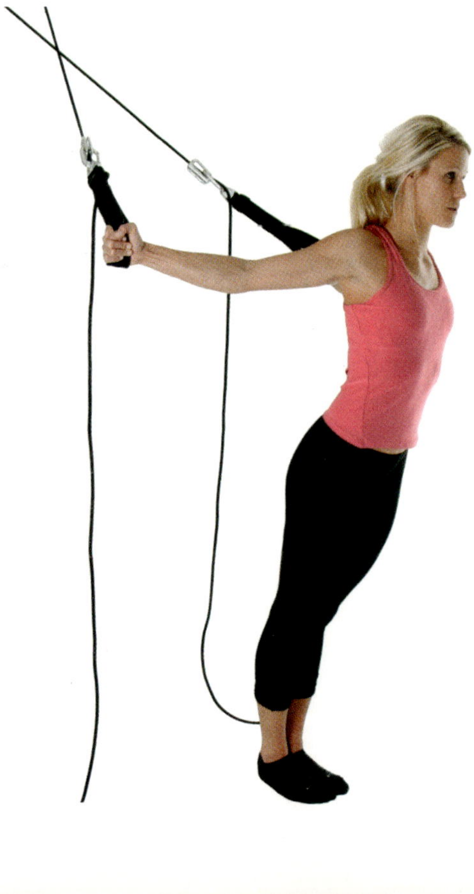

6.4 라트스모스 스트레치(Latissimus stretch)

난이도

★☆☆☆☆

슬링 높이

고관절

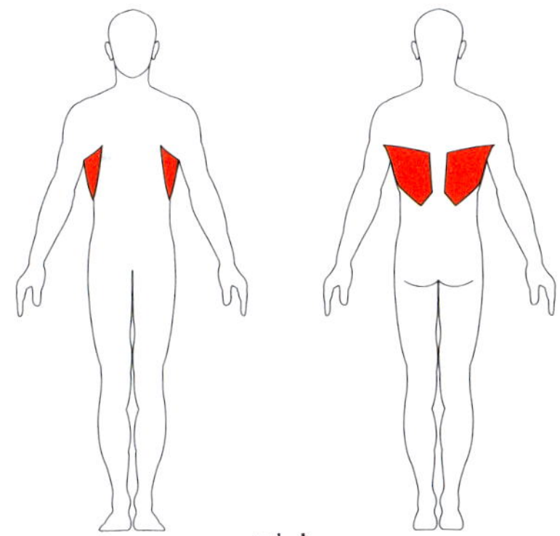

한 손에 슬링을 하나씩 잡고 시작하십시오. 가능한 한 높이 팔을 들어 올리고 몸을 반대쪽으로 기울입니다. 몸통의 측면을 따라 스트레칭되는 느낌이 들어야 합니다.

전문가의 조언 (expert advice) 상체를 움직여 엉덩이를 구부리고 앞쪽으로 향하게 하십시요.

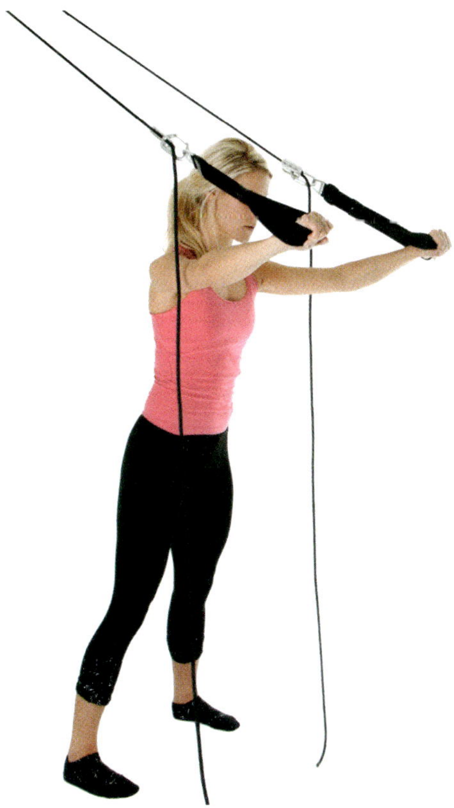
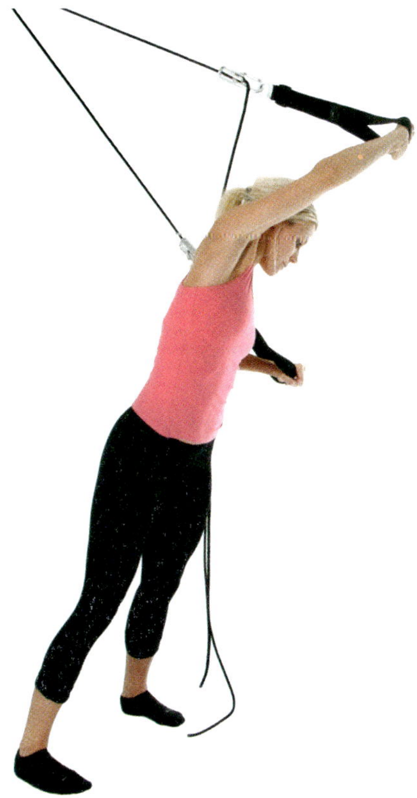

6.5 백 모빌라이제이션(Back mobilization)

복직근(rectus abdominis), 척추기립근(erector spinae)

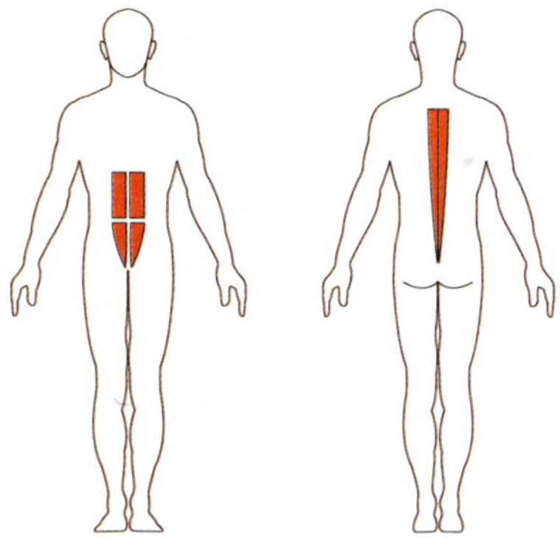

허리와 복부

슬링 높이	난이도
다리	★☆☆☆☆

요추부 바로 위에 넓은 슬링을 놓습니다. 허리 상부가 바닥에 닿을 때까지 뒤로 기울입니다. 이완하고 늘어나는 느낌을 느껴보십시오.

전문가의 조언 (expert advice) 가장 강한 스트레칭은 넓은 슬링의 바로 위 부위에서 느껴질 것입니다. 허리의 다른 부위를 목표로 하려면 넓은 슬링을 위로 또는 아래로 움직입니다. 이 운동은 당신이 뻣뻣하다고 느끼는 모든 특정 부위를 이완 시켜 줄수 있습니다.

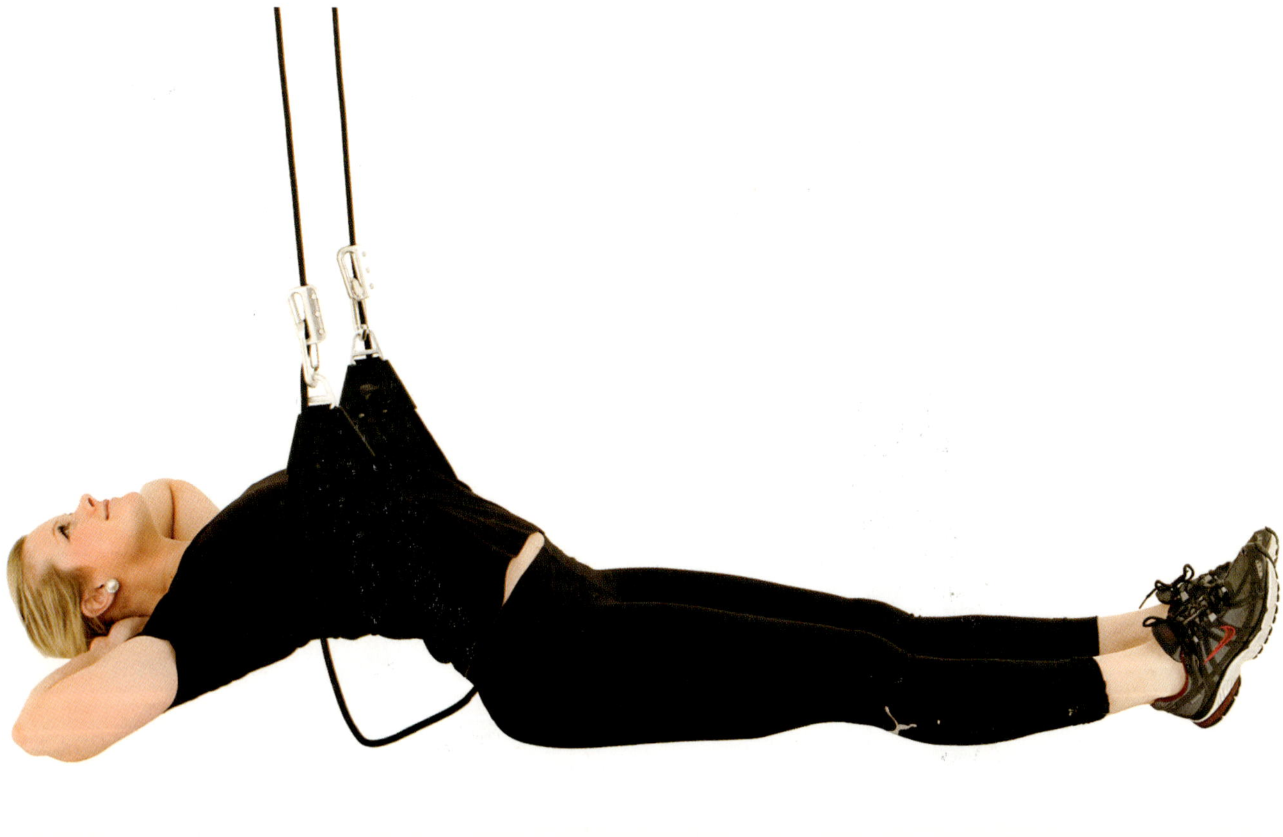

난이도 ★☆☆☆☆

슬링 높이 발목

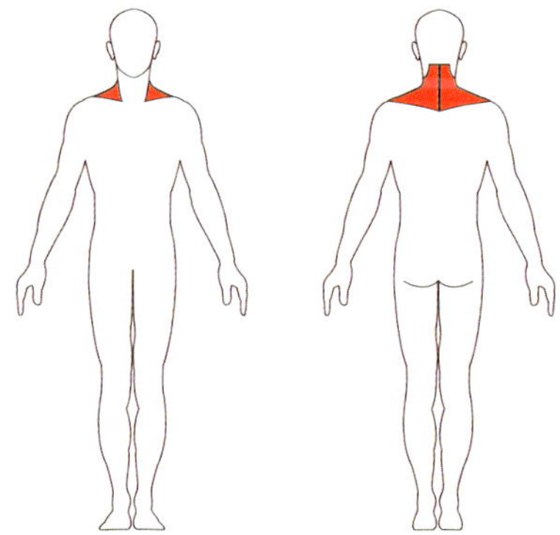
목

넓은 슬링에 머리를 대고 바로 눕습니다. 편안히 머리를 쉬게 하십시오. 머리를 천천히 좌우로 움직이십시오.

전문가의 조언 (expert advice) 슬링 안에 있는 머리를 강하게 누르십시오. 여러분의 목 근육을 느껴보십시오. 의식적으로 모든 근육에 긴장을 풀어 보십시오. 자신의 목이 편안해지고 긴장이 풀어지는지 느껴 보십시오.

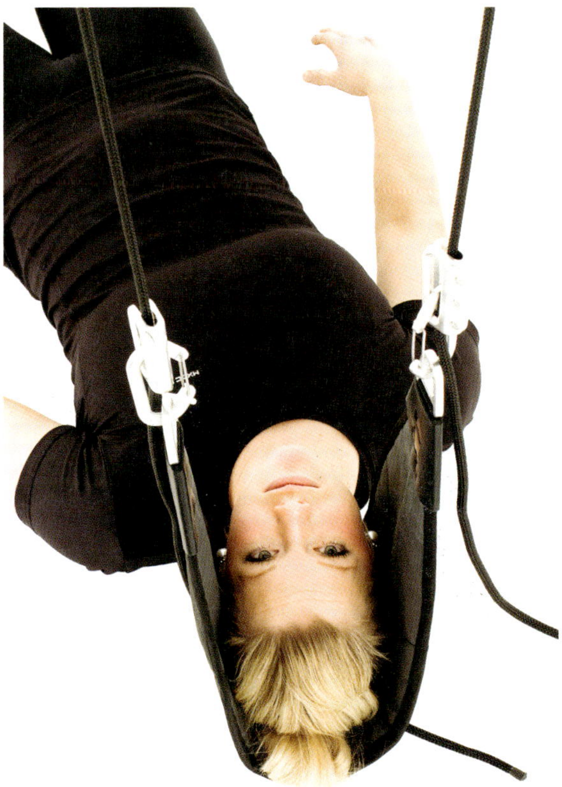

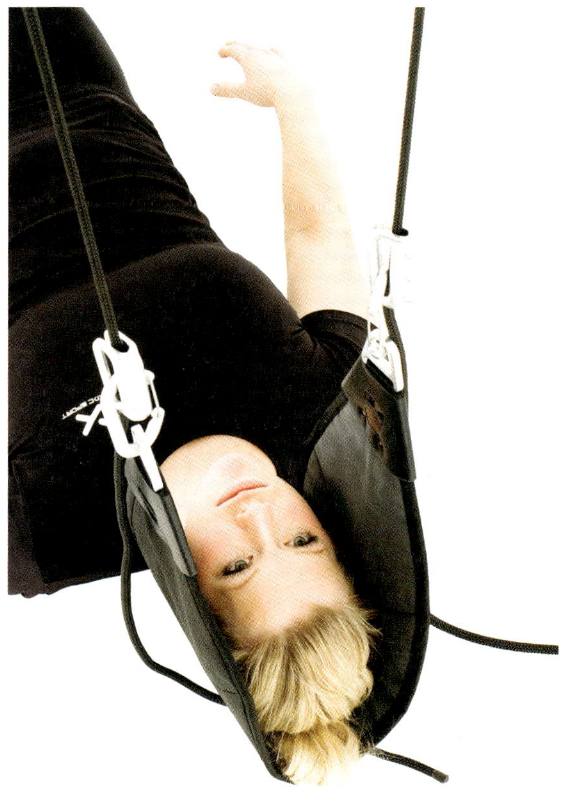

6.7 햄스트링 스트레치(Hamstring stretch)

반건양근(semitendinosus), 반막양근(semimembranosus), 대퇴이두근(biceps femoris)

슬링 높이	난이도
허벅지	★☆☆☆☆

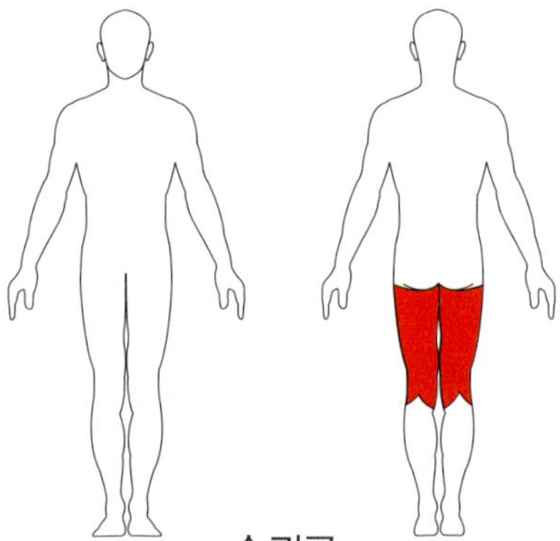

슬괵근

슬링에 한쪽 다리를 넣고 슬링 앞에 서십시오. 다리를 곧게 펴고 앞쪽으로 기울입니다. 이때 발은 계속 앞쪽을 향하게 합니다. 허벅지의 뒤쪽과 햄스트링이 늘어나는 것을 느껴보십시오.

전문가의 조언 (expert advice) 이 운동은 발레와 체조 선수들에게 유용하게 될 수 있는 햄스트링 신장운동입니다. 슬링의 위치를 다리 위로 더 높이 올릴수록 신장되는 강도가 낮아지게 됩니다. 무릎 위에 슬링을 대어 부드러운 신장으로 시작한 다음 상태에 따라 적절히 조정하십시오. 만약 다리 아랫부분이나 발에서 저리는 감각을 느낀다면, 신경이 늘어나 있을 수 있습니다. 이때는 무릎을 약간 구부리고 발을 위로 향해 굴곡하십시오.

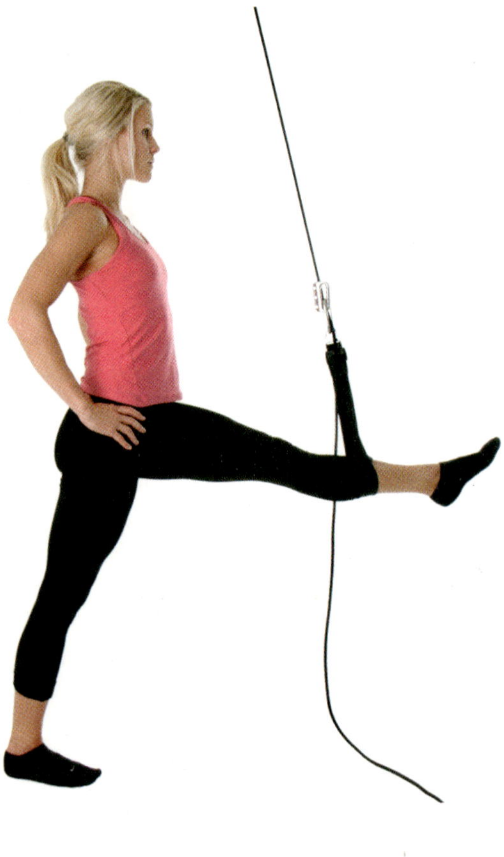

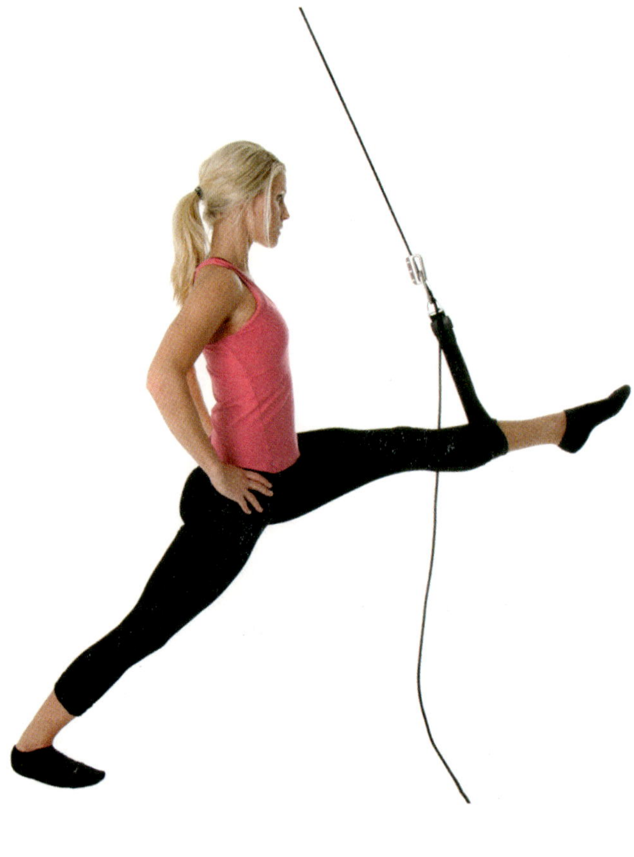

6.8 힙 로테이터(고관절 내회전)(Hip rotators (Internal rotation hips))

난이도

★☆☆☆☆

슬링 높이

고관절

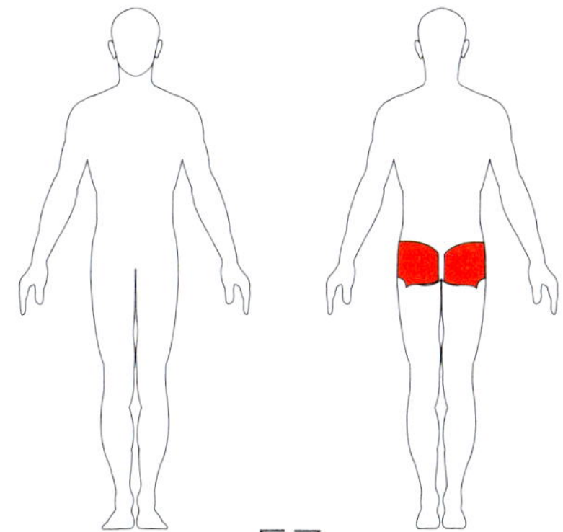

슬링 안에 한쪽 발을 넣고, 무릎 끝이 옆쪽으로 튀어 나오게 하십시오. 균형을 잡기 위해 슬링을 잡고 앞으로 기울이십시오. 허벅지의 바깥 쪽에서 늘어나는 느낌이 들어야 합니다.

전문가의 조언 (expert advice) 스트레칭을 하는 동안 발목을 몸에서 멀리 떨어 뜨리십시오.

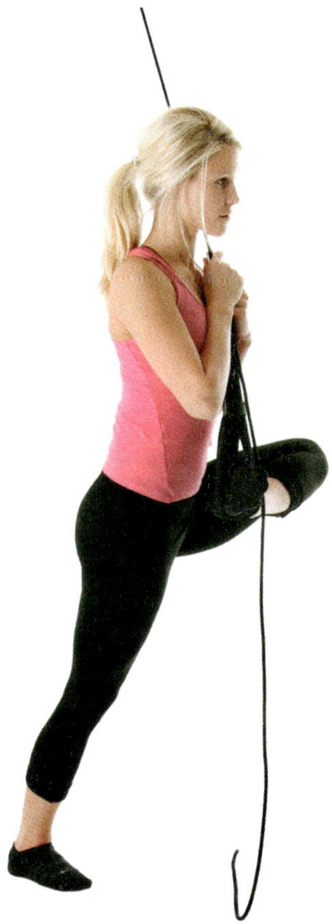

6.9 햄스트링 스트레치(Hamstring stretch)

반건양근(semitendinosus), 반막양근(semimembranosus), 대퇴이두근(biceps femoris)

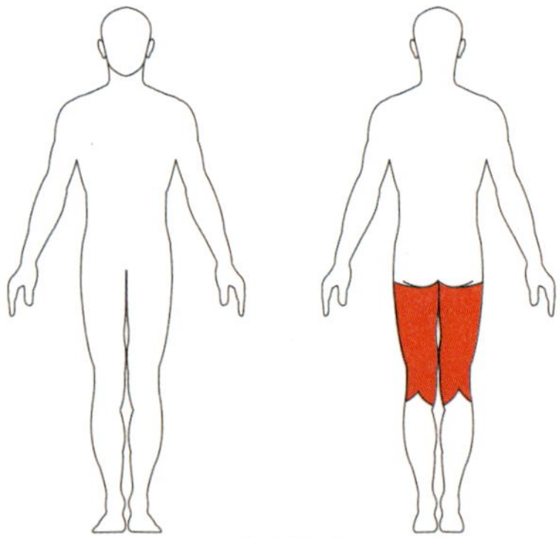

슬괵근

슬링 높이	난이도
N/A	★☆☆☆☆

● 등에 대고 누워 한쪽 발에 슬링에 넣으십시오. 다리를 똑바로 세우고 슬링과 다리를 몸통 쪽으로 당깁니다. 다시 내려 놓을 때까지 30초건 유지하십시오.

전문가의 조언 (expert advice) 허벅지의 뒤쪽에서 늘어나는 느낌이 들어야만 합니다. 만약 다리 아래 부위에서 바늘로 찌르는 듯한 느낌이 든다면 발을 위를 향해 구부리고 무릎도 약간 구부리십시오.

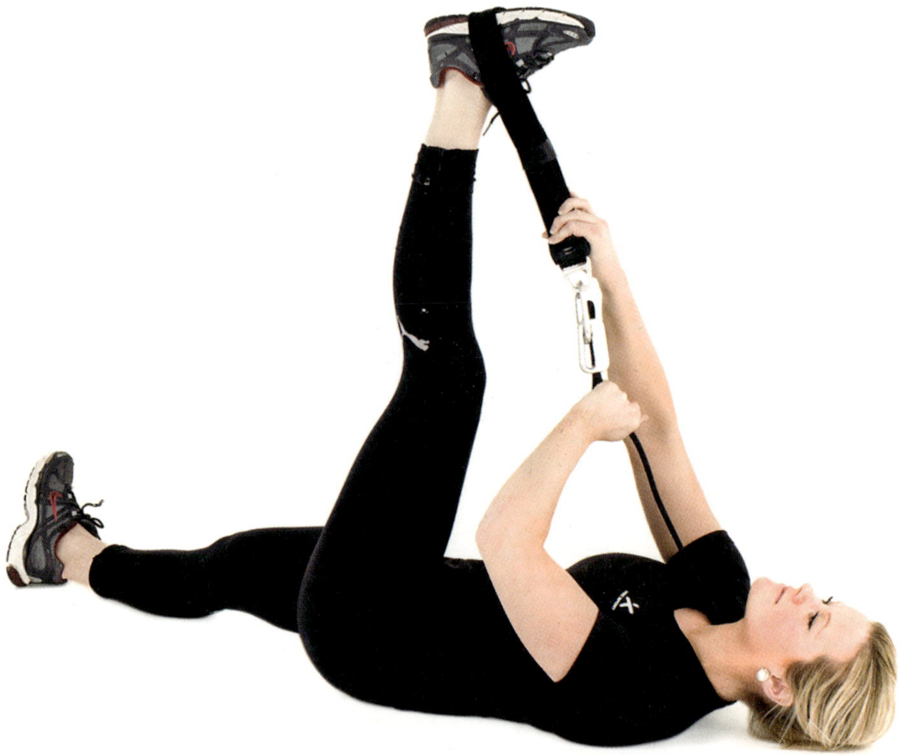

난이도

★☆☆☆☆

슬링 높이

N/A

슬링 높이:

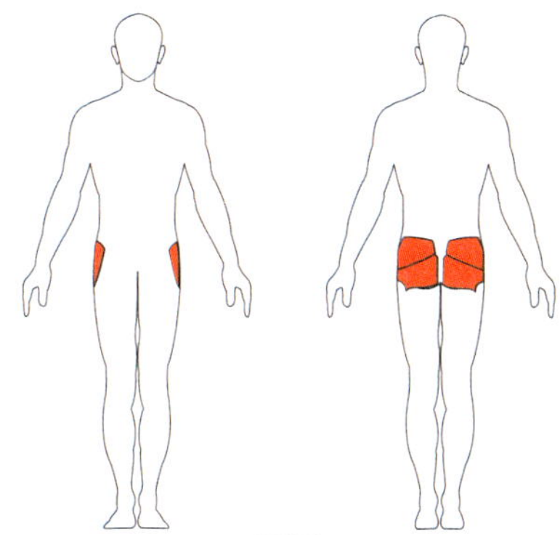

등에 누워서 한쪽 발에 달아주세요. 무릎을 구부린 다음 슬링을 반대쪽 어깨 쪽으로 당깁니다. 허벅지에 상부와 바깥쪽 부위에서 늘어나는 느낌이 들 때까지 몸통 쪽으로 발을 당깁니다. 30초간 유지한 다음 반대쪽 다리에도 반복합니다.

전문가의 조언 (expert advice) 몸통 쪽으로 다리를 당기는 동안, 다른 쪽 팔로 무릎을 지탱하십시오.

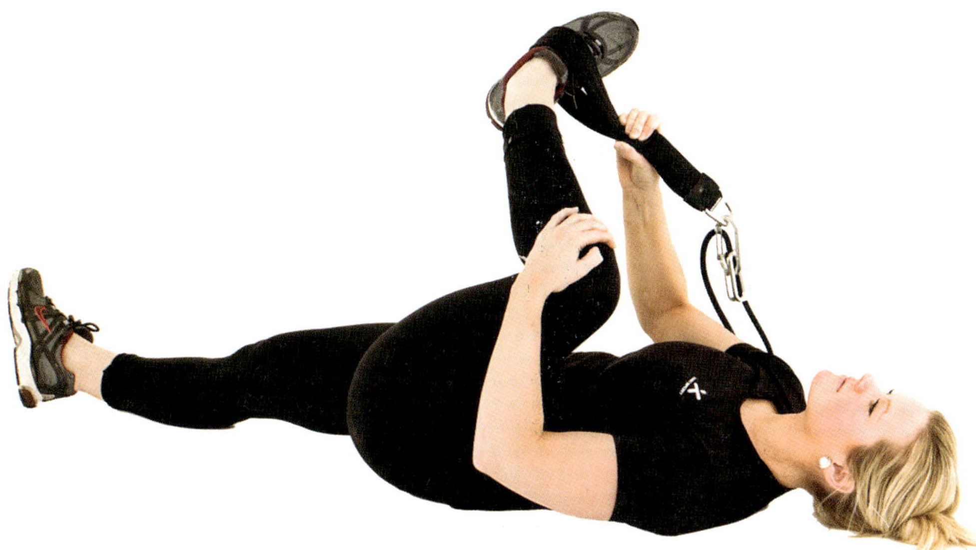

6.11 코드 스트레치(quad stretch)

대퇴사두근(quadriceps)

슬링 높이	난이도
허벅지	★☆☆☆☆

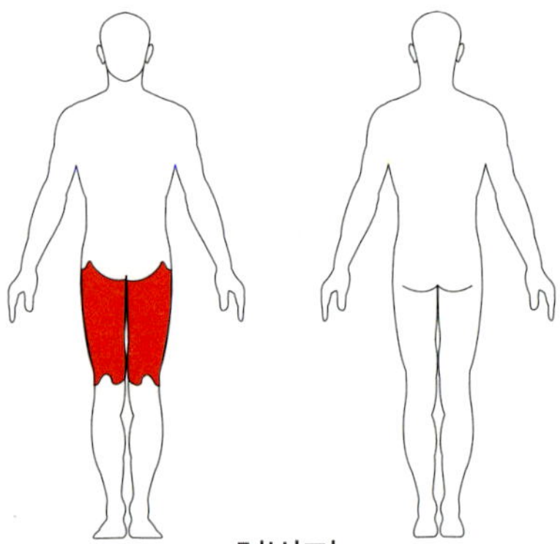

허벅지

한쪽 다리를 뒤로 구부린 채로, 몸 뒤에 있는 슬링 안에 발을 넣으십시오. 슬링 줄을 팽팽하게 하여(가능한 수준으로) 자신의 발이 잘 늘어나게 하십시오. 균형을 잡기 위해 슬링을 잡고, 뒤로 몸을 기울이고 고관절은 앞으로 밀어주십시오. 허벅지 앞부분에 있는 근육인 대퇴사두근이 늘어나는 느낌을 느껴보십시오.

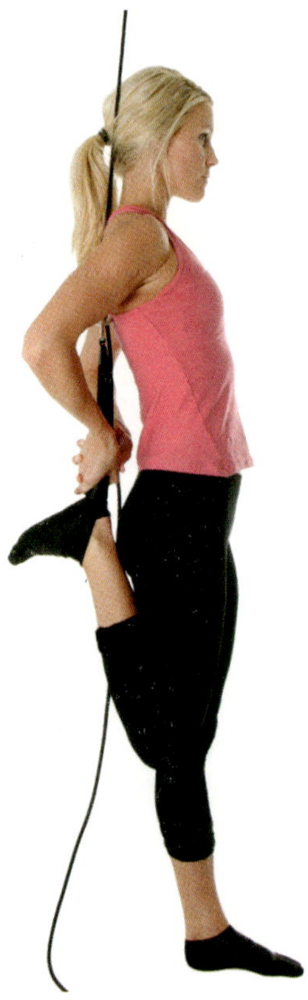

난이도

★☆☆☆☆

슬링 높이

허벅지

한쪽 다리를 뒤로 구부리고, 몸 뒤에 있는 슬링에 발을 넣습니다. 슬링 부착 지점을 지나 앞으로 한발 뛰어 나갑니다. 뒤쪽 다리를 뒤로 젖혀지면서 점차적으로 체중을 슬링 위로 올려 놓습니다. 허리는 항상 중립 자세로 유지하고 고관절의 전방부가 늘어나는 느낌을 느껴보십시오.

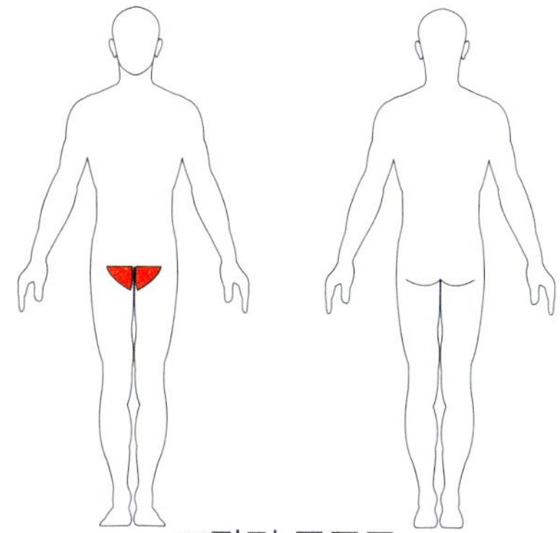

고관절 굴곡근

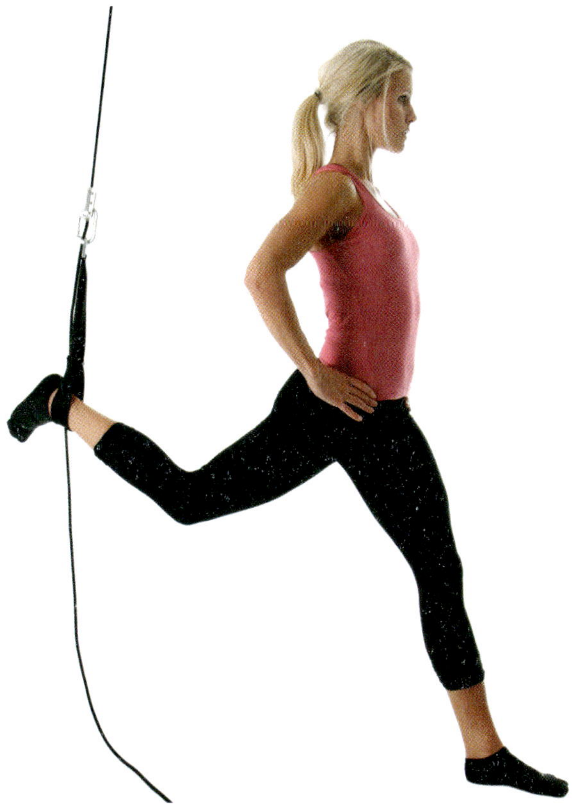

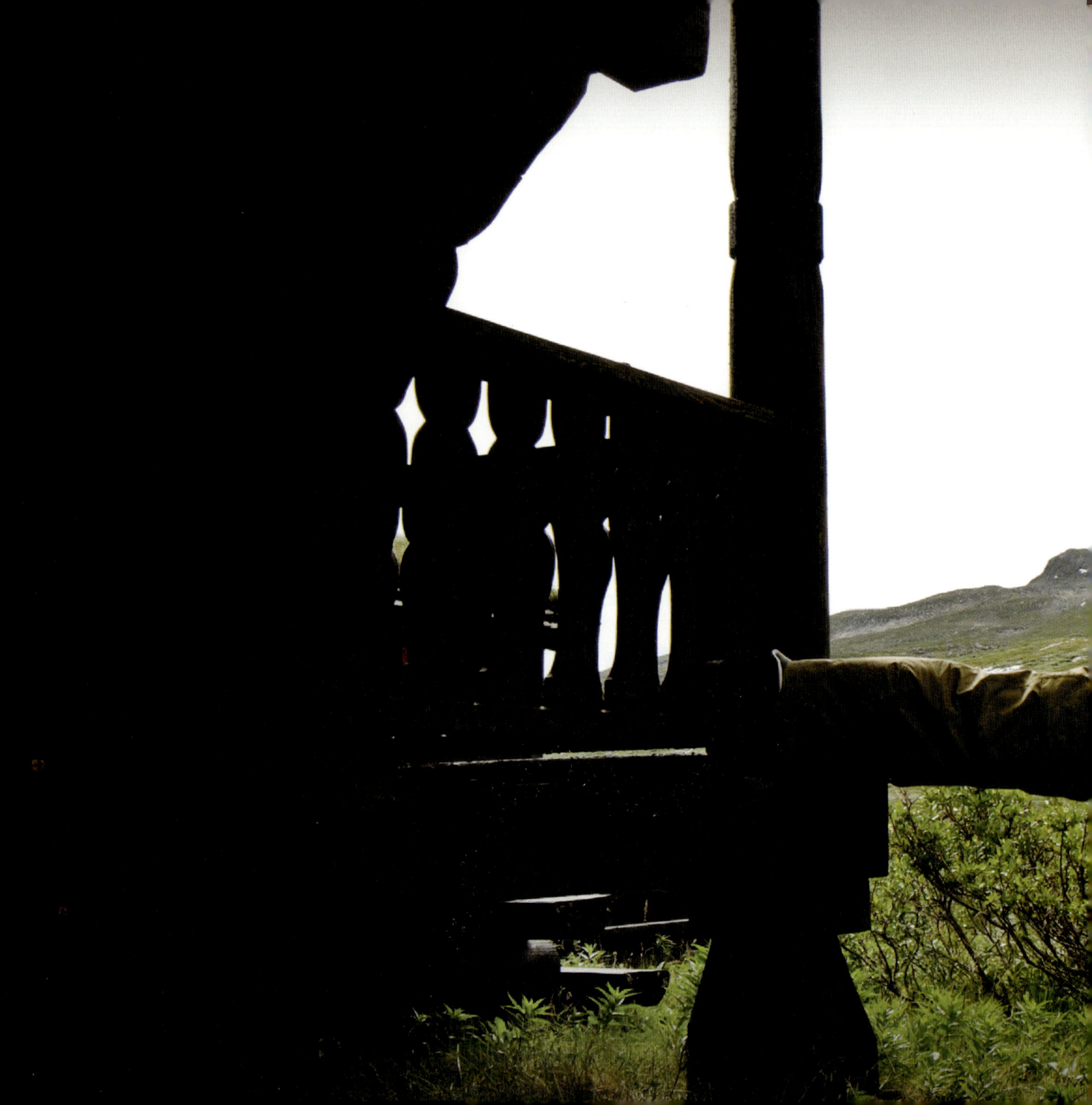

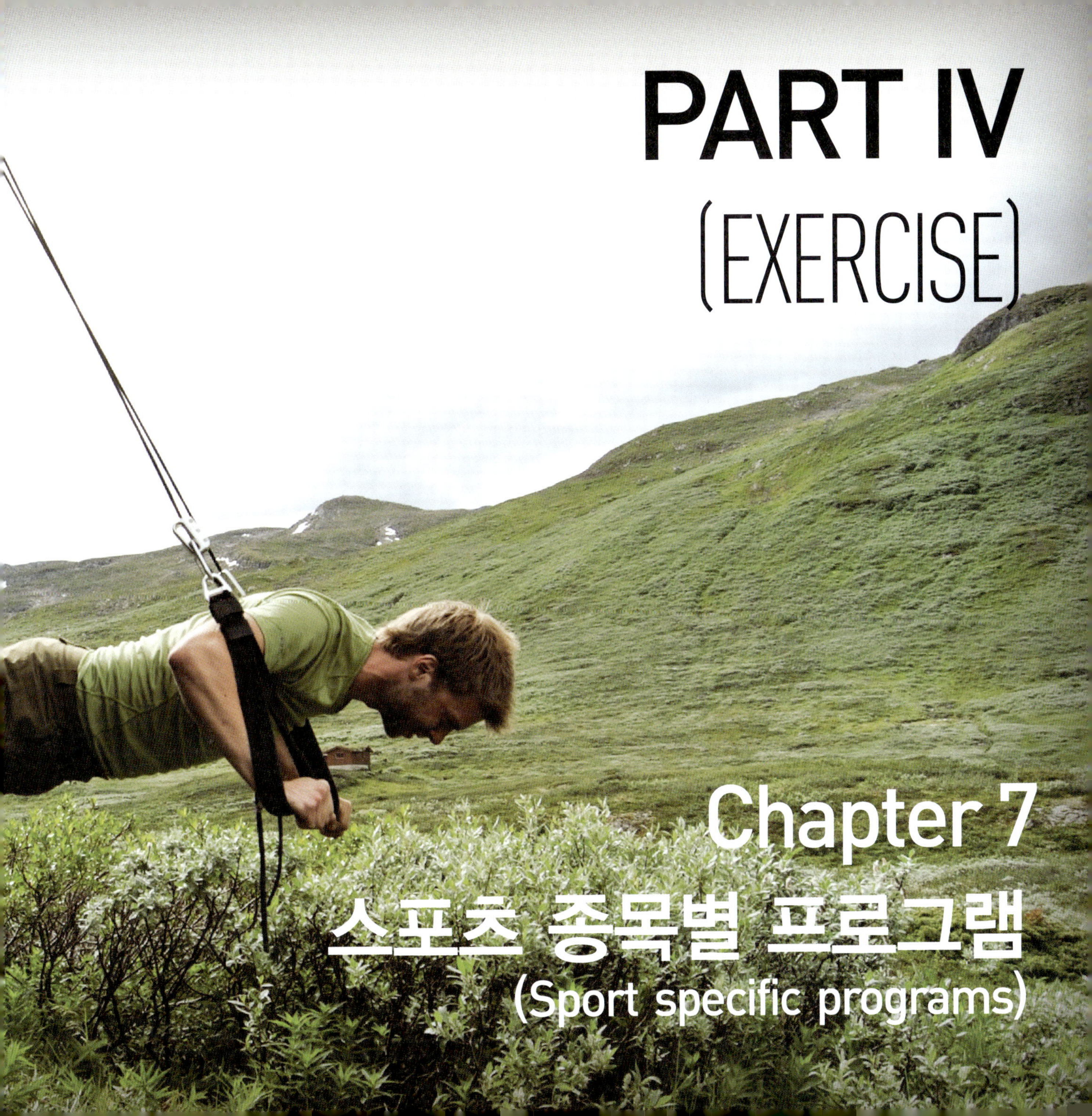

PART IV (EXERCISE)

Chapter 7 스포츠 종목별 프로그램 (Sport specific programs)

스포츠 종목별 프로그램(Sport Specific Programs)

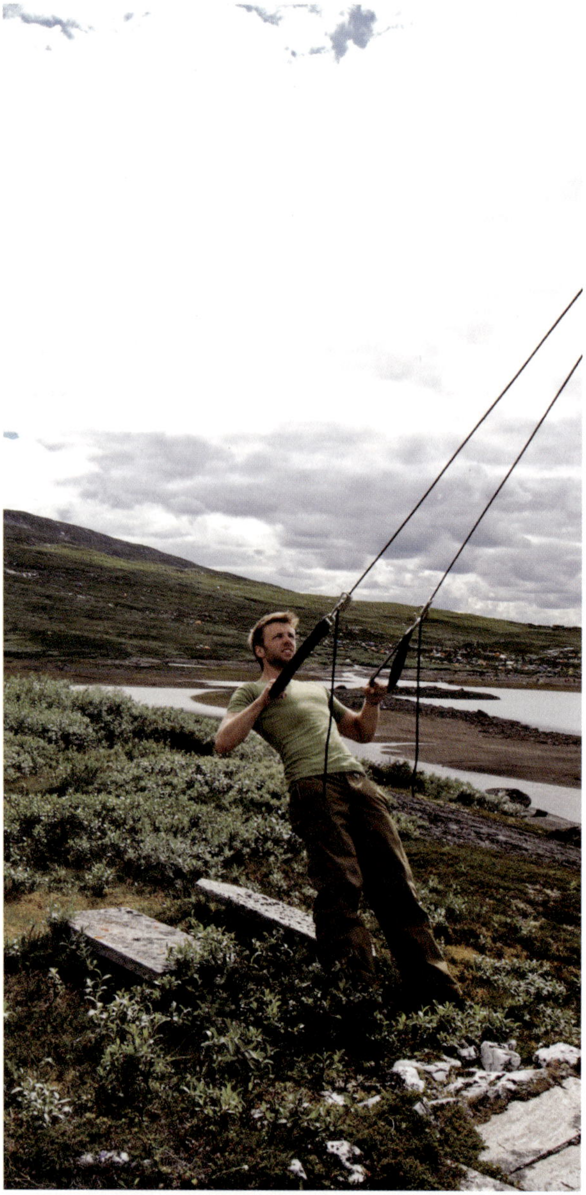

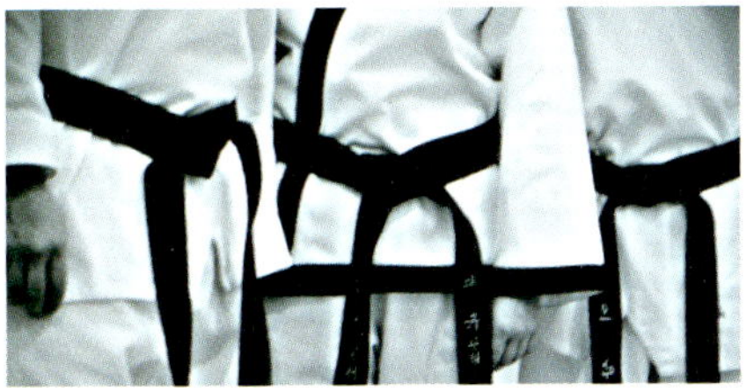
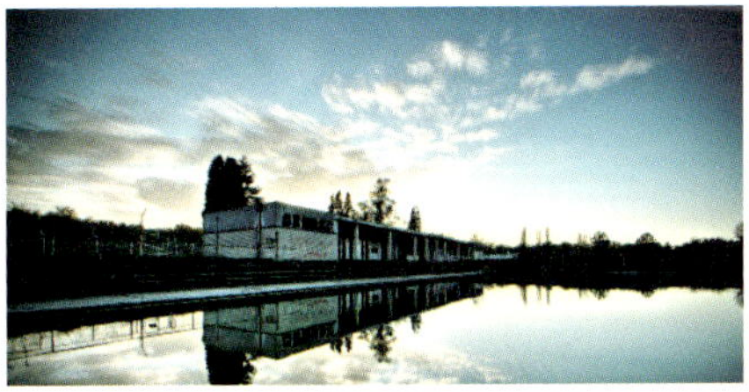
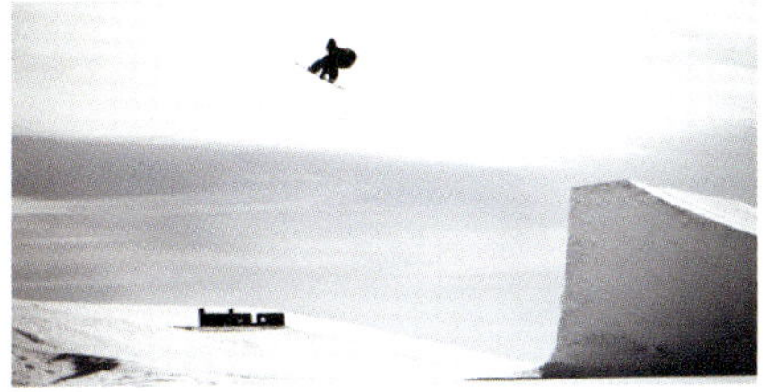
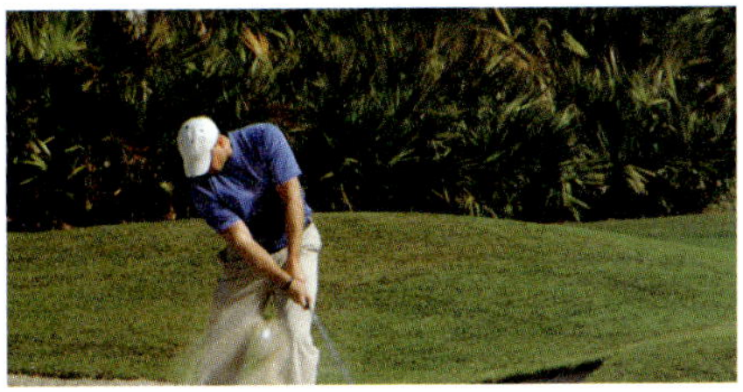
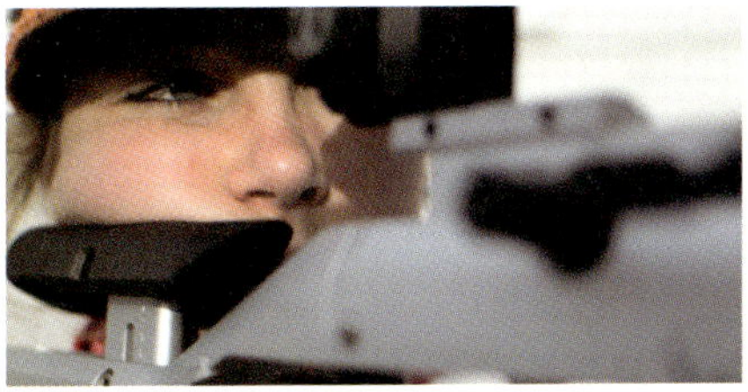
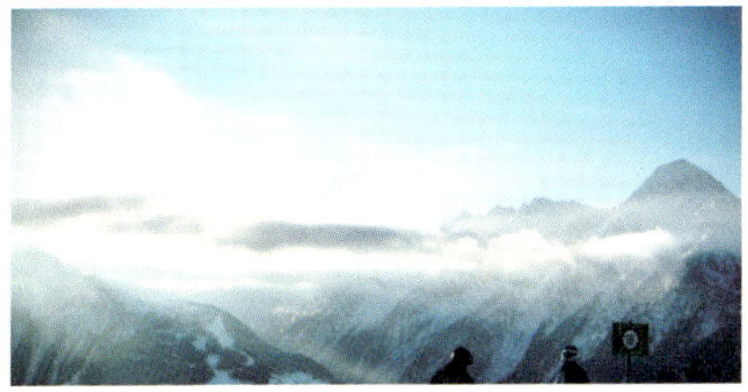
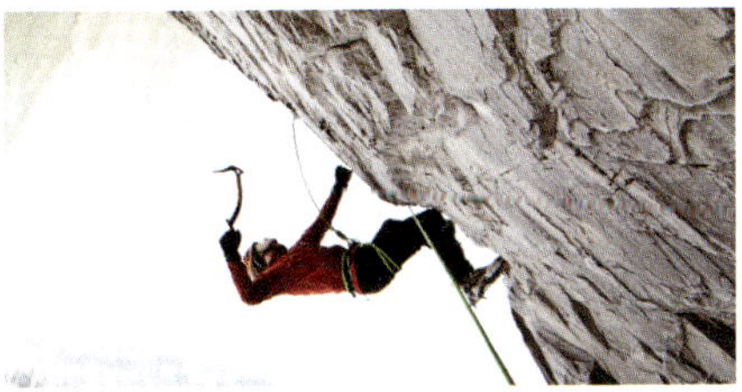
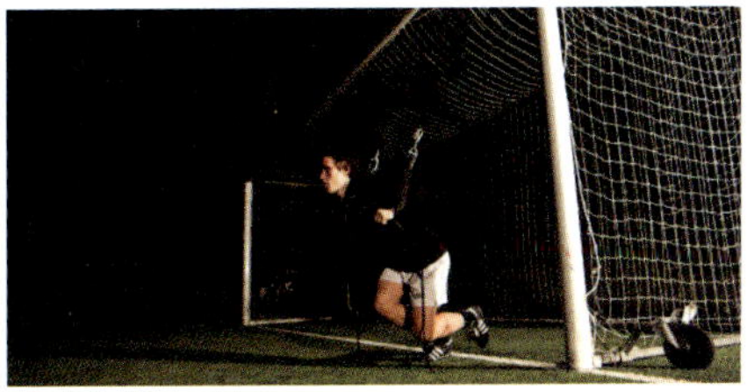
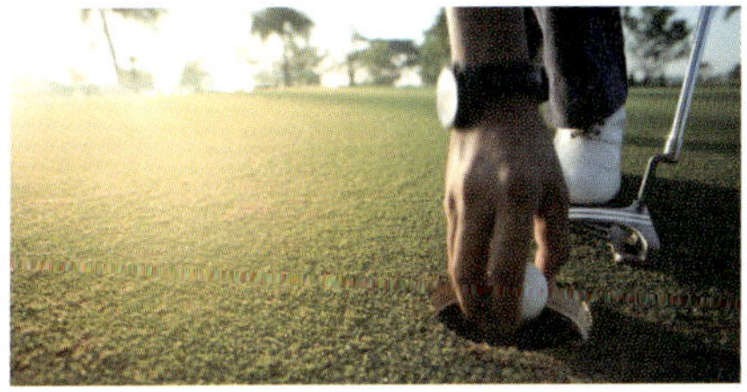
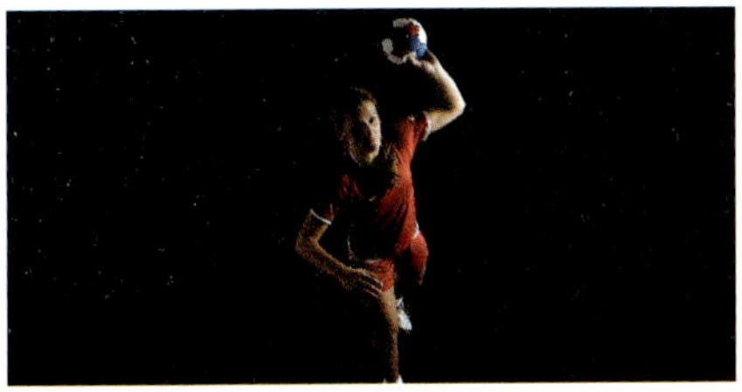
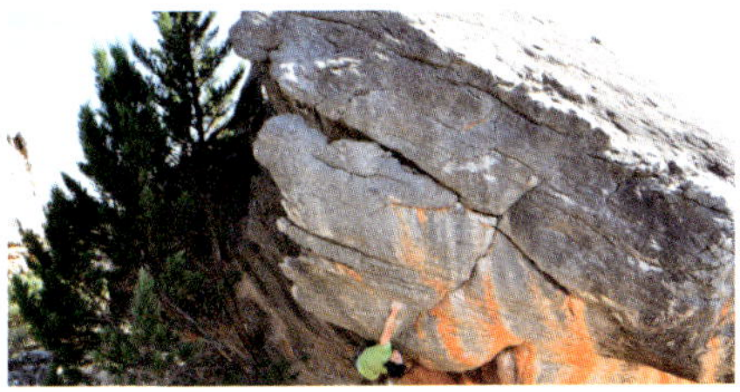
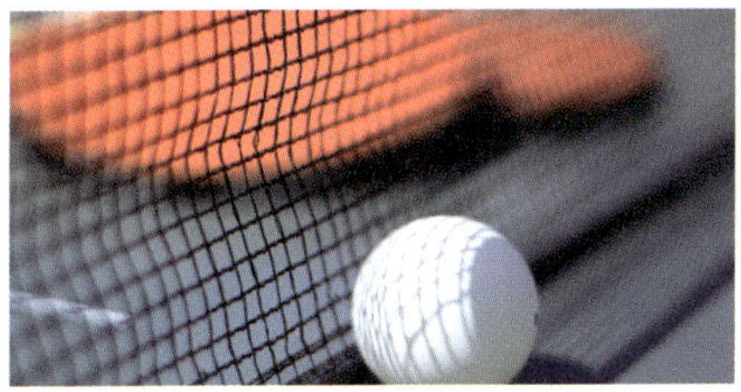
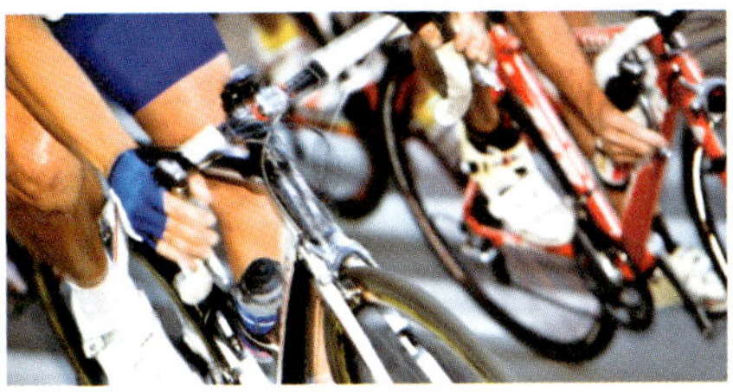
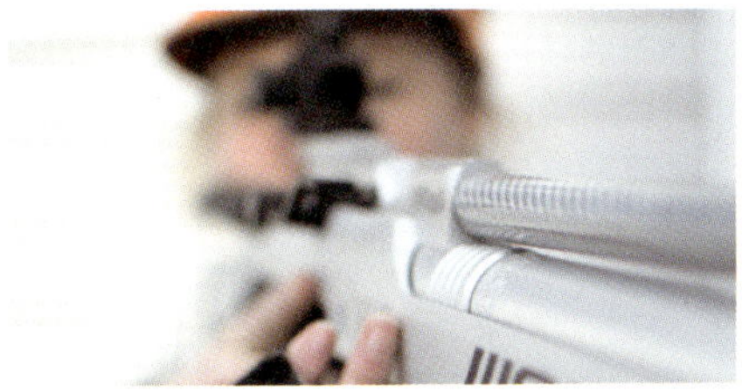
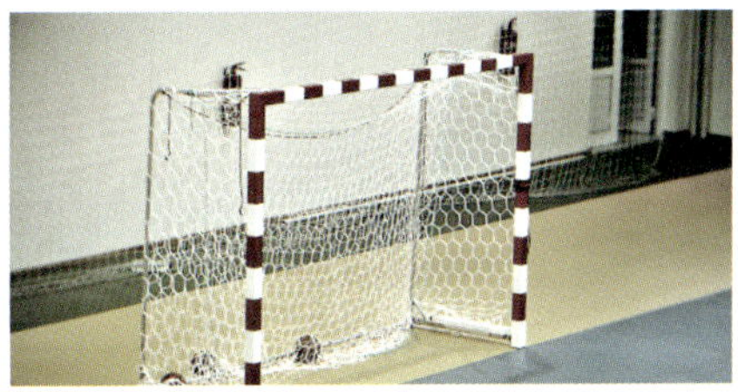

수영을 위한 슬링 운동
(Sling training for Swimming)

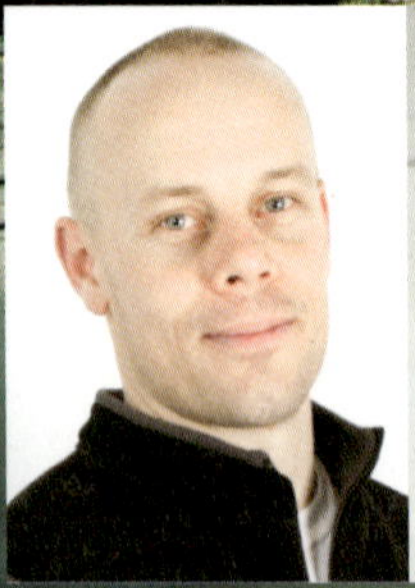

이름: Terje Nitter

교육: 물리치료사 HIB.

직업 및 경력: Tonus 물리치료실 및 휘트니스 센터 물리치료사. 노르웨이 올림픽 운동 센터 강사.
슬링 운동 연수과정 강사로 수년 간의 경험.

우리는 2003년부터 매일 슬링 운동을 사용해 왔고, 매우 뛰어난 결과를 확인하고 있습니다.

슬링은 무한한 가능성을 제공합니다.

우리는 우리의 선수들에게 프리햅(prehab)과 능력 개발을 위해 모든 단계의 운동을 사용하고 있습니다.

Stig Leganger-Hansen

노르웨이 웨스트 코스트 수영팀 코치 및 10년간 Alexander Dale Oen에 코치 역임.

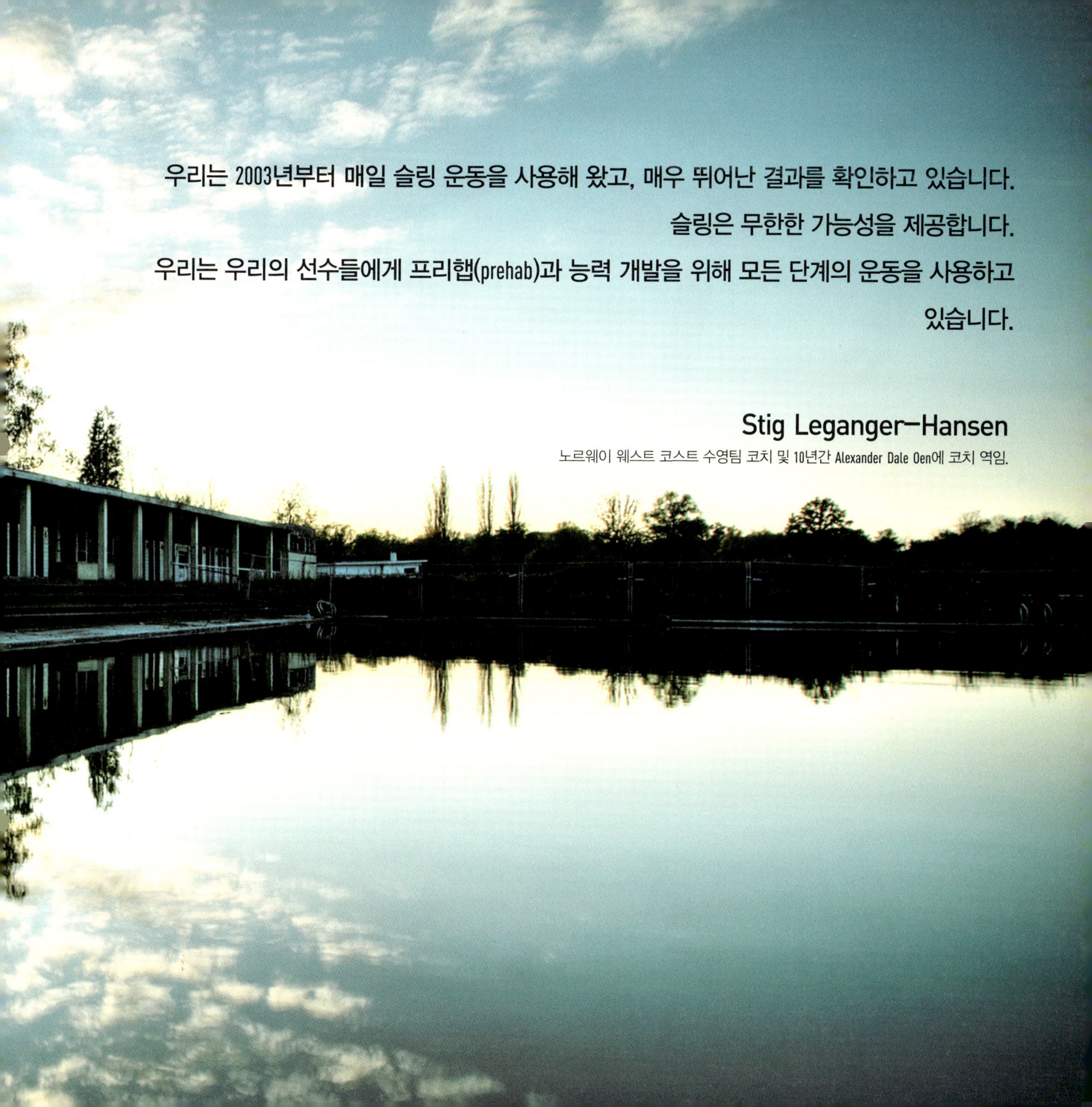

리버스 플라이(Reverse flies) 69쪽 참조

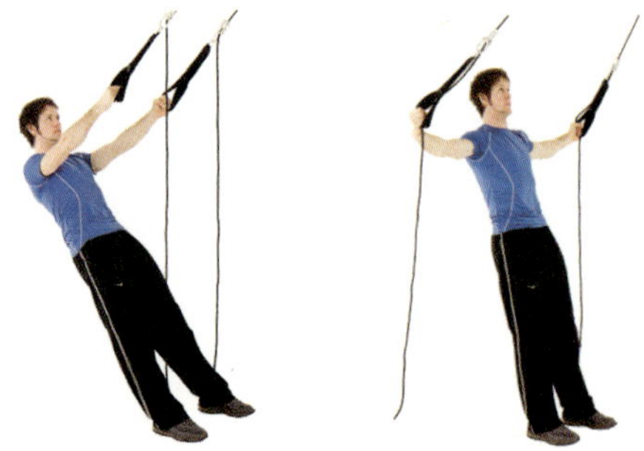

프랭크(The plank) 92쪽 참조

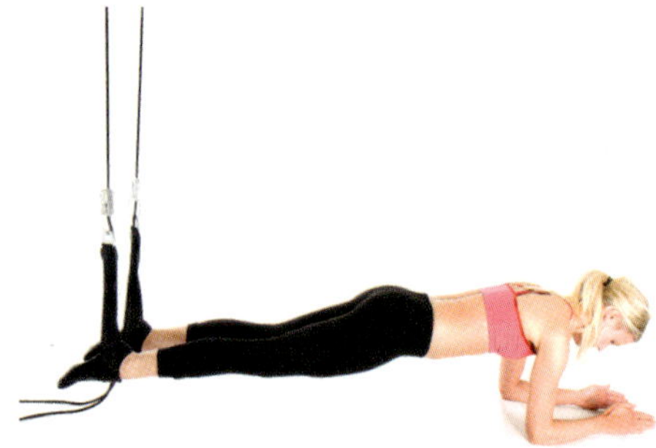

트위스트디 프랭크(Twisted plank) 96쪽 참조

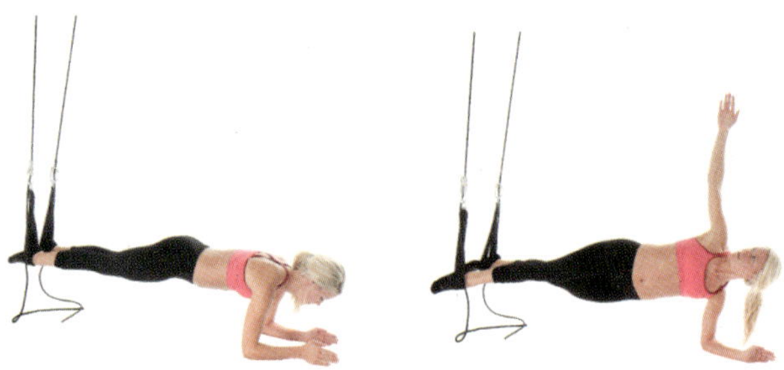

행잉 랙 라이즈(Hanging leg raises) 120쪽 참조

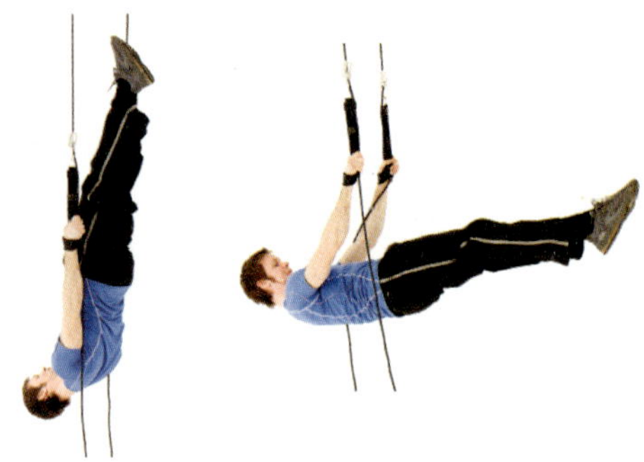

딥(Dips) 85쪽 참조

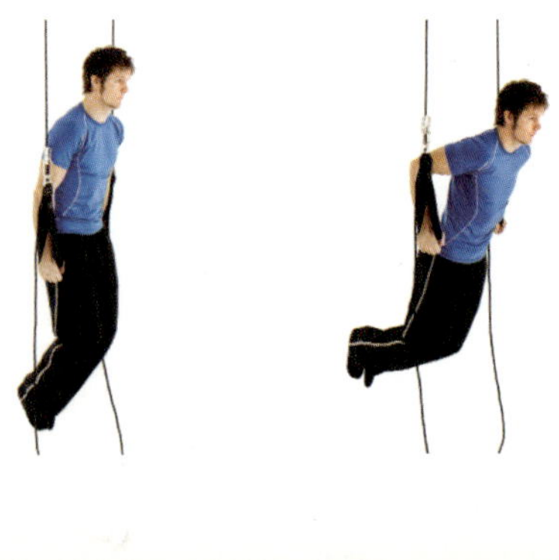

리버스 플라이(슬링 교차)(Reverse flies(slings crossed)) 69쪽 참조

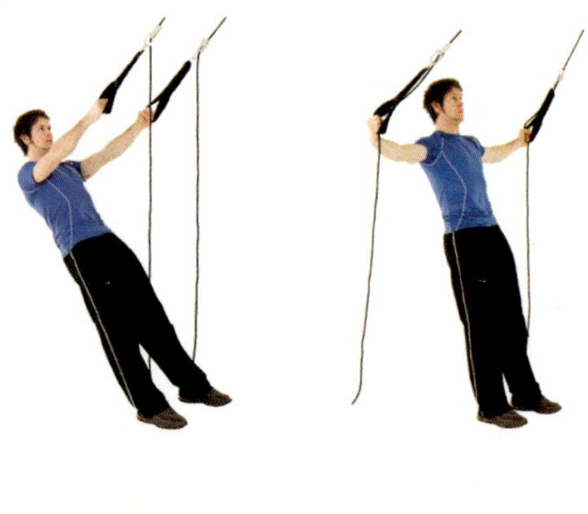

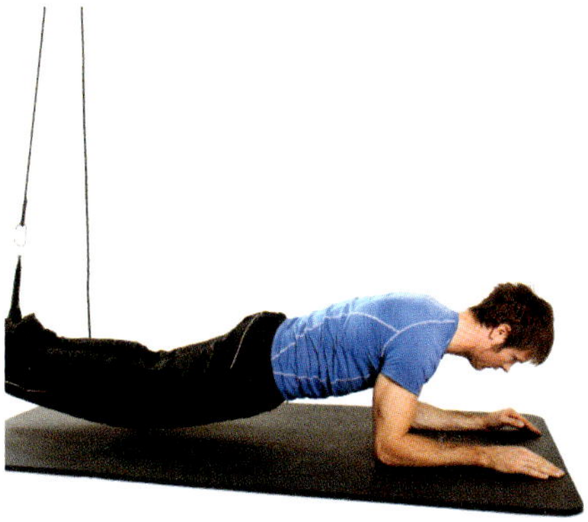
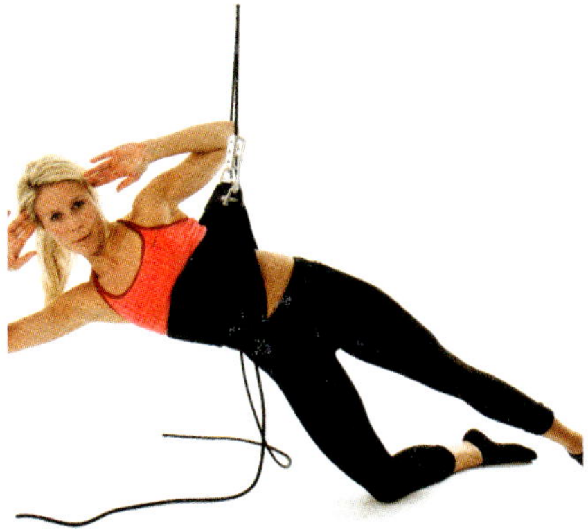
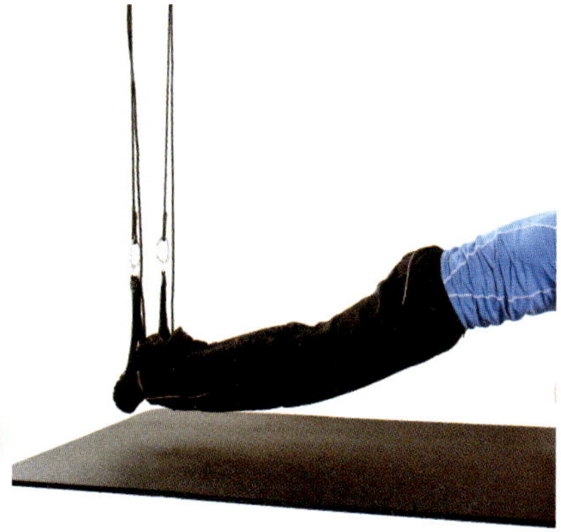

2가지 특정 수영 운동(Two specific swimming exercises)

필요 장비: 9피트(3 m) 간격으로 설치된 슬링 2세트.

두 운동 모두 같은 자세에서 시작합니다. 예제1 평형(Breaststroke) 운동은 1번과 2번 사진처럼 운동합니다.

예제2 키스트로크(Keystroke) 운동은 사진 1번에서 3번으로 움직이게 하십시오. 6~8회 반복을 3세트 하십시오.

예제1 평형
(Example 1 Breaststroke)

넓은 슬링을 가능한 한 허벅지 위로 올려 놓습니다. 다른 슬링 세트를 1.5미터(4피트) 높이가 되게 조정하십시오. 몸의 앞에 서서 슬링을 잡고 발이 땅에서 떨어질 때까지 앞으로 몸을 기울입니다. 넓은 스트로크 자세에서 팔을 옆으로 벌리고 양 손으로 아래와 측면으로 손을 당깁니다. 천천히 다시 시작 자세로 돌아갑니다.

예제2 키스트로크
(Example 2 Keystroke)

넓은 슬링을 가능한 한 허벅지 위로 올려 놓습니다. 다른 슬링 세트를 3피트(1미터) 높이로 조정하십시오. 슬링 앞에 서서 슬링을 잡고 발이 땅에서 떨어질 때까지 앞으로 몸을 기울입니다. 넓은 스트로크 자세에서 팔을 옆으로 벌리고 양 손으로 아래와 측면으로 손을 당깁니다. 계속해서 양 손을 몸에 중심 방향과 허벅지 쪽으로 내립니다. 천천히 다시 시작 자세로 돌아갑니다

전문가의 조언
(expert advice)

앞쪽으로 슬링의 높이를 변경시켜 난이도를 조절하십시오. 넓은 슬링을 낮추면(무릎 쪽으로) 여러분의 코어 근육을 좀 더 운동하게 만들 것입니다.

스노우보드를 위한 슬링 운동
(Sling training for Snowboarding)

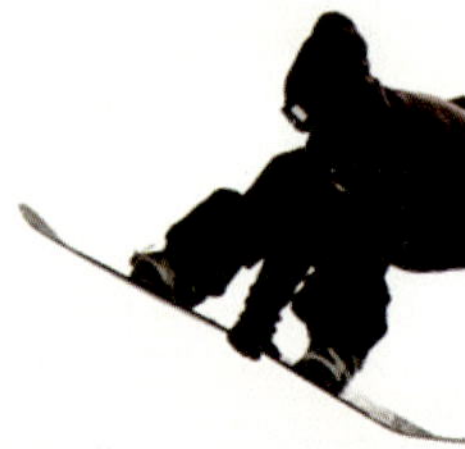

기능적 근력(functional strength)를 위해 매우 효과적인 운동임. 보드 운동에 필요한 민첩성과 근력!

Ole Christian Petterson

Skater, snowboarder and editor at Playboard Magazine

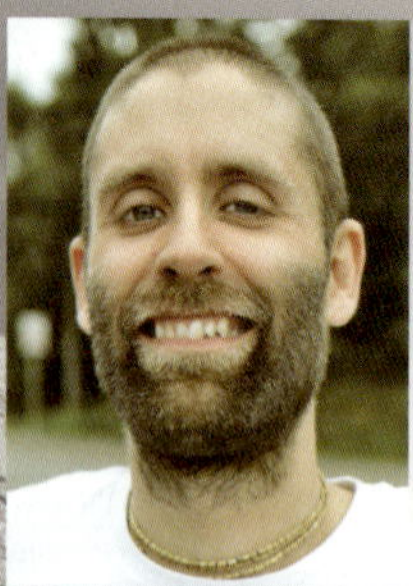

이름: Ole Christian Petterson

직업과 경험: Playboard Magazine사에 마케팅 및 사진 편집자. 오랜 스케이팅과 스노우 보딩 경험.

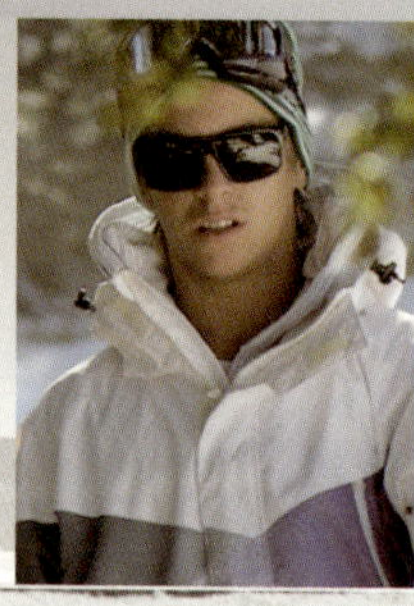

이름: Fredrik Austbø

직업과 경험: 세계적으로 알려져 있는 스노우 보드와 스케이팅 전문가

불안정성 운동이 고도의 기능을 발휘하는데 열쇠입니다.
슬링 운동은 매우 훌륭하며
다목적이고 여러분을 강하지만
덩치만 크게 만들지는 않을 겁니다.

Fredrik Austbø
snowboarder/skateboarder

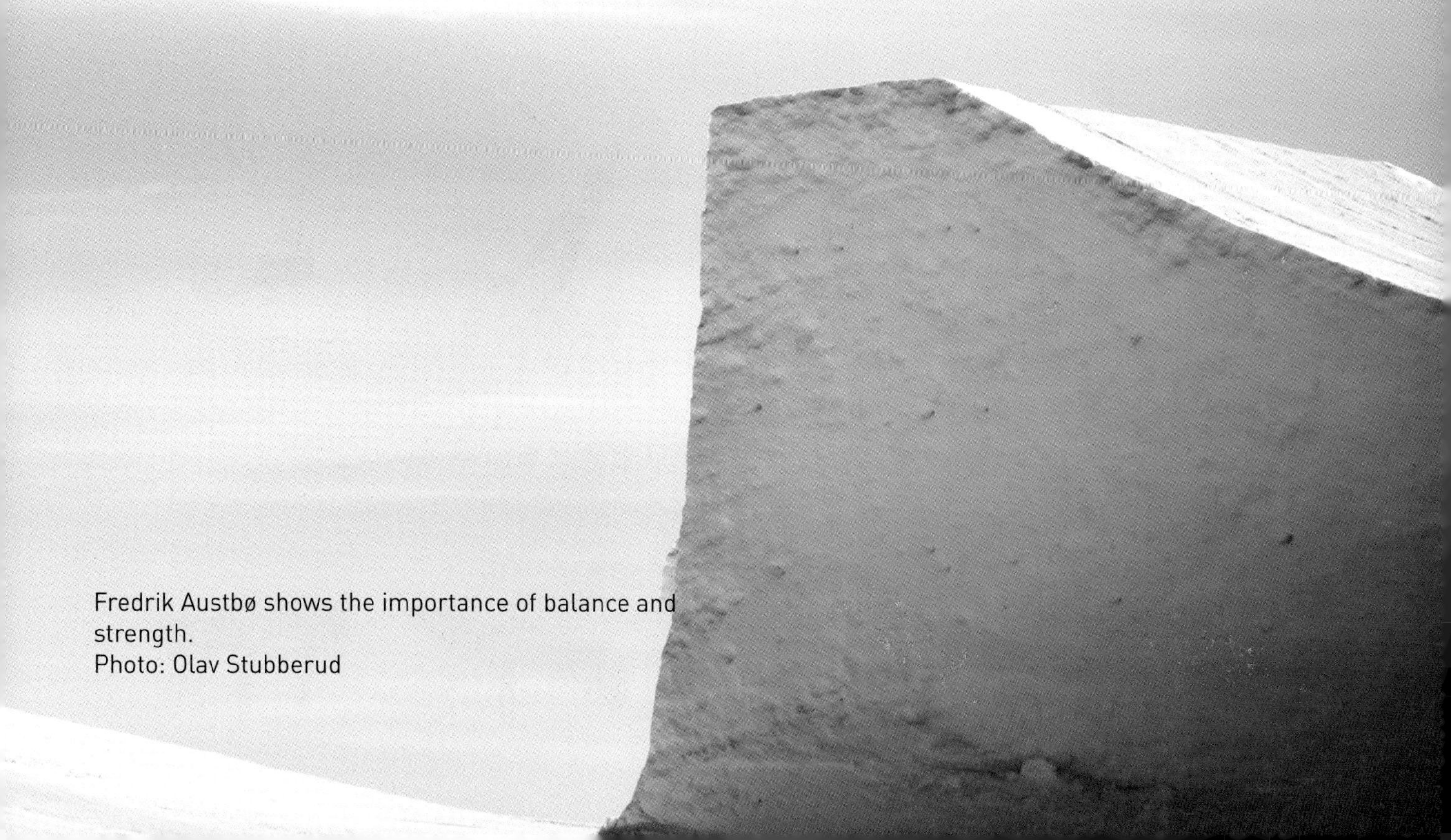

Fredrik Austbø shows the importance of balance and strength.
Photo: Olav Stubberud

스프린터 스타트(Sprinter start)
46쪽 참조

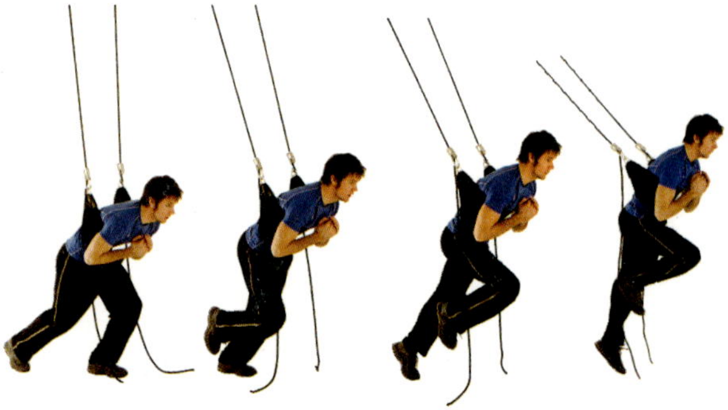

백워드 런지(Backward lunge)
52쪽 참조

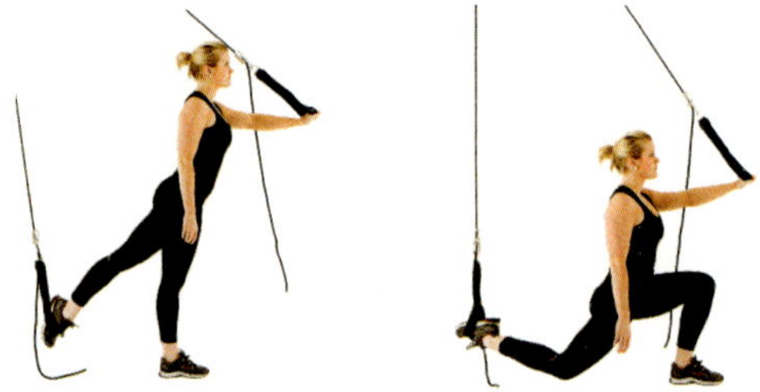

백워드 런지 투 점프(Backward lunge to jump)
53쪽 참조

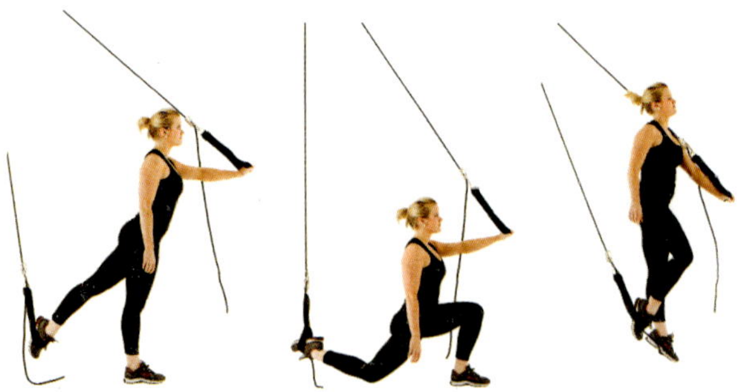

원 렉 딥 스쾃트(One leg deep squat)
55쪽 참조

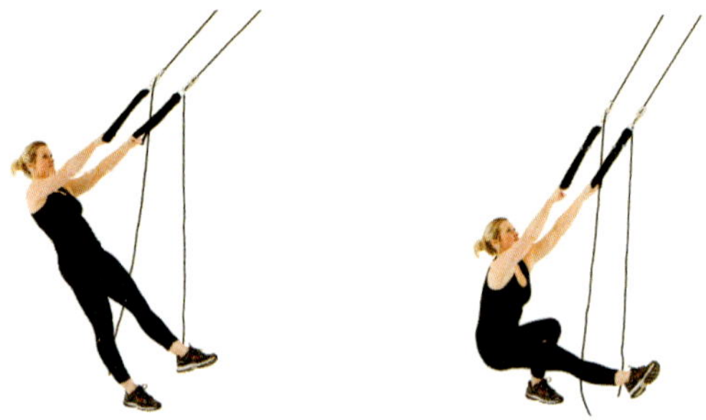

원 백 햄스트링 컬(One leg hamstring curl)
58쪽 참조

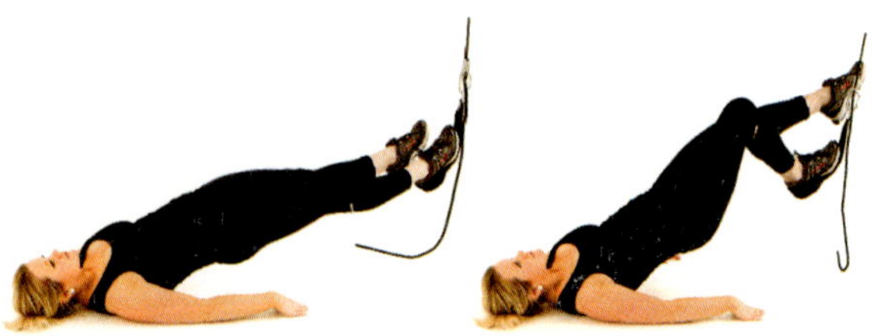

푸시업 온 어 휘트니스 볼(Push ups on a fitness ball)
83쪽 참조

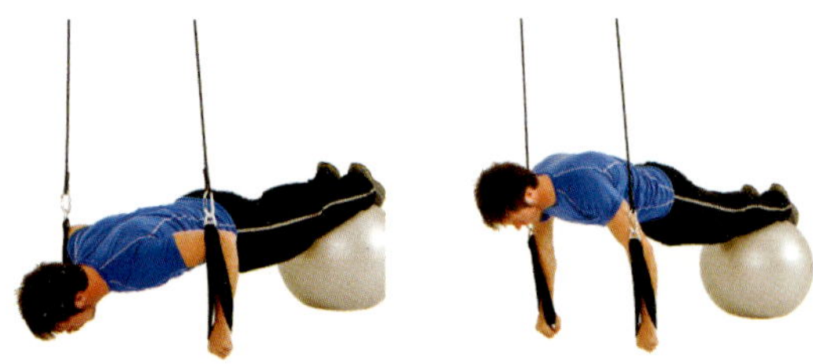

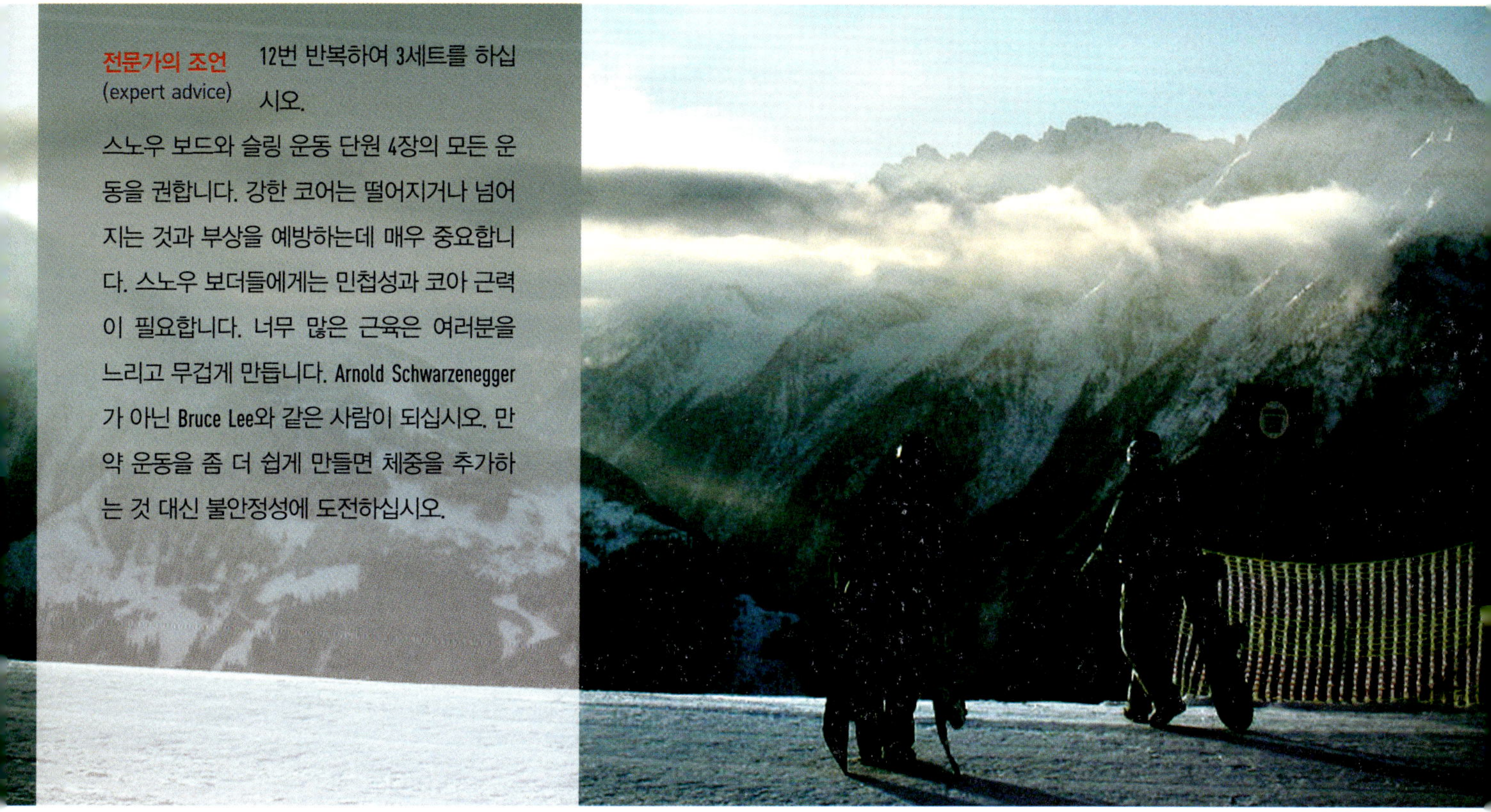

전문가의 조언
(expert advice)

12번 반복하여 3세트를 하십시오.

스노우 보드와 슬링 운동 단원 4장의 모든 운동을 권합니다. 강한 코어는 떨어지거나 넘어지는 것과 부상을 예방하는데 매우 중요합니다. 스노우 보더들에게는 민첩성과 코아 근력이 필요합니다. 너무 많은 근육은 여러분을 느리고 무겁게 만듭니다. Arnold Schwarzenegger가 아닌 Bruce Lee와 같은 사람이 되십시오. 만약 운동을 좀 더 쉽게 만들면 체중을 추가하는 것 대신 불안정성에 도전하십시오.

트위스티드 사이드 프랭크(Twisted side plank) 113쪽 참조

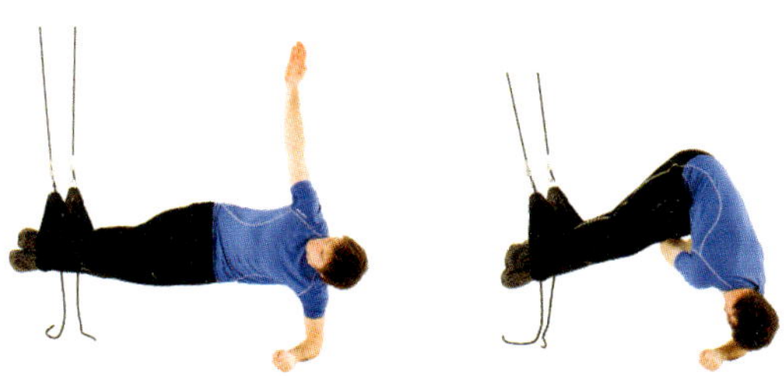

슬링 스쿼트(Sling squat) 127쪽 참조

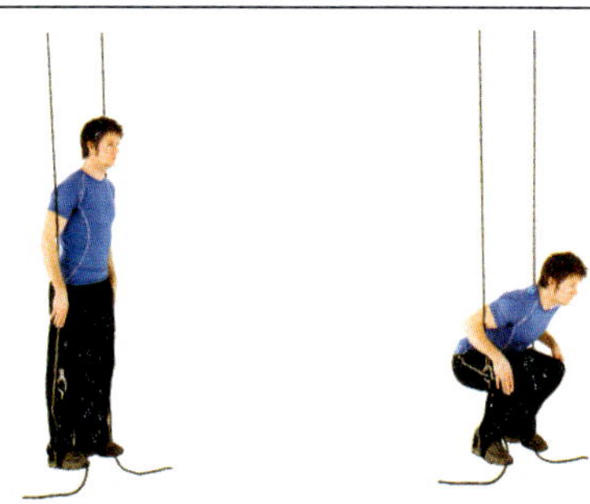

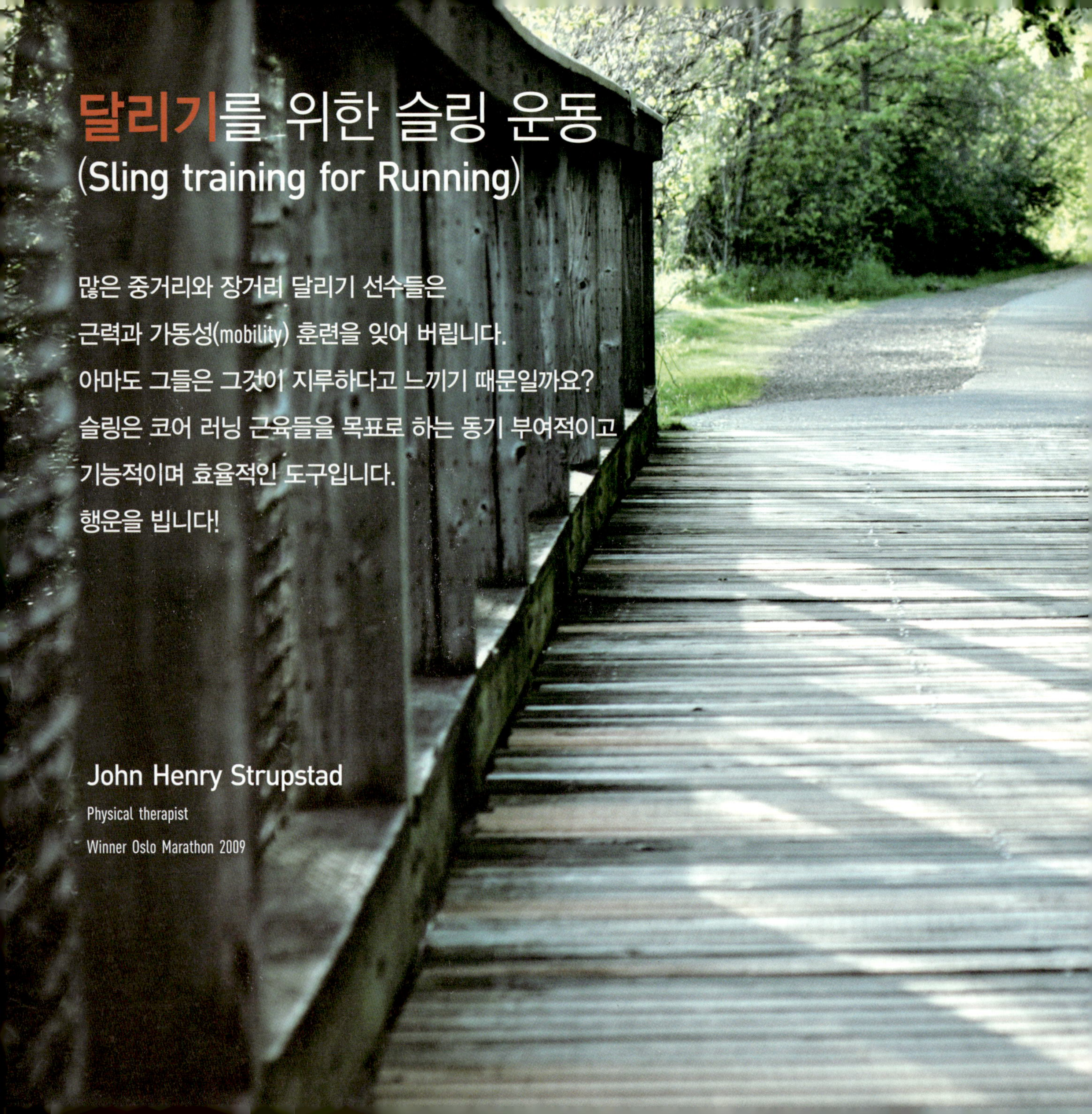

달리기를 위한 슬링 운동
(Sling training for Running)

많은 중거리와 장거리 달리기 선수들은
근력과 가동성(mobility) 훈련을 잊어 버립니다.
아마도 그들은 그것이 지루하다고 느끼기 때문일까요?
슬링은 코어 러닝 근육들을 목표로 하는 동기 부여적이고
기능적이며 효율적인 도구입니다.
행운을 빕니다!

John Henry Strupstad
Physical therapist
Winner Oslo Marathon 2009

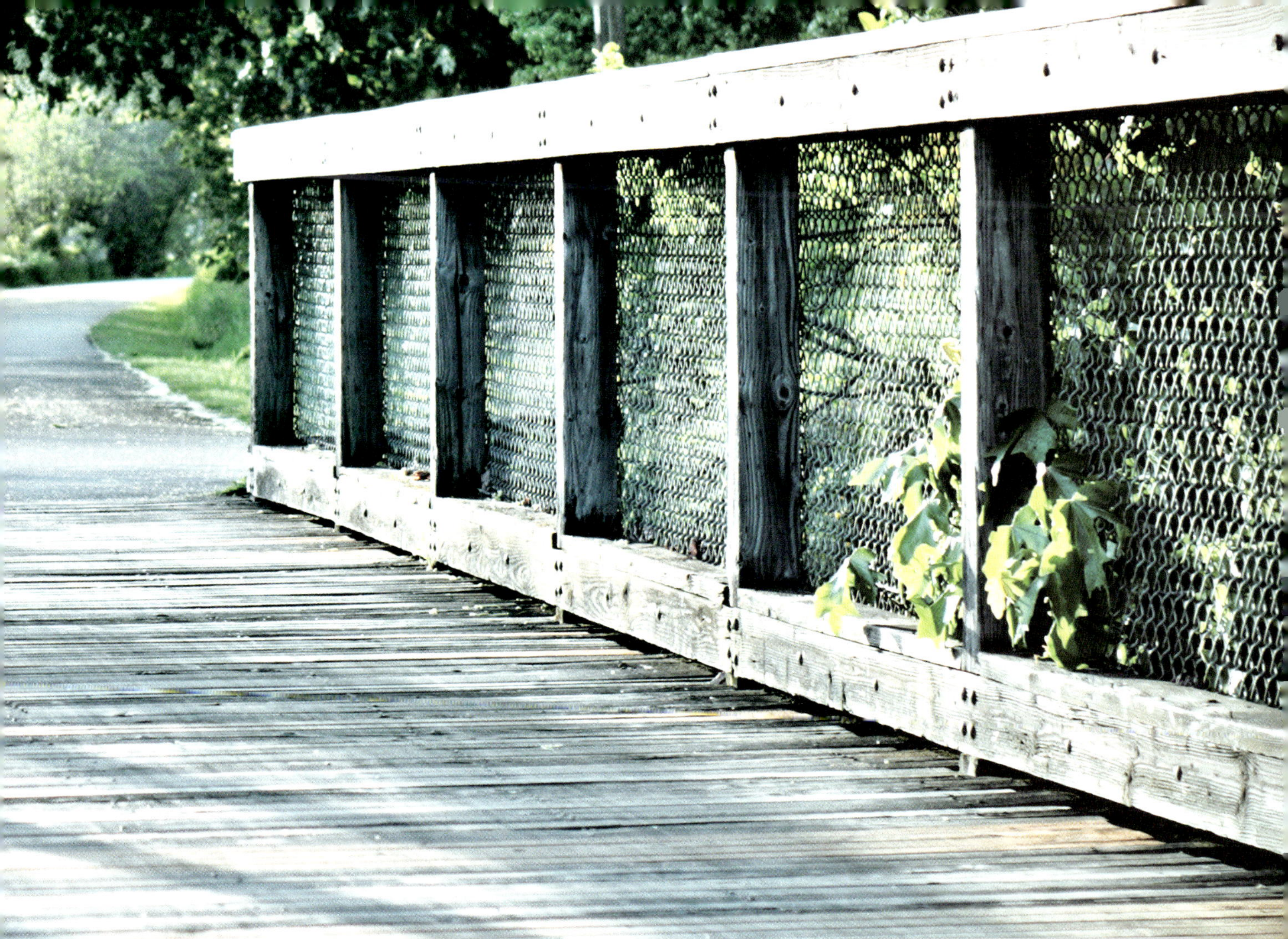

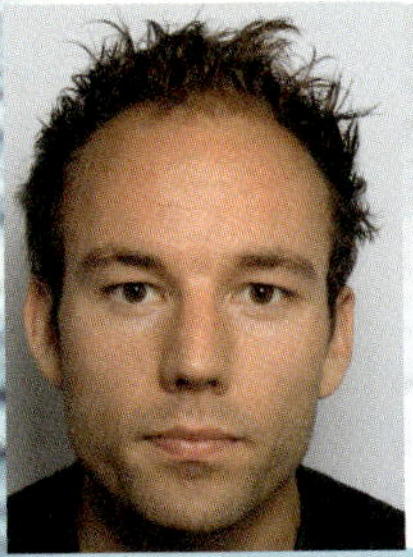

이름: John Henry Strupstad

직업과 경력: Fysioterapeuten Magazine사에 편집자, 2009년 오슬로 마라톤 우승자, 현재 울트라달리기(ultrarunner)와 50키로 노르웨이 기록 보유자.

안정화 런지(Stability lunge) 54쪽 참조

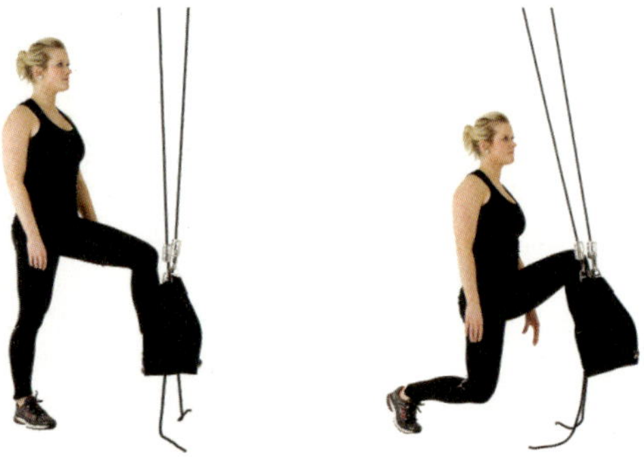

원 랙 딥 스쿼트(One leg deep squat) 55쪽 참조

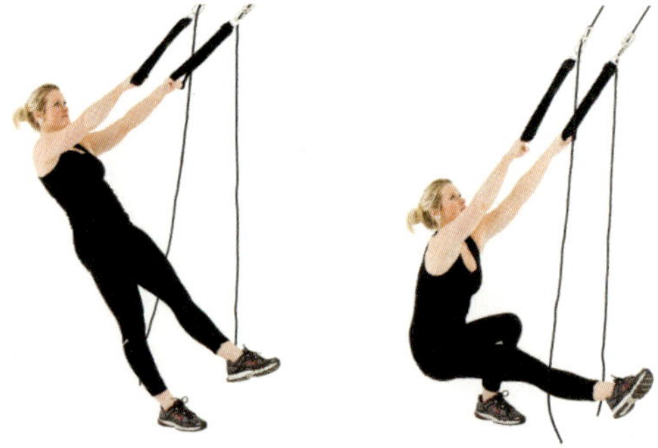

햄스트링 컬(Hamstring curl) 56쪽 참조

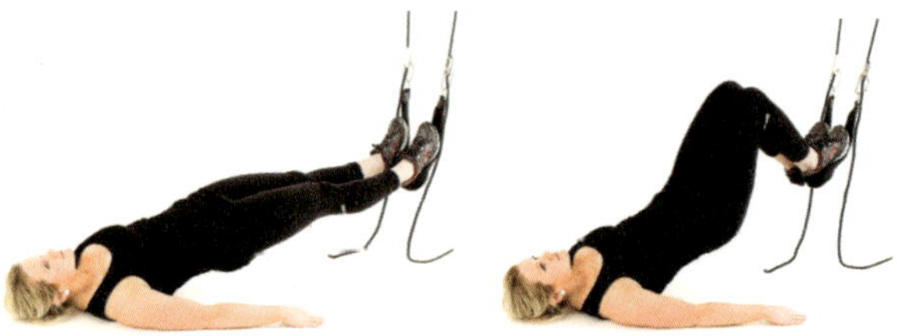

원 랙 햄스트링 컬(One leg hamstring curl) 58쪽 참조

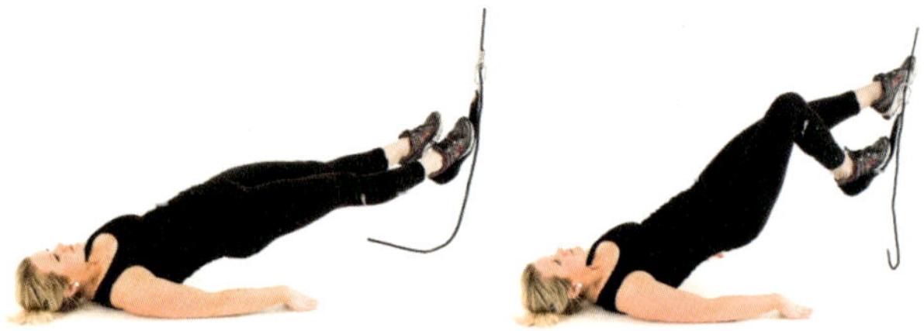

슬링 사이클(Sling cycling) 93쪽 참조

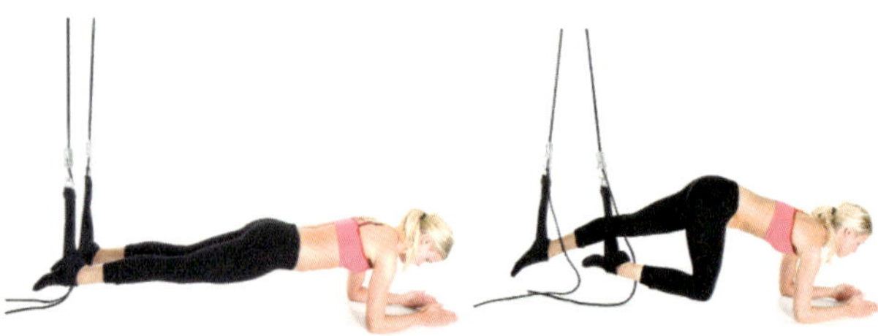

오메가(Omega) 94쪽 참조

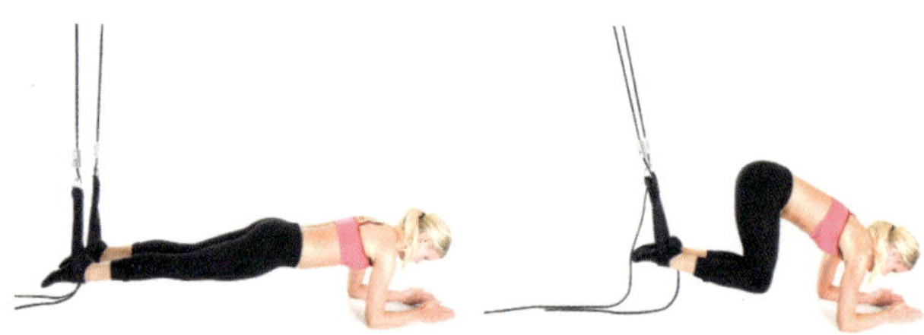

전문가의 조언 (expert advice) 10번 반복을 3세트 하십시오. 완벽한 자세를 유지하지 못할 경우, 슬링 사이클링, 오메가와 사이드웨이 오메가 운동을 제외한 코아 운동들을 수행하십시오.

원 랙 딥 스콰트(One leg deep squat)

중거리나 장거리 주자인 경우 딥 스콰트 운동을 할 때 주의하십시오. 이것은 불균형적인 근육 크기를 만들 수 있습니다. 무릎을 90도 굴곡시키는 것으로 충분합니다.

햄스트링 컬(Hamstring curl)

대부분의 주자들은 허벅지의 앞쪽에 비해 햄스트링과 둔근이 근원적으로 약합니다. 이 운동들은 비대칭을 보상하고 효율적인 달리기로 개신하는데 도움이 됩니다.

달리기와 슬링 운동

잘 달리는 주자가 되려면, 여러분은 달려야 합니다. 그것도 많이. 근력 강화운동은 빠르고 효과적이어야 합니다. 이 운동들을 일주일에 2~3회, 가벼운 달리기를 한 직후에 할 것을 권장합니다.

이 운동은 보충운동 입니다.

이 운동은 달리기를 위한 근육을 강화하고 운동 효율성을 향상시킵니다. 이 슬링 훈련은 800 미터에서부터 마라톤까지 운동 선수에게 적합합니다.

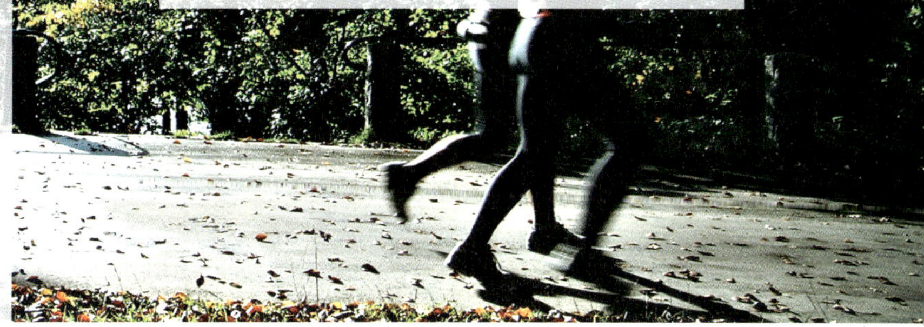

사이드웨이 오메가(Sideways omega) 95쪽 참조

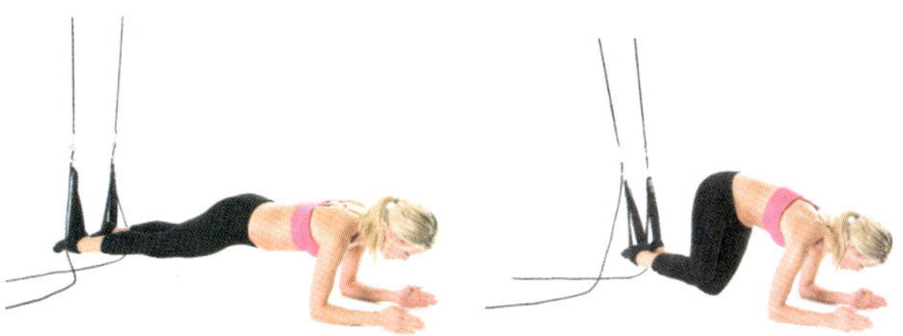

슬링 스콰트(Sling squat) 127쪽 참조

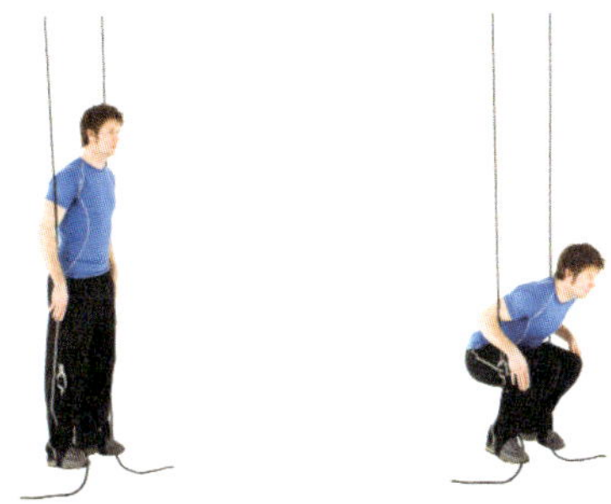

등산을 위한 슬링 운동
(Sling training for Climbing)

일상 운동에 슬링 운동을 추가한 후에 나의 어깨 문제가 해결되었습니다.

슬링 운동은 코아 근력을 증가시켰고 클라이머로서 제게 많은 의미를 갖습니다.

슬링 운동으로 신체의 부상을 예방할 수 있습니다.

만약 매주 슬링 운동을 추가한다면 부상없이

더 많은 도전을 계속할 수 있을 겁니다.

Stian Christophersen

Norwegian bouldering champion 2009

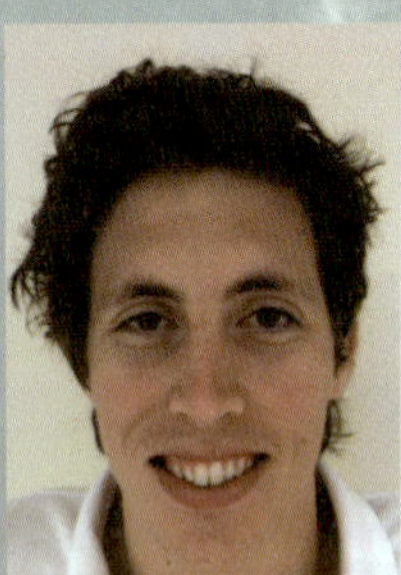

이름: Stian Christophersen

직업과 경력: 2009 노르웨이 볼더링(bouldering) 챔피언, Nydalen Fysio의 물리치료사,

노르웨이 클라이밍 협회 대표팀 감독.

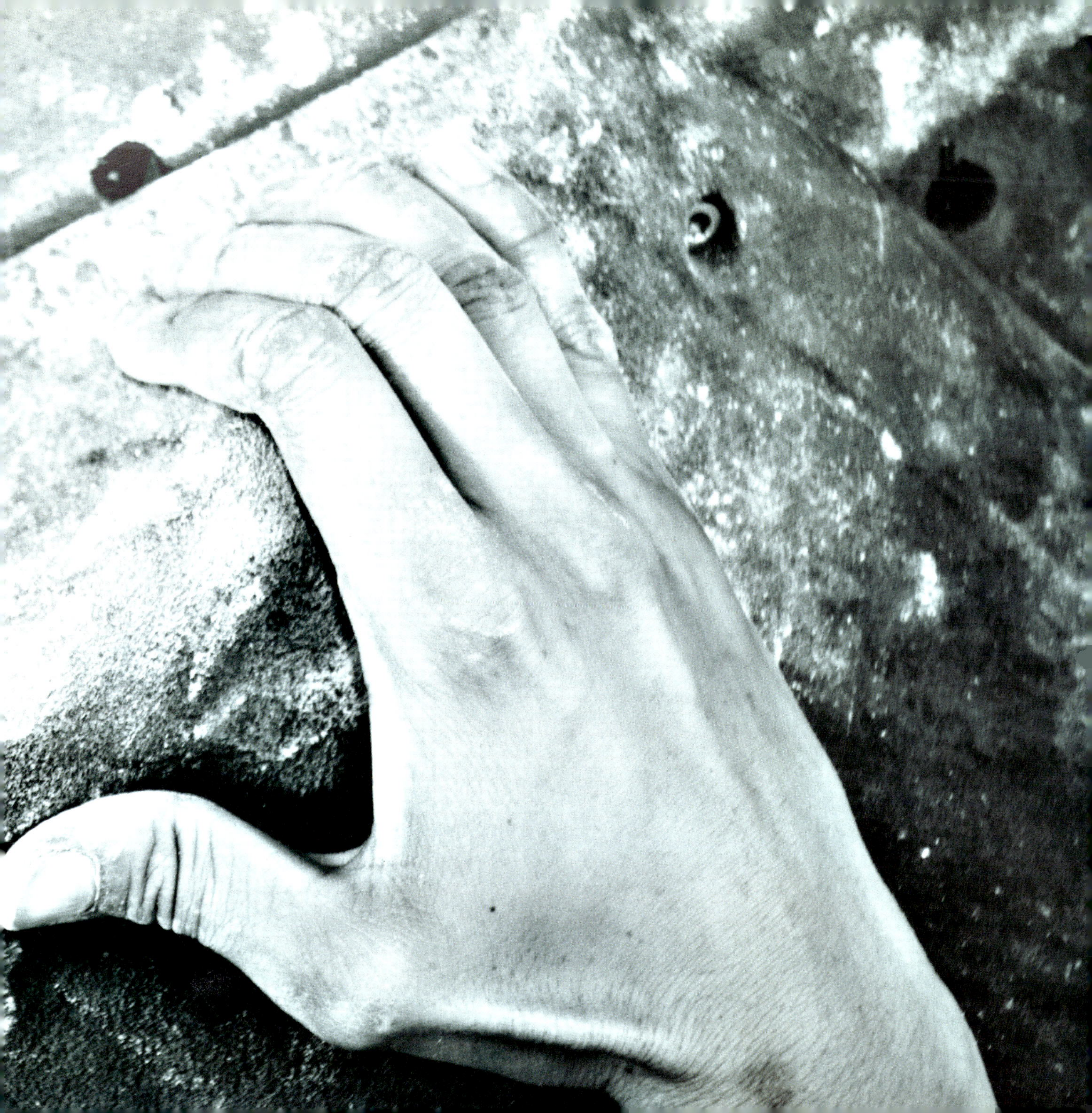

수퍼맨(Superman) 65쪽 참조

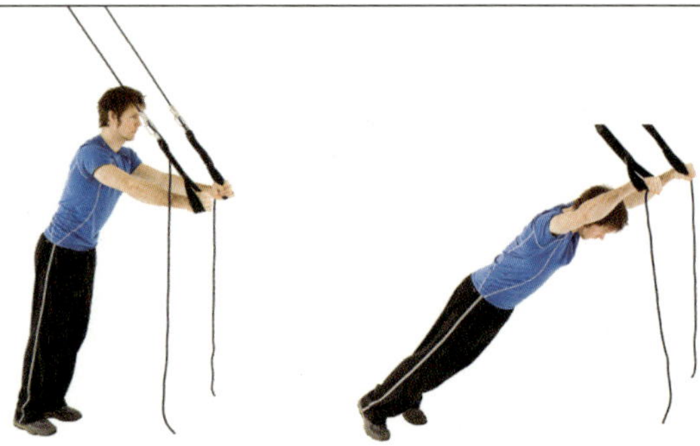

수퍼맨/플라이스(Superman/Flies) 65/67쪽 참조

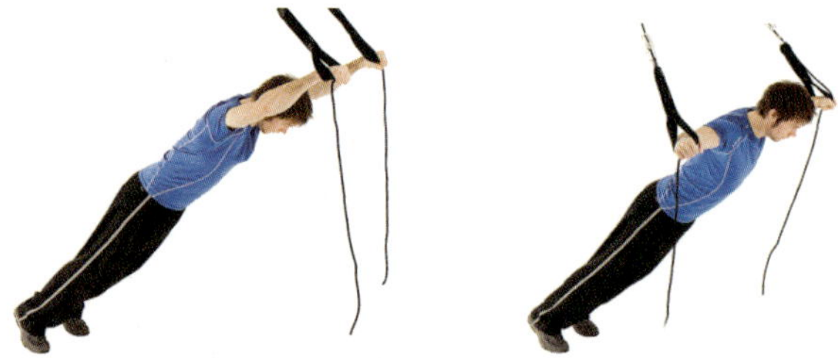

인터날로테이션(Internal rotation) 77쪽 참조

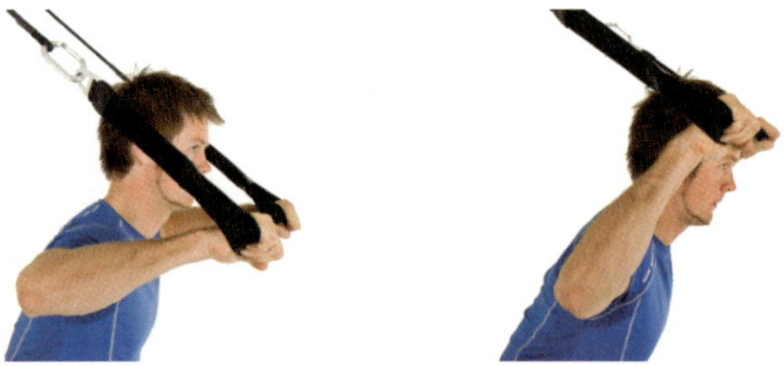

익스터날로테이션(External rotation) 76쪽 참조

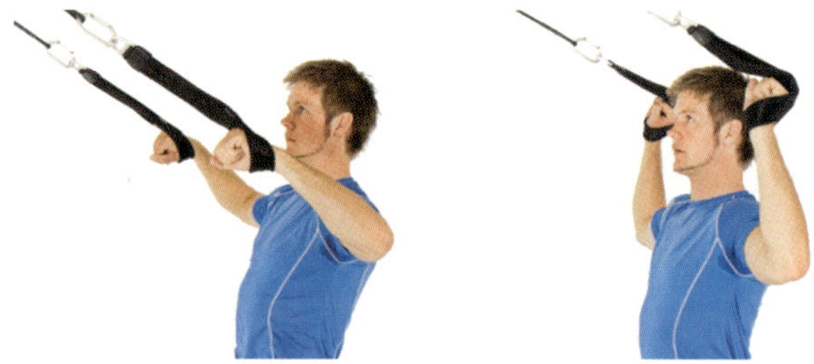

인클라인 풀업(Incline pull-ups) 73쪽 참조

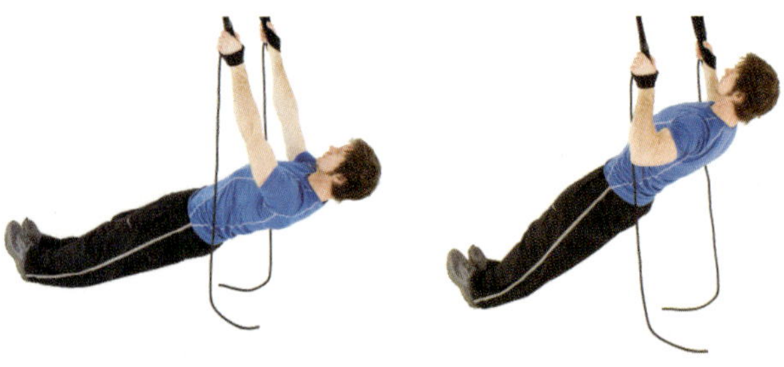

푸시업 온 어 휘트니스 볼(Push-ups on a fitness ball) 83쪽 참조

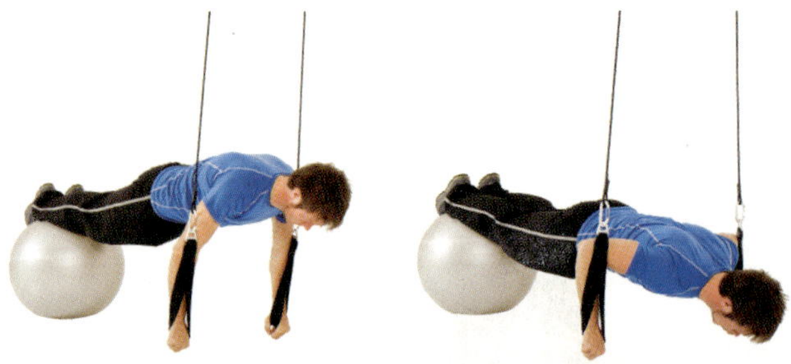

전문가의 조언
(expert advice)
이 운동은 매우 격렬하게 해야 하며 일주일에 5~8번 반복 운동을 2세트 해야합니다.

수퍼맨/플라이스(Superman/Flies)

수퍼맨(운동 3.2) 자세에서 운동을 시작하지만 앞으로 기대하지는 마십시오. 양 팔을 바깥쪽으로 움직여 어깨의 견갑골이 서로 가깝게 하고 플라이의 끝 자세로 끝나도록 하십시오(연습 3.4). 다시 수퍼맨의 시작 위치로 돌아갑니다.

인클라인 풀업(Incline pull-ups)

난이도를 높이기 위해서 여러분의 양 다리로 공이나 치료대 위에 올려 높은 상태로 이 운동을 해 보십시오.

오메가(Omega)

운동 4.6 사이트웨이 오메가와 같이 오른쪽 무릎이 왼쪽 팔꿈치에 닿게 한 다음, 다시 반대로 하게 해 보십시오.

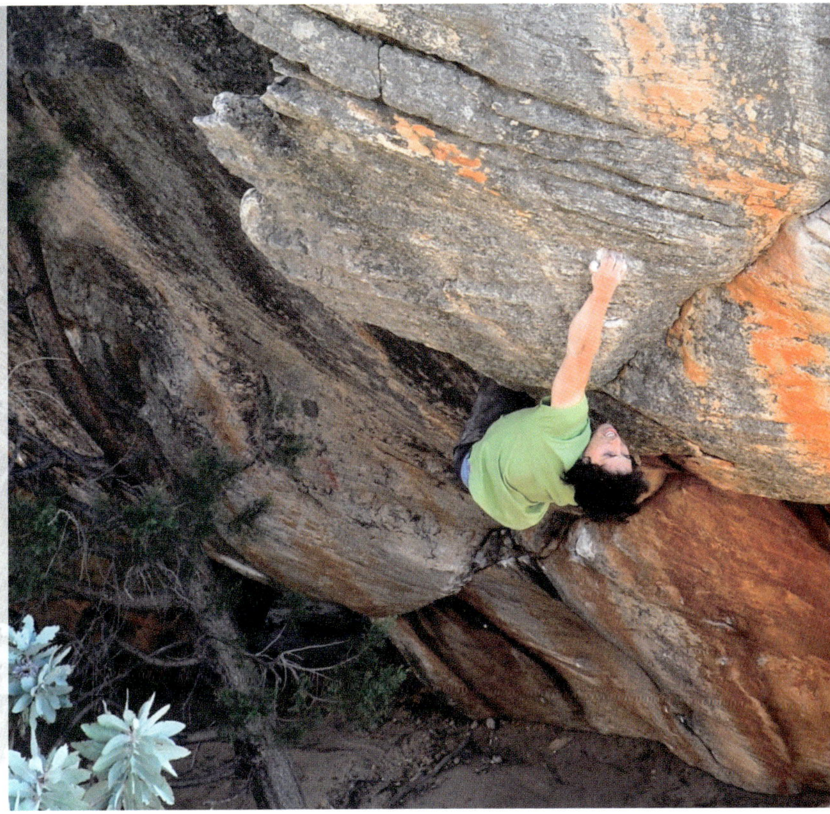

오메가(Omega) 94쪽 참조

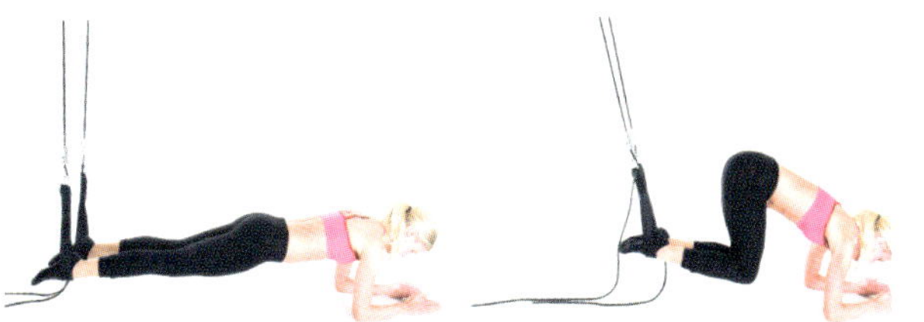

인클라인 핸드스탠드 프레스(Incline handstand press) 111쪽 참조

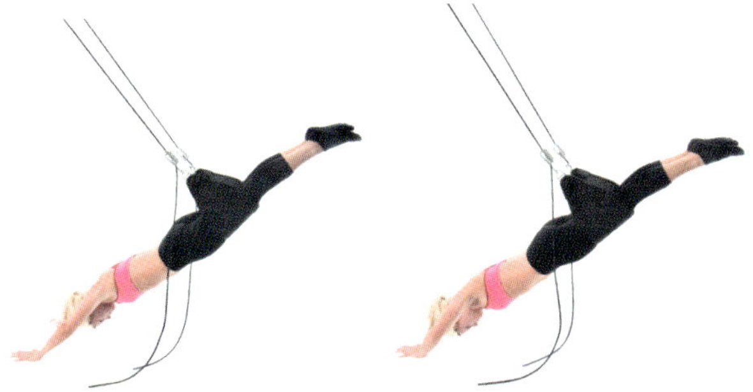

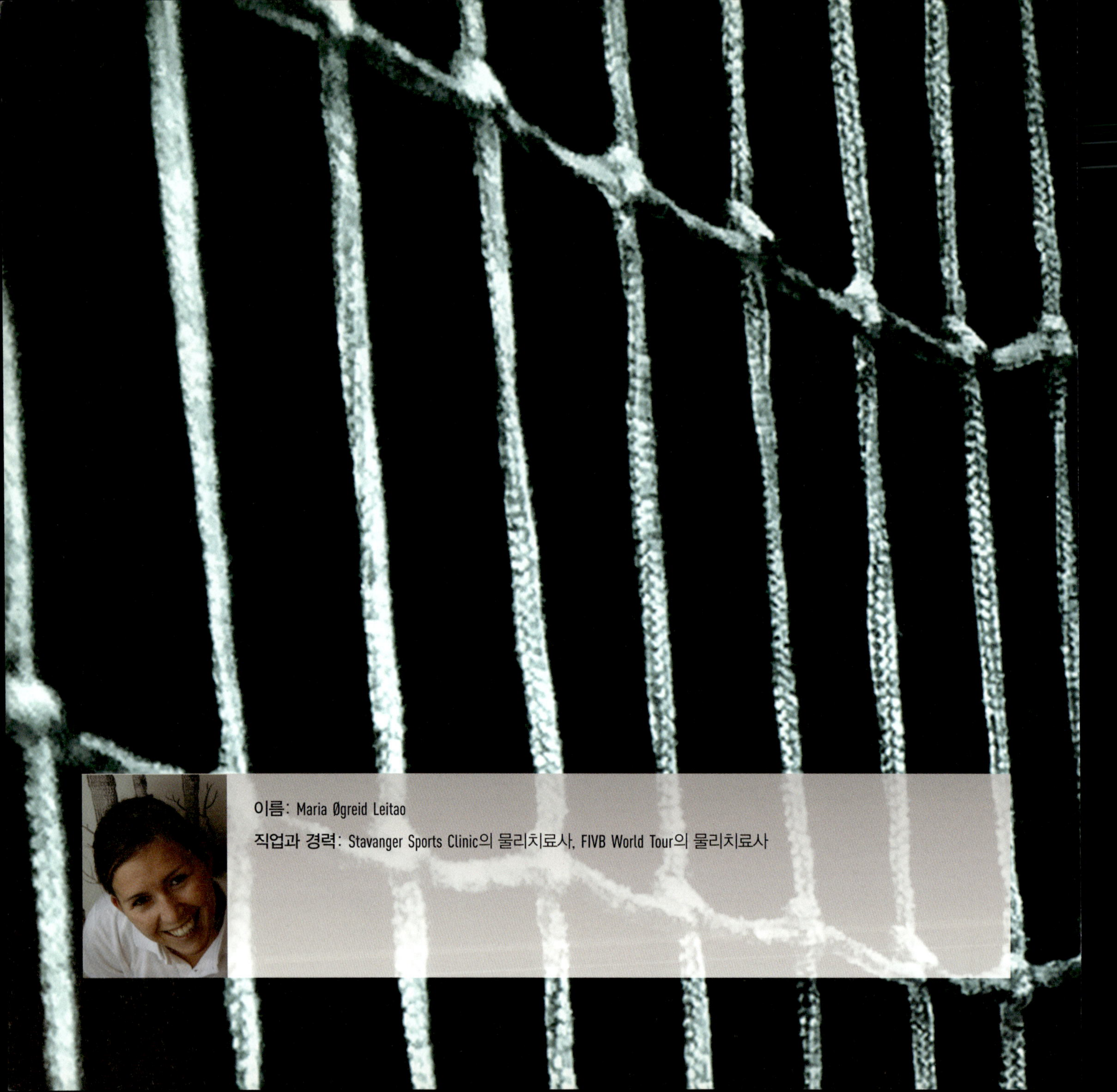

이름: Maria Øgreid Leitao

직업과 경력: Stavanger Sports Clinic의 물리치료사, FIVB World Tour의 물리치료사

배구를 위한 슬링 운동
(Sling training for Volleyball)

슬링 운동을 시작한 후에 나는 더 강해졌고,
좀 더 민첩해졌으며 부상도 덜 입었습니다.
나는 이 슬링 운동을 매일 운동과 모래코트에 서기 전
준비운동으로 하고 있습니다.

Tarjei Skarlund
프로 비치 발리볼 선수

하이 햄스트링 컬(High hamstring curl) 57쪽 참조

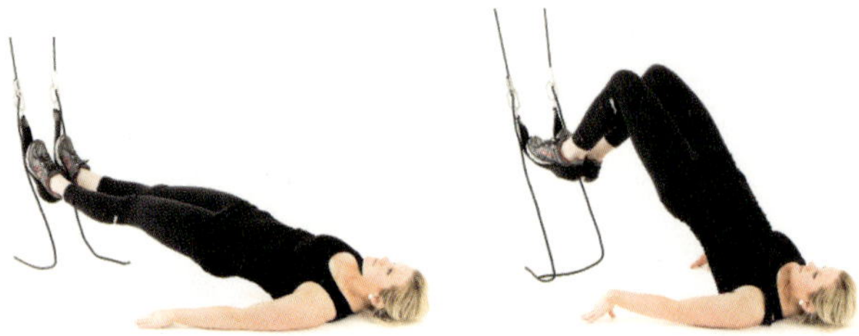

수퍼맨(High hamstring curl) 65쪽 참조

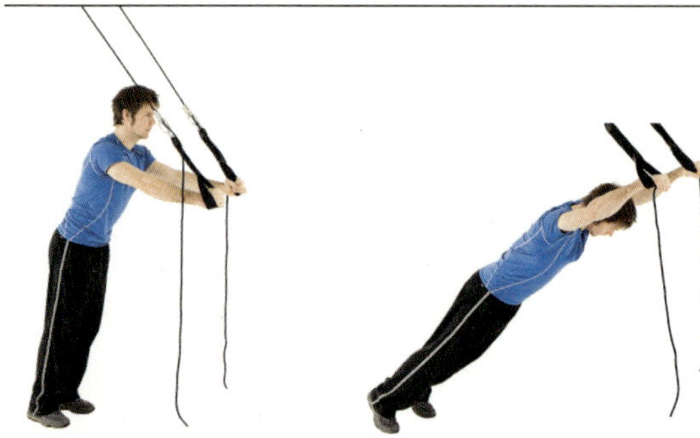

푸시업(Push–ups) 83쪽 참조

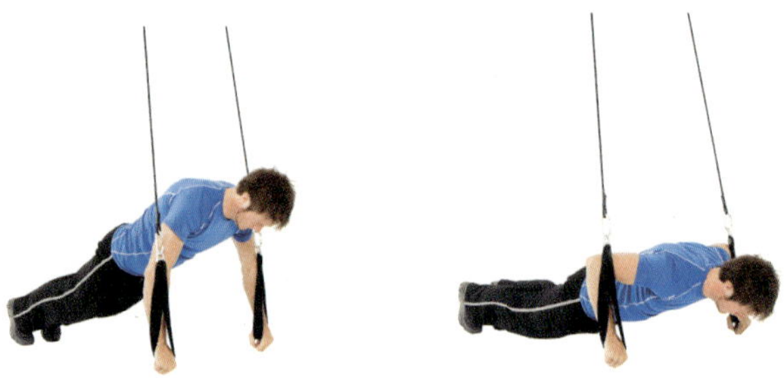

풀업(Pull–ups) 86쪽 참조

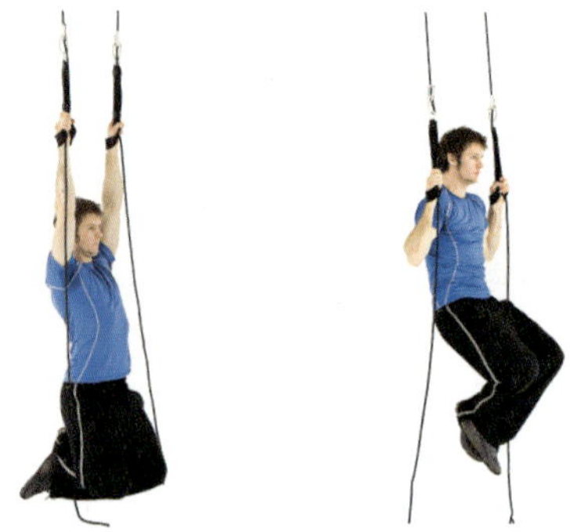

오메가(Omega) 94쪽 참조

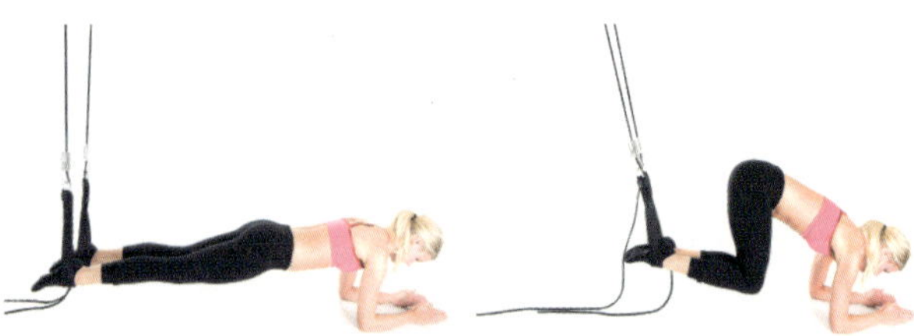

슬링 스콰트(Sling squat) 127쪽 참조

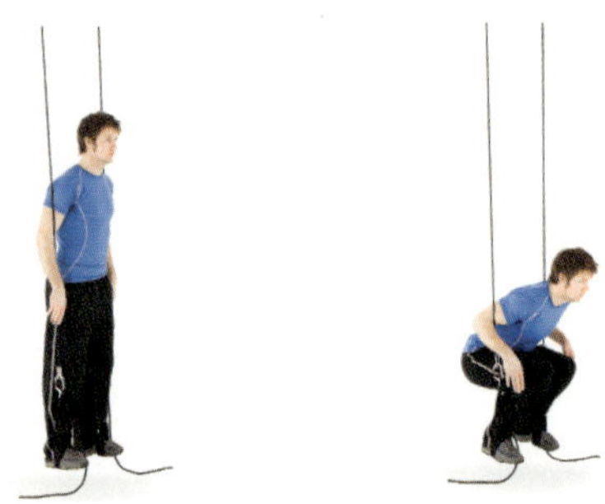

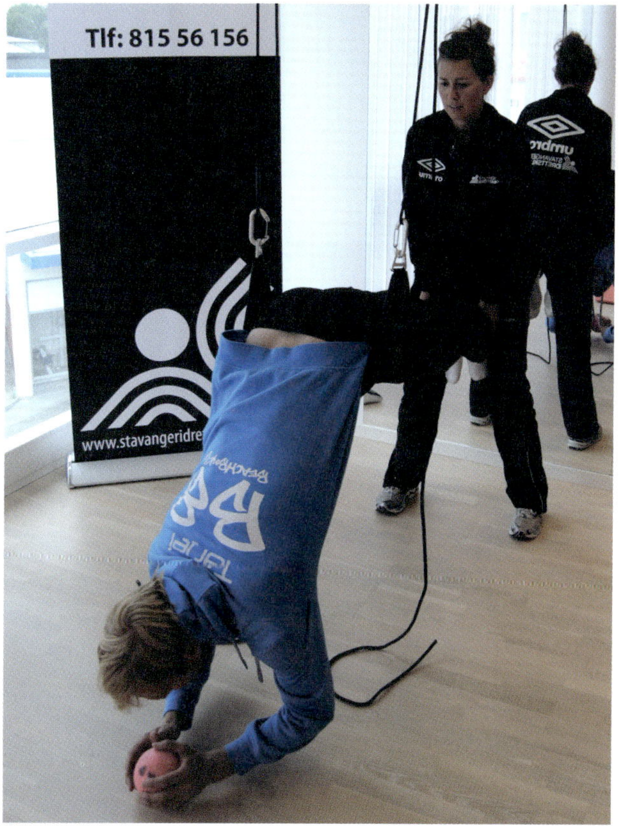

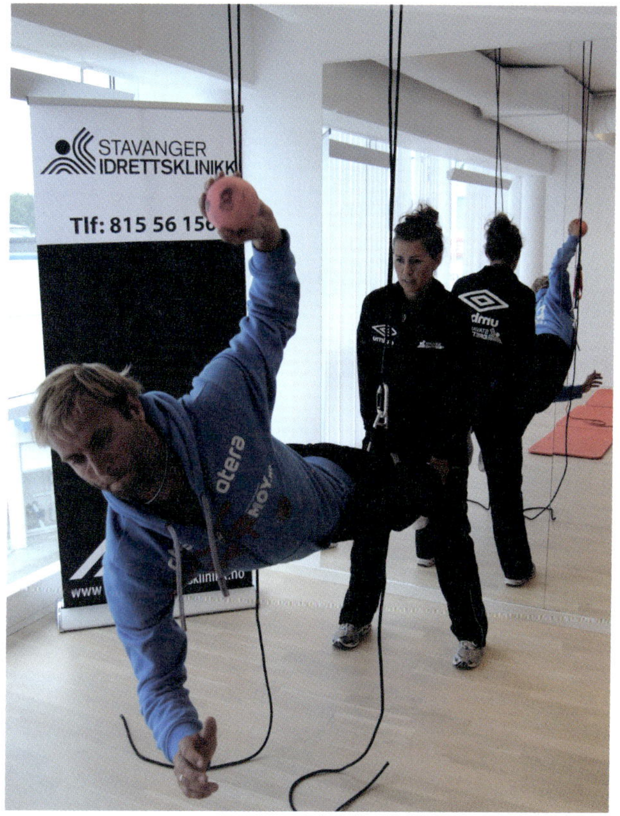

특수 배구 운동: 백 익스텐션 투 스매쉬(Specific volleyball exercise: Back extension to smash)

넓은 슬링을 고관절에 대고 시작하십시오. 앞으로 숙이고, 파트너가 다리를 잡고 슬링 위에서 균형이 잡도록 하십시오. 스매싱 동작을 흉내내기 전에 바닥에서 상체를 들어 올리십시오. 반대쪽 팔을 이용하여 스매싱 할 방향을 유도하십시오. 다른 팔도 반복해 보십시오.

전문가의 조언 (expert advice) 4-6번 반복을 3세트 하십시오. 자신의 수준에 맞게 운동을 조절하십시오. 우리는 이러한 운동을 함으로서 운동 능력이 향상된다는 것을 발견했습니다. 예를 들어, 현장에서 더 강하고 섬세하게 스매싱하는 능력을 향상시킵니다.

태권도를 위한 슬링 운동
(Sling training for Taekwondo)

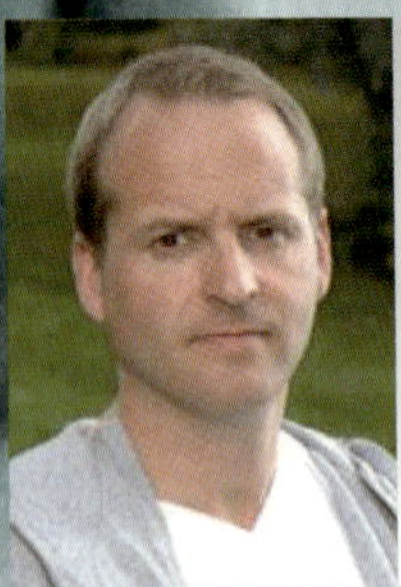

이름: Vegard Iversen

직업과 경력: 베르겐(Bergen) 대학 스포츠학과 부교수, 국제 태권도 연맹 국가대표팀 코치

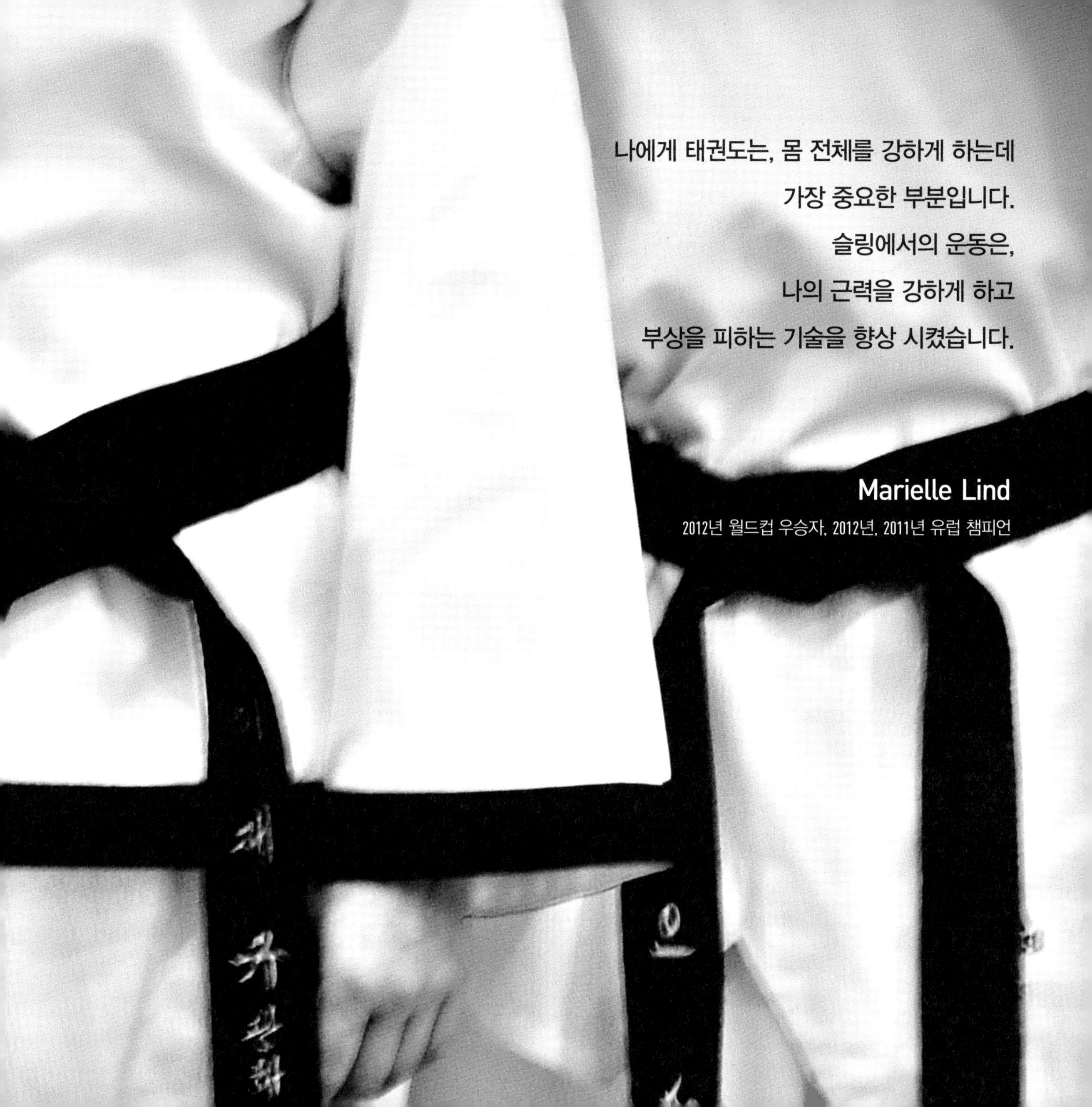

나에게 태권도는, 몸 전체를 강하게 하는데
가장 중요한 부분입니다.
슬링에서의 운동은,
나의 근력을 강하게 하고
부상을 피하는 기술을 향상 시켰습니다.

Marielle Lind

2012년 월드컵 우승자, 2012년, 2011년 유럽 챔피언

원 렉 햄스트링 컬(One leg hamstring curl) 58쪽 참조

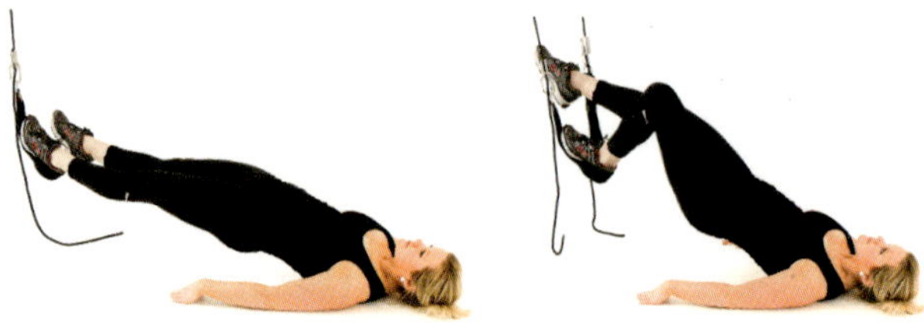

수퍼맨(Superman) 65쪽 참조

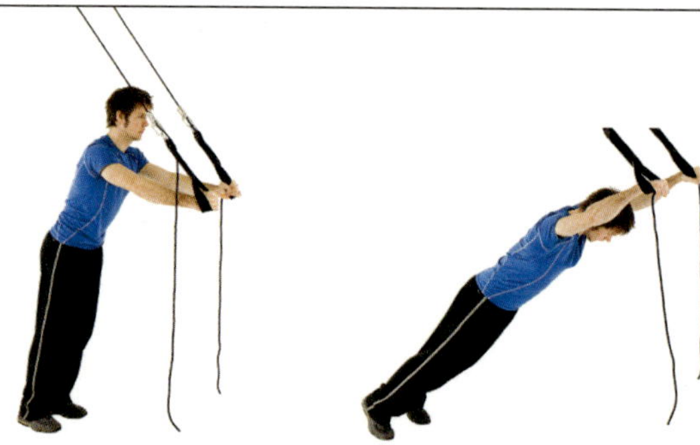

인클라인 풀업(Incline pull–ups) 73쪽 참조

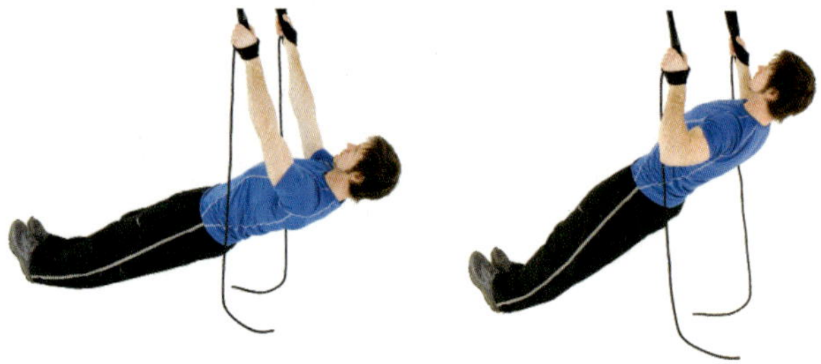

푸시업(Push–ups) 83쪽 참조

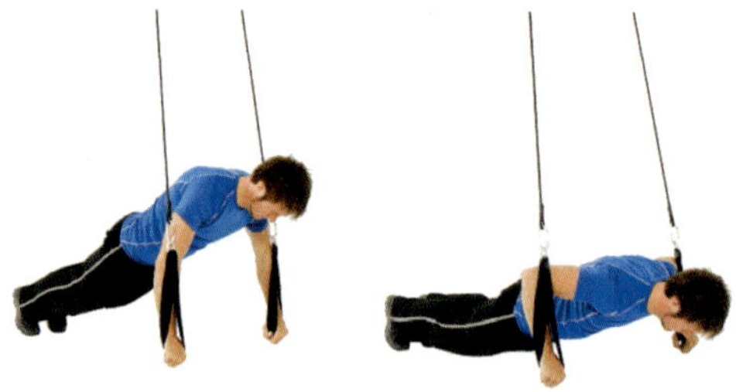

오메가(Omega) 94쪽 참조

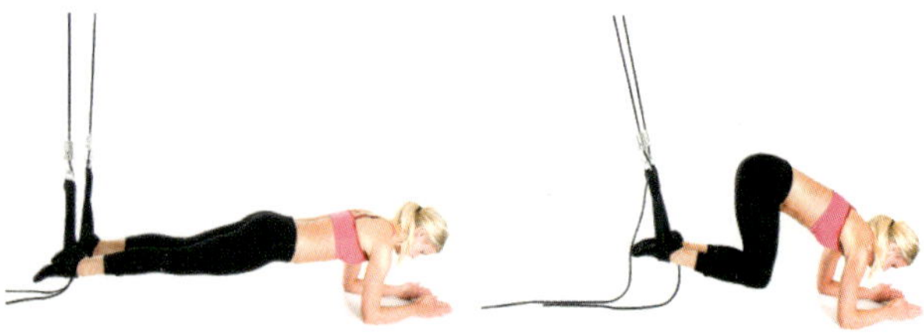

다이나믹 사이드 프랭크(Dynamic side plank) 100쪽 참조

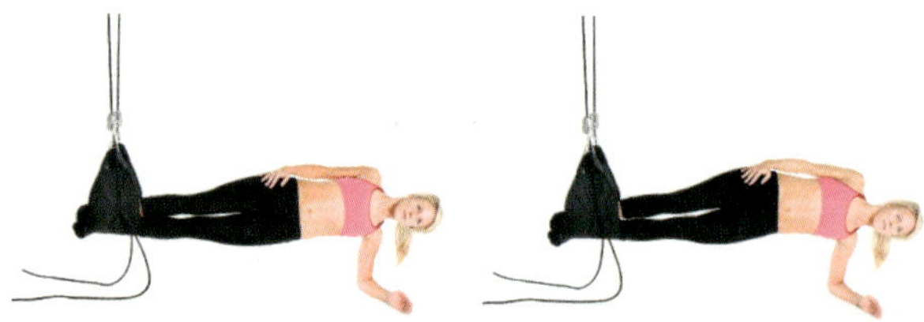

전문가의 조언 (expert advice) 모든 운동은 6-8번 반복하고 3세트 실시하십시오.

원 랙 햄스트링 컬(One leg hamstring curl)

만약 이 운동이 여러분에게 너무 쉽다면 운동 5.17 에그(The egg)로 이용하십시오.

다이나믹 사이드 프랭크(Dynamic side plank)

허벅지 근육에 부하를 증가시키기 위해서는 운동 2.11 슬링 다리 리프트(Sling leg lifts)과 운동2.12 안쪽 허벅지 리프트(Inner thigh lifts)와 이 운동을 결합할 수도 있습니다.

태권도 및 슬링 훈련 태권도는 훌륭한 균형과 근력 그리고 가동성이 필요한 스포츠입니다. 슬링 운동은 부상을 예방하는데 도움이 될 수 있습니다. 따라서 우리는 운동 프로그램에 슬링 운동을 추가하였습니다.

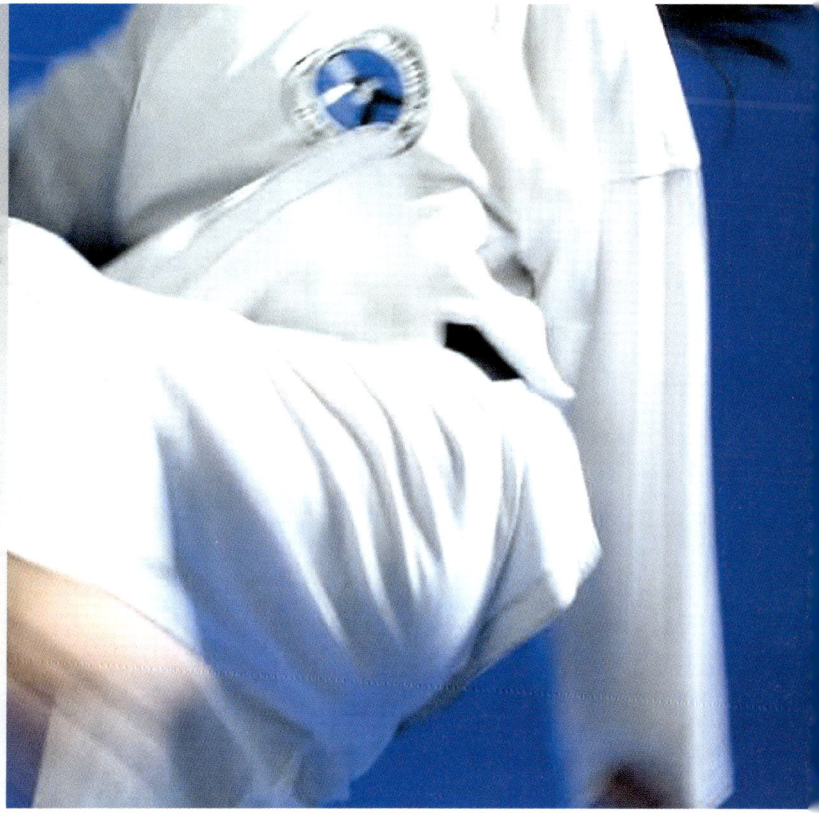

슬링 스콰트(Sling squat) 127쪽 참조

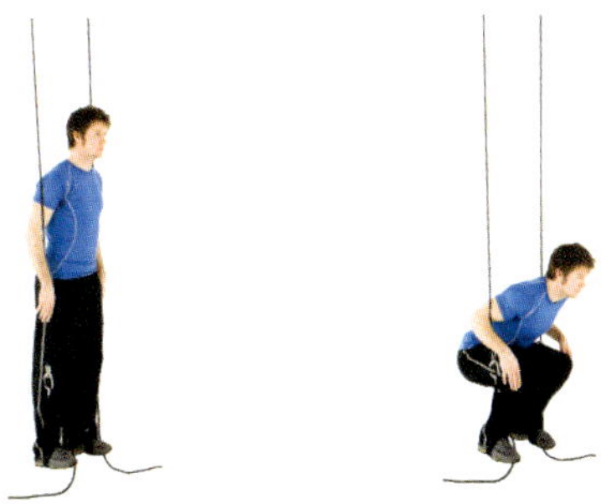

원 핸드 원 풋 오메가(One hand one foot omega) 114쪽 참조

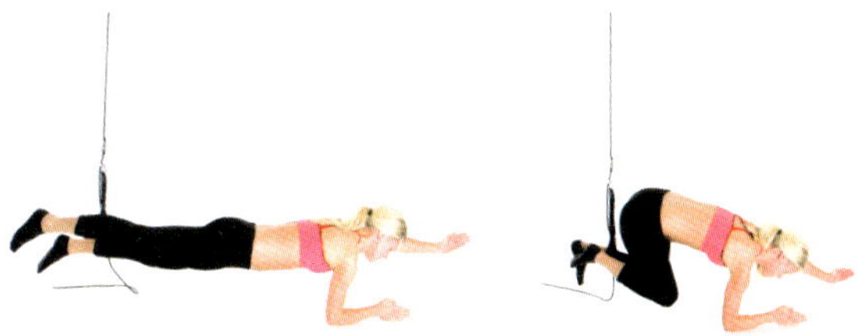

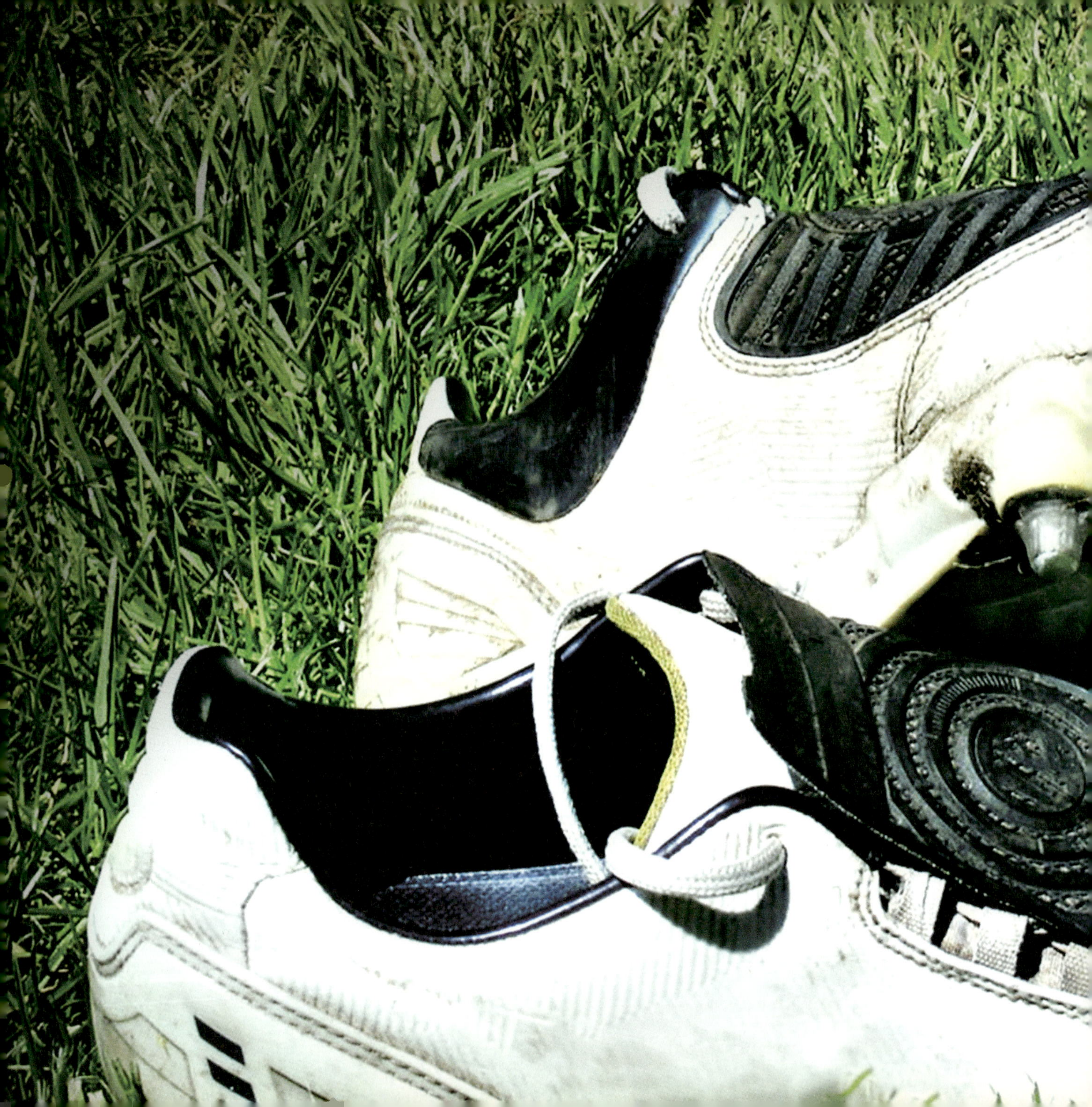

축구를 위한 슬링 운동
(Sling training for Soccer)

슬링 운동은 기능적 근력을
훈련시키는데 매우 훌륭한 방법입니다
운동 선수들과 운동을 할 때
가장 중요한 도구 중 하나입니다

Halvard Grova
Msc. physical therapist for Viking Football Club

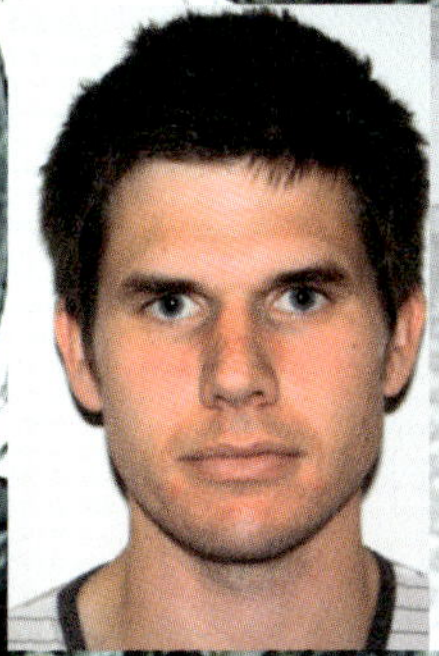

이름: Halvard Grova
직업과 경력: Msc. 스포츠 전문 물리치료사, Viking Football Club의 물리치료사

백워드 런지(Backward lunge) 52쪽 참조

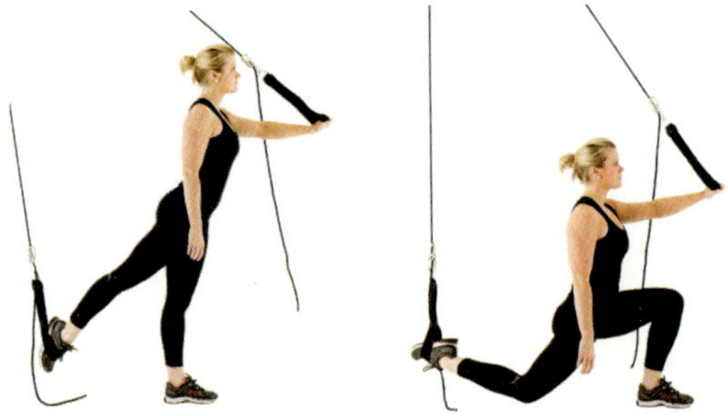

하이 햄스트링 컬(High hamstring curl) 57쪽 참조

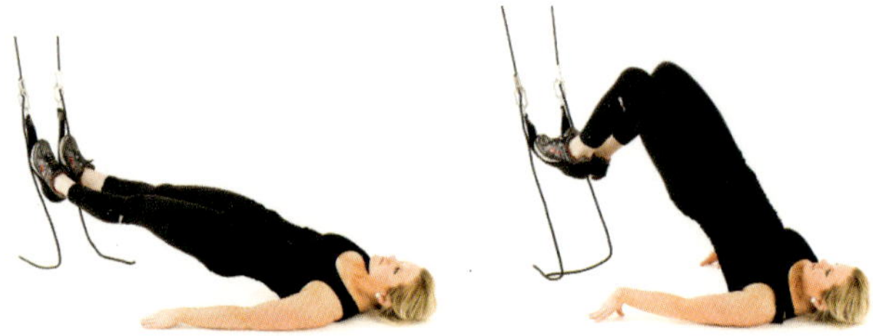

슬링 랙 리프트(Sling leg lifts) 60쪽 참조

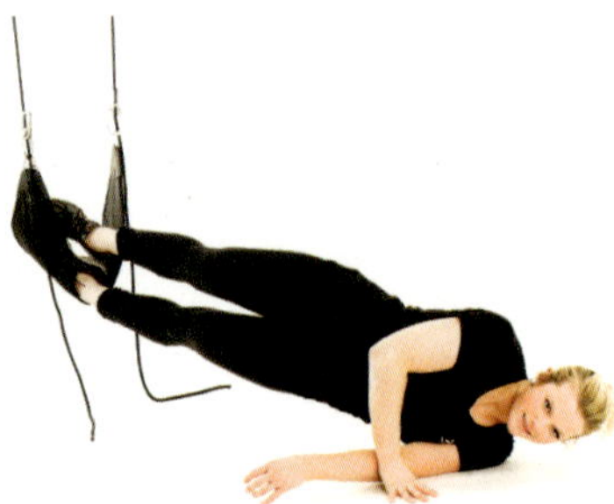

이너 싸이 리프트(Inner thigh lifts) 61쪽 참조

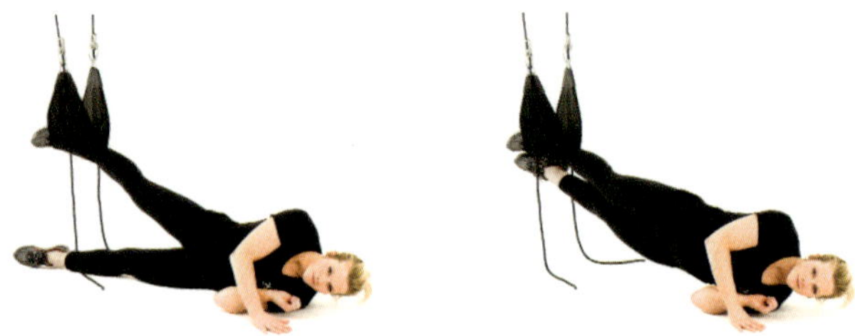

프랭크(The plank) 92쪽 참조

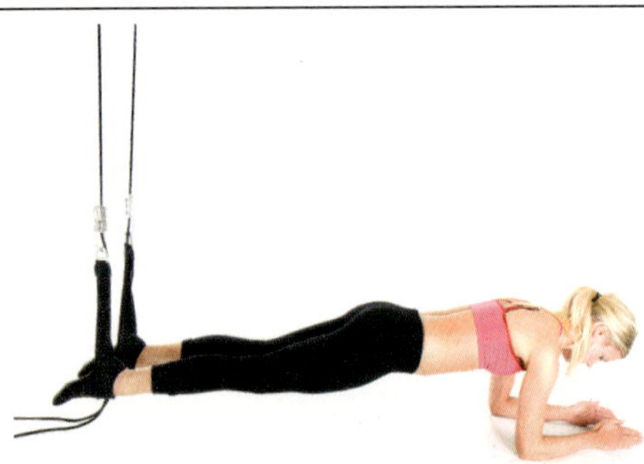

수파인 프랭크 로테이션(Supine plank rotation) 103쪽 참조

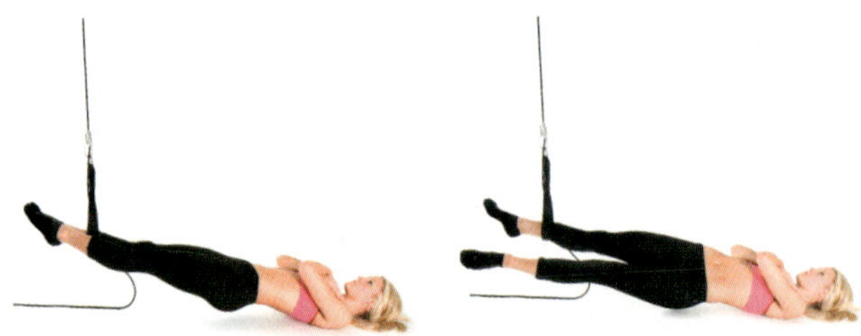

전문가의 조언 (expert advice) 10번 반복을 3세트 합니다. 프랭크 자세에서 30~60초간 유지합니다.

이너 싸이 리프트(Inner thigh lifts)
끝 자세에서 10초간 유지하십시오. 그 다음 멈추지 말고 조절하며 10번 반복합니다.

프랭크(The plank)
이렇게 변형을 시켜 보십시오; 한 발을 슬링에 넣고, 반대측 발은 천장을 향해 들어올립니다. 여러분이 뒤차기를 하는 것처럼 흉내를 냅니다. 이 과정을 10번 반복합니다.

수파인 프랭크 로테이션(Supine plank rotation)
10번 반복하기 전에 시작 자세를 10초간 유지합니다.

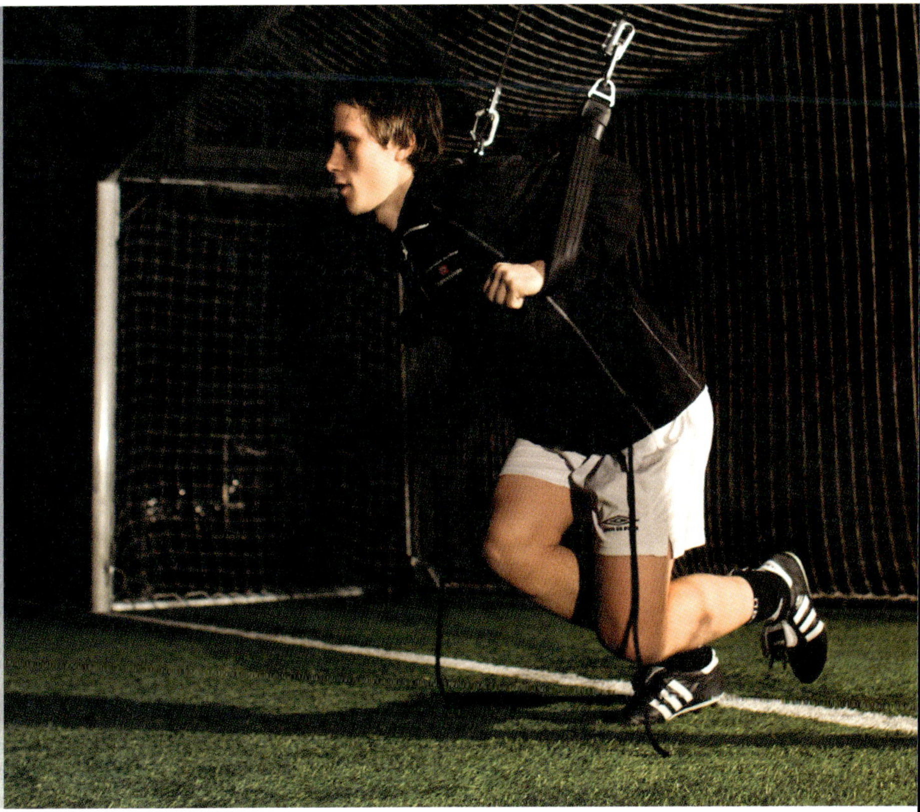

원 핸드 원 풋 오메가(One hand one foot omega) 114쪽 참조

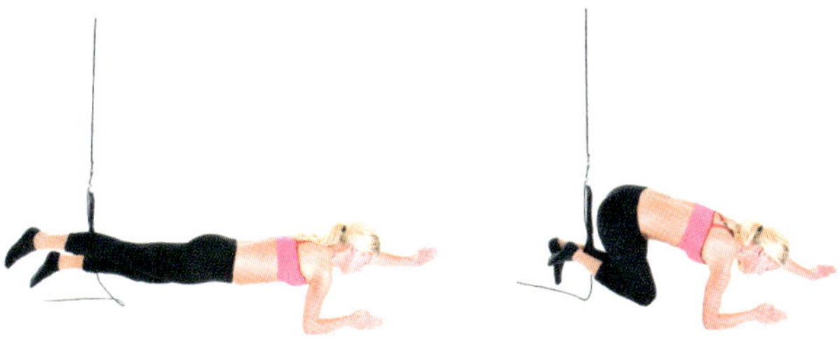

슬링 스쾃트(Sling squat) 127쪽 참조

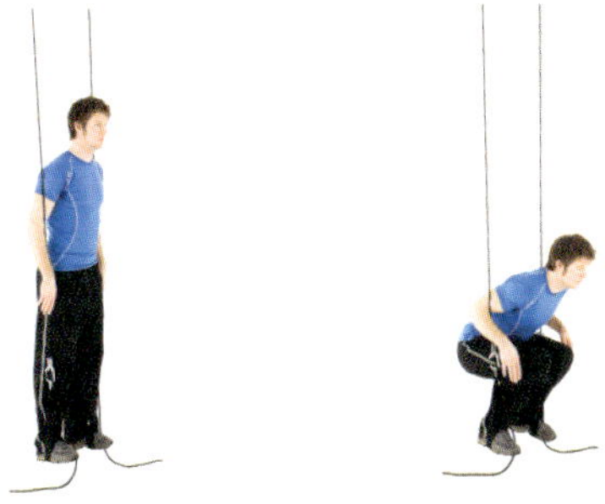

골프를 위한 슬링 운동
(Sling training for Golfing)

나는 많은 특수 운동을 배울 수 기회가 있었기
때문에 골프 운동 시에 슬링 운동을 실시했습니다.
운동선수들은 부상을 입지 않고 기능적
그리고 특별한 운동을 할 동기 부여가 됩니다.

Marcus Pettersson

Physical Therapist for golfers on the European Tour

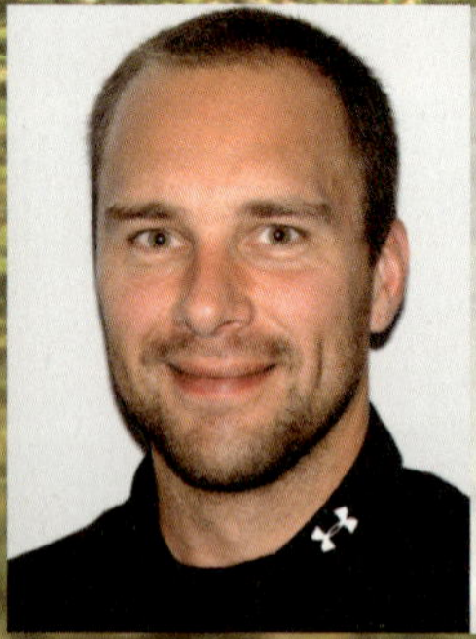

이름: Marcus Petterson

직업과 경험: 물리치료사 및 퍼서널 트레이너, 유럽피언 투어 스포츠물리치료사, Betterperformance의 CEO

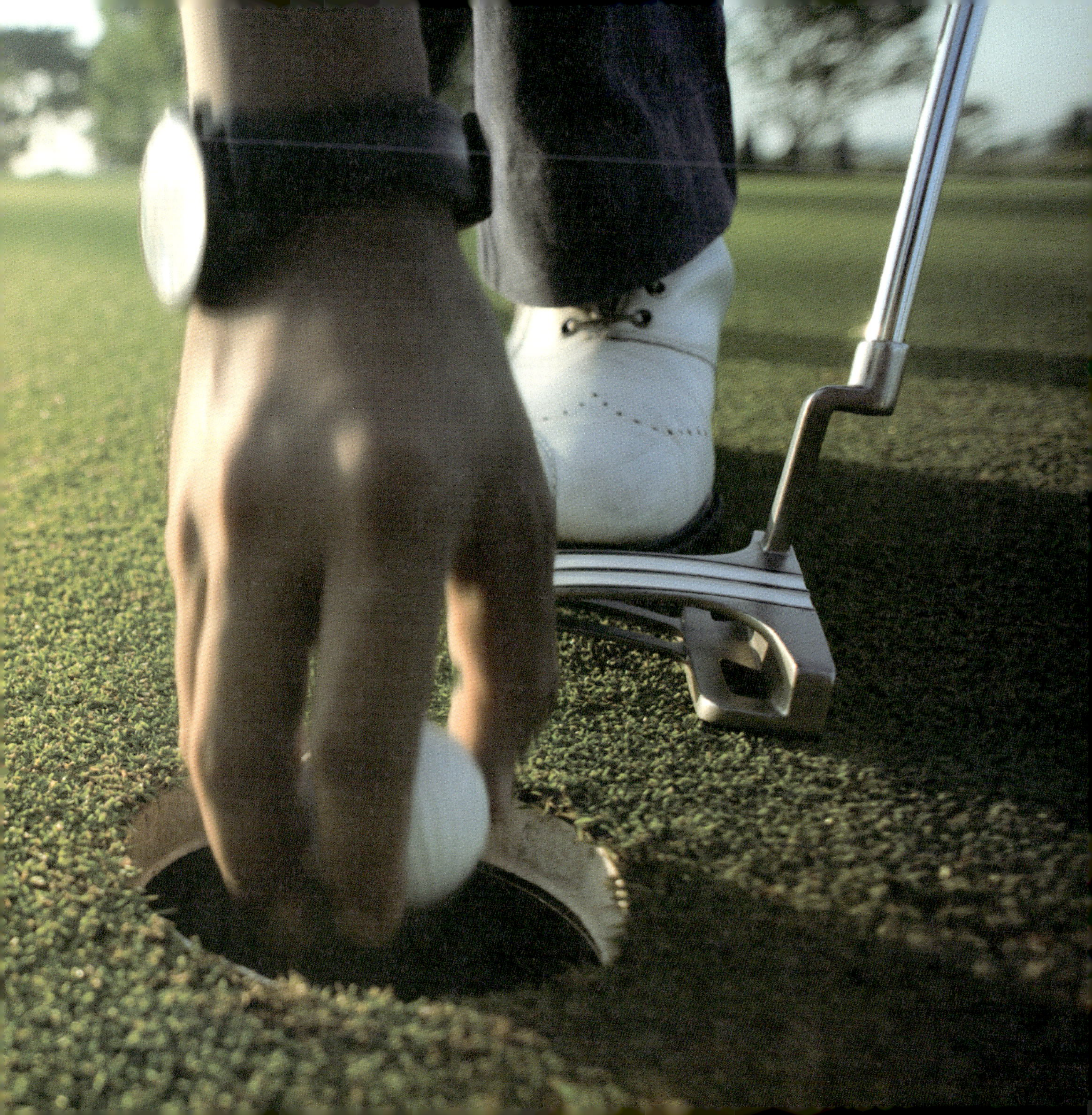

슬링 랙 리프트(Sling leg lifts) 60쪽 참조

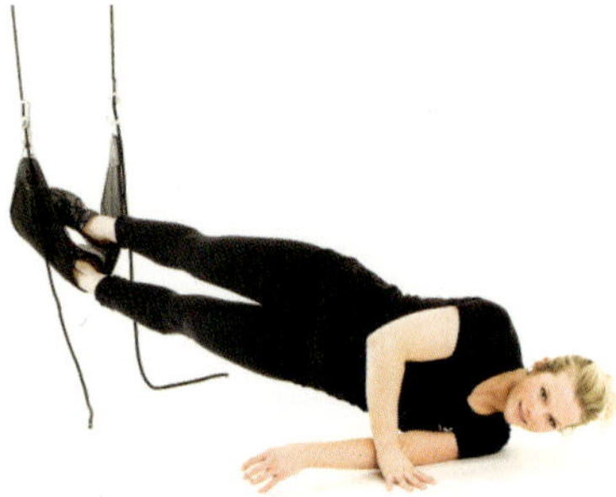

리버스 플라이스(Reverse flies) 69쪽 참조

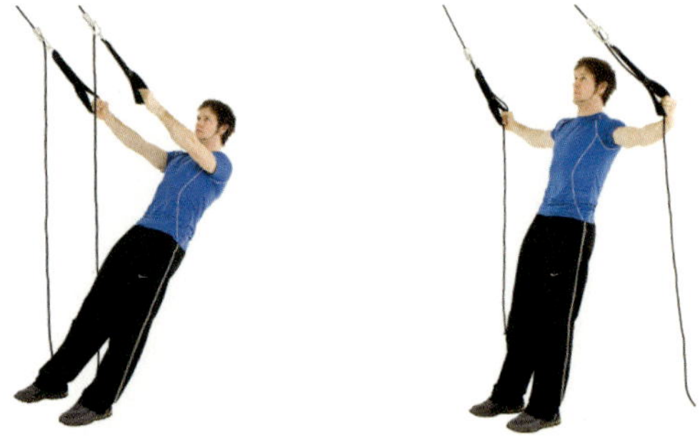

원 암 로우(One arm row) 72쪽 참조

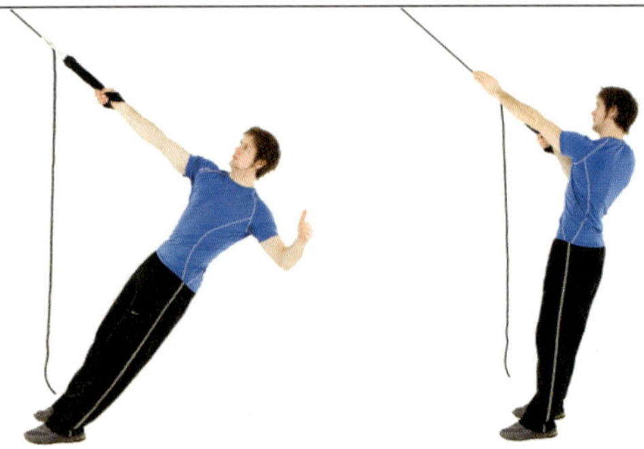

오메가(Omega) 94쪽 참조

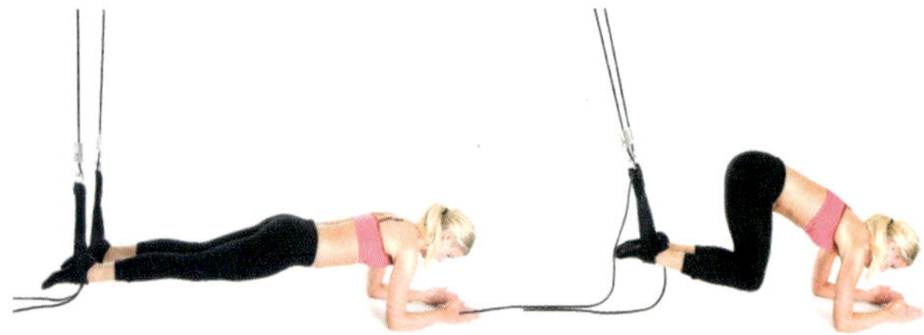

다이나믹 사이드 프랭크(Dynamic side plank) 100쪽 참조

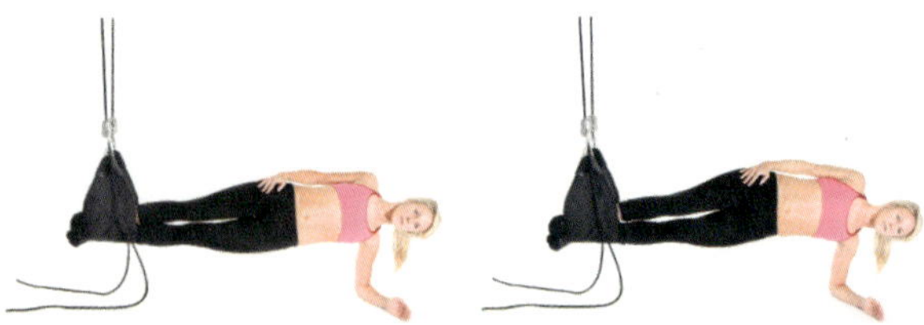

수파인 프랭크 로테이션(Supine plank rotation) 103쪽 참조

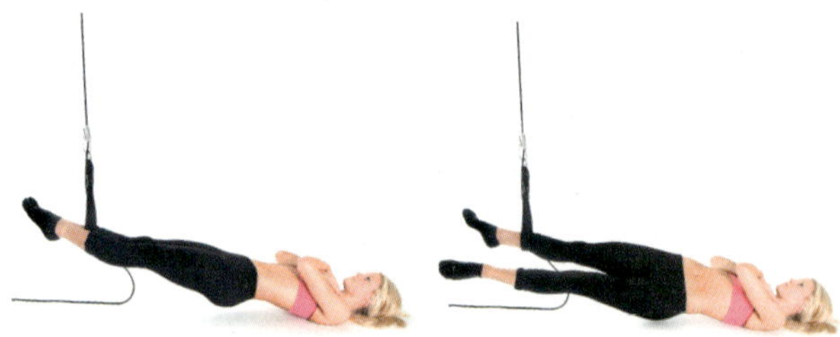

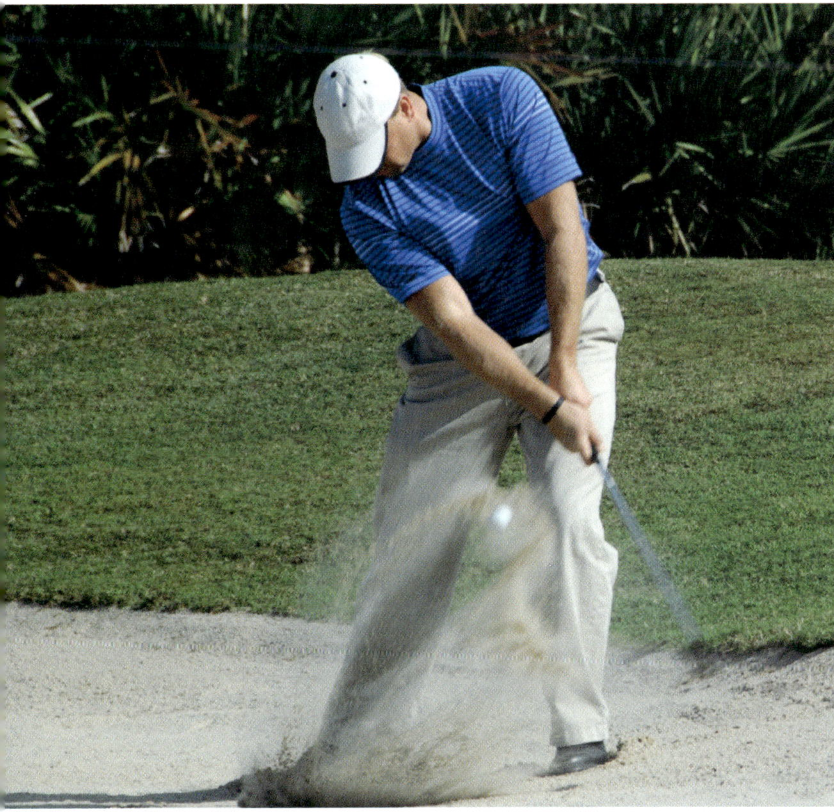

전문가의 조언 (expert advice) 이 전신적인 운동은 골프 시즌 동안 전반에 걸쳐 사용될 수 있을 것입니다. 6~8번 반복을 4세트 실시하십시오.

태골프와 슬링 운동 만약 여러분이 타이거 우즈 시대 이전과 현재의 골퍼들을 비교해 본다면, 스윙에서 완전히 새로운 수준의 근력과 일관성이 있습니다. 골퍼가 장기간에 걸쳐 정확성을 유지하려면 폭발적인 근력과 지구력이 필요합니다.

특수 운동: 로테이팅 크로스(Specific exercise: Rotating cross)

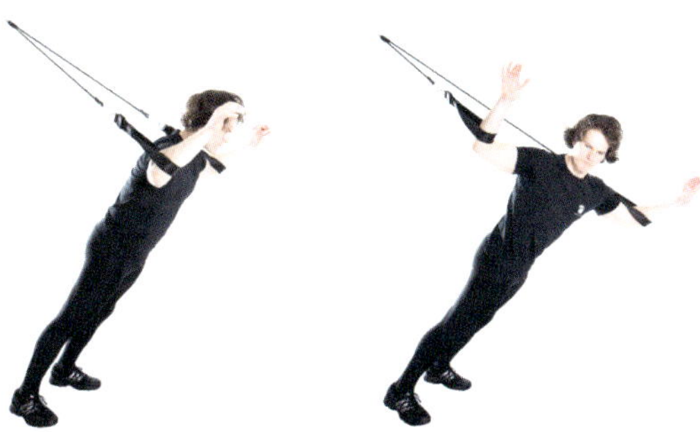

이 운동은 플라이스(운동 3.4) 운동의 끝 자세에서 시작되며, 슬링은 전완부 주위에 견고하게 고정합니다. 고관절은 단단히 고정하고 상체를 한쪽으로 천천히 돌립니다. 다시 천천히 되돌아가고, 반대쪽에도 반복하십시오.

사격을 위한 슬링 운동
(Sling training for Shooting)

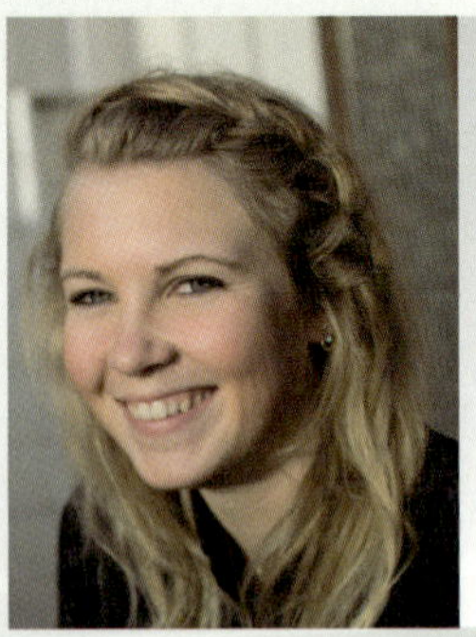

이름: Charlotte Taanevig

직업과 경험: 물리치료사, 2010년 노르웨이 여자 소총 사격 챔피언

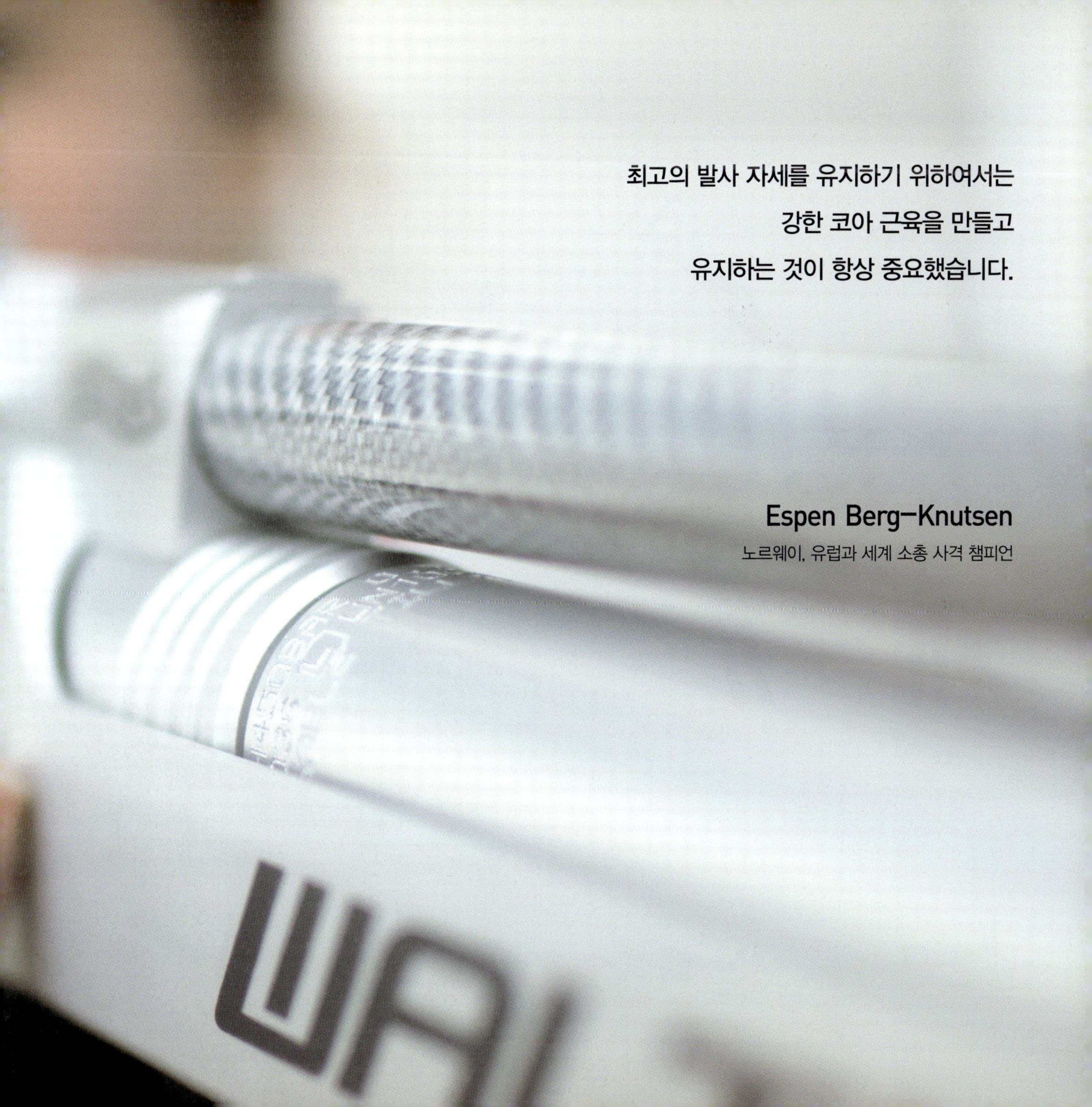

최고의 발사 자세를 유지하기 위하여서는
강한 코아 근육을 만들고
유지하는 것이 항상 중요했습니다.

Espen Berg-Knutsen

노르웨이, 유럽과 세계 소총 사격 챔피언

수퍼맨(Superman) 65쪽 참조

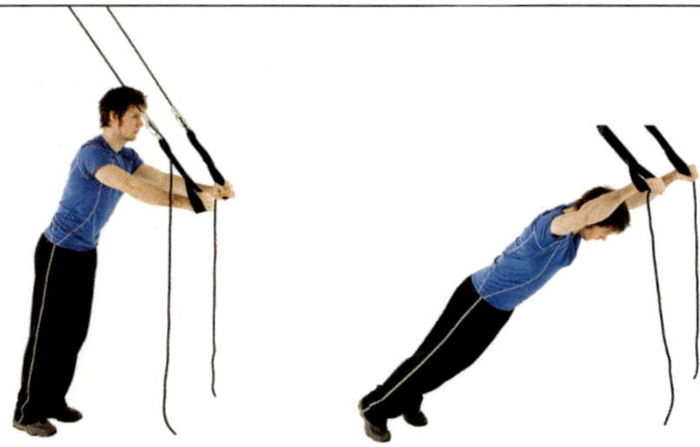

인클라인 풀업(Incline pull-ups) 73쪽 참조

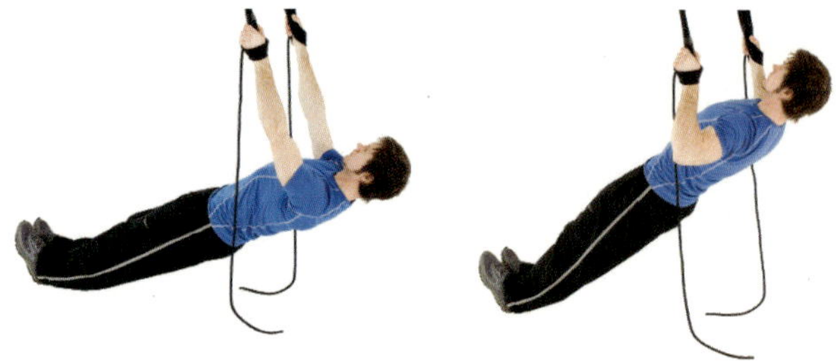

사이드 프레스(Side press) 75쪽 참조

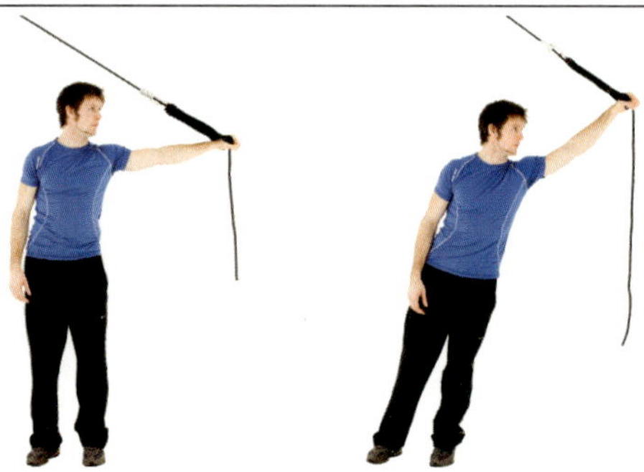

프랭크(The plank) 92쪽 참조

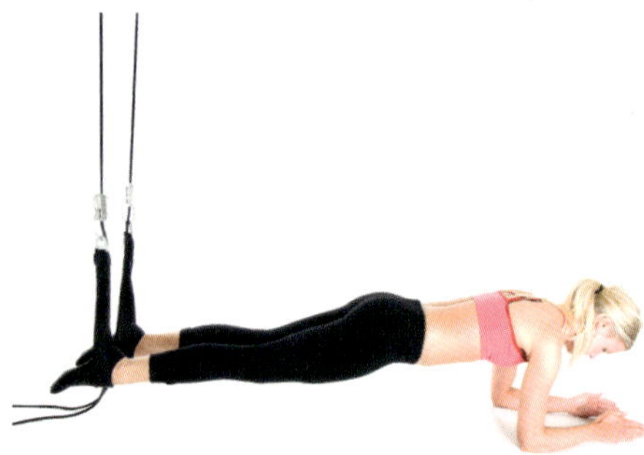

트위스티드 프랭크(Twisted plank) 96쪽 참조

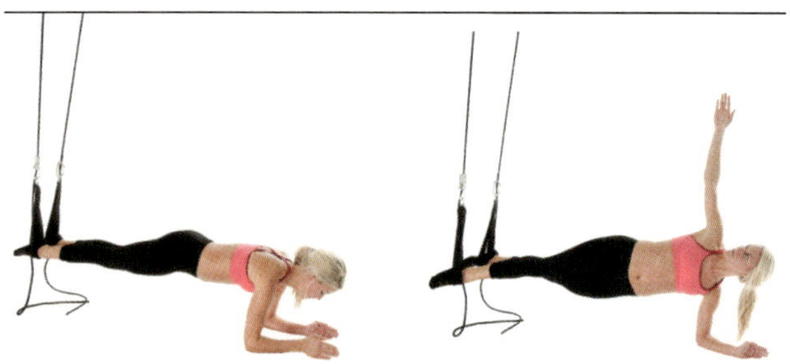

델타(Delta) 97쪽 참조

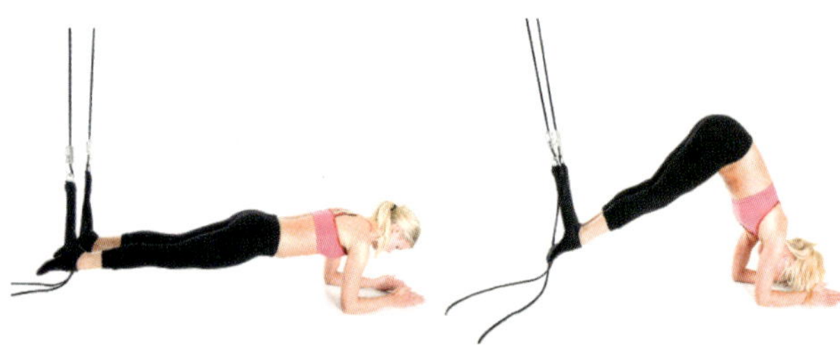

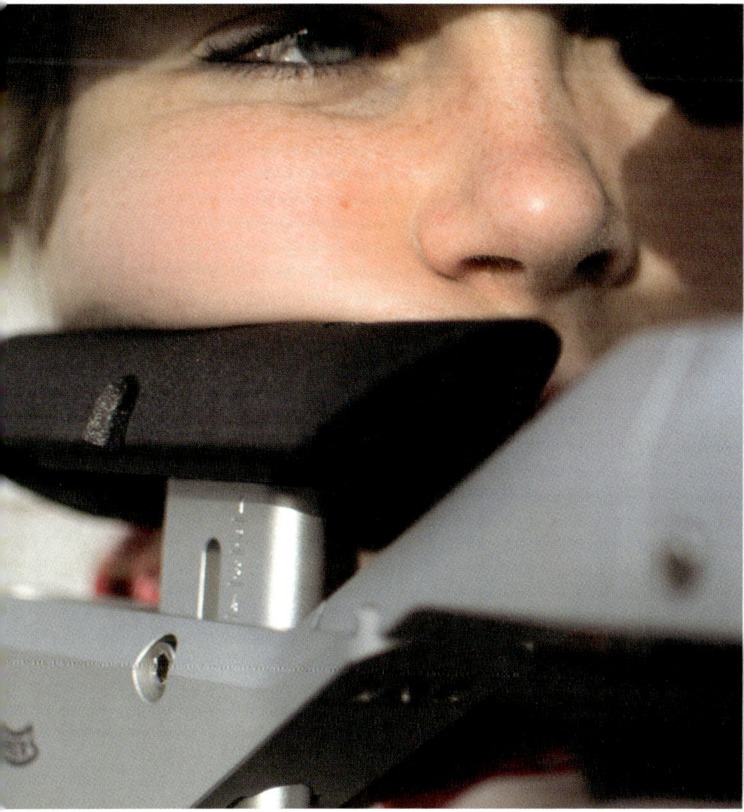

전문가의 조언 (expert advice) 사격과 스포츠를 높은 관련성이 있는 운동으로 만들고자 한다면, 짧은 휴식 시간(30 초~1분)과 많은 반복(15~20번)과 많은 세트(3~8회)로 목표를 세워야 합니다.

사격 및 슬링 운동 사격은 장시간 동안 눕거나 앉거나 서서 같은 자세로 있어야 하는 정적 운동입니다. 이것은 신체의 조직에 비대칭적인 긴장을 만듭니다. 코어 근육를 강화시키고 안정화시키는 것은 운동 손상을 예방하는데 도움이 될 수 있습니다.

사이드 프랭크(Side plank) 99쪽 참조

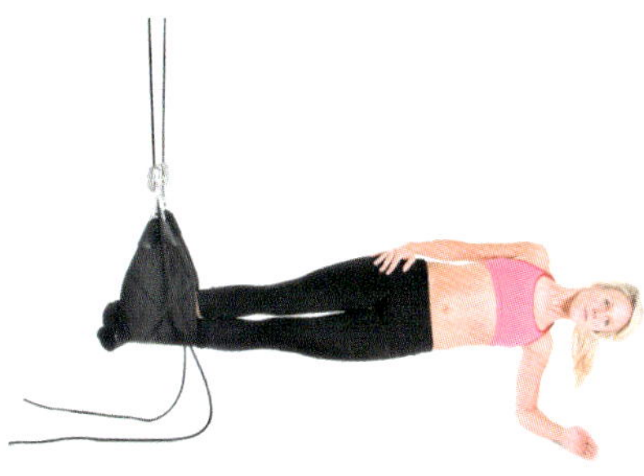

수파인 프랭크 로테이션(Supine plank rotation) 103쪽 참조

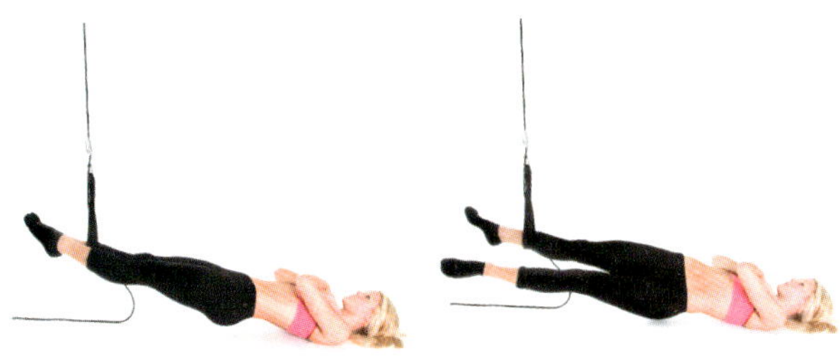

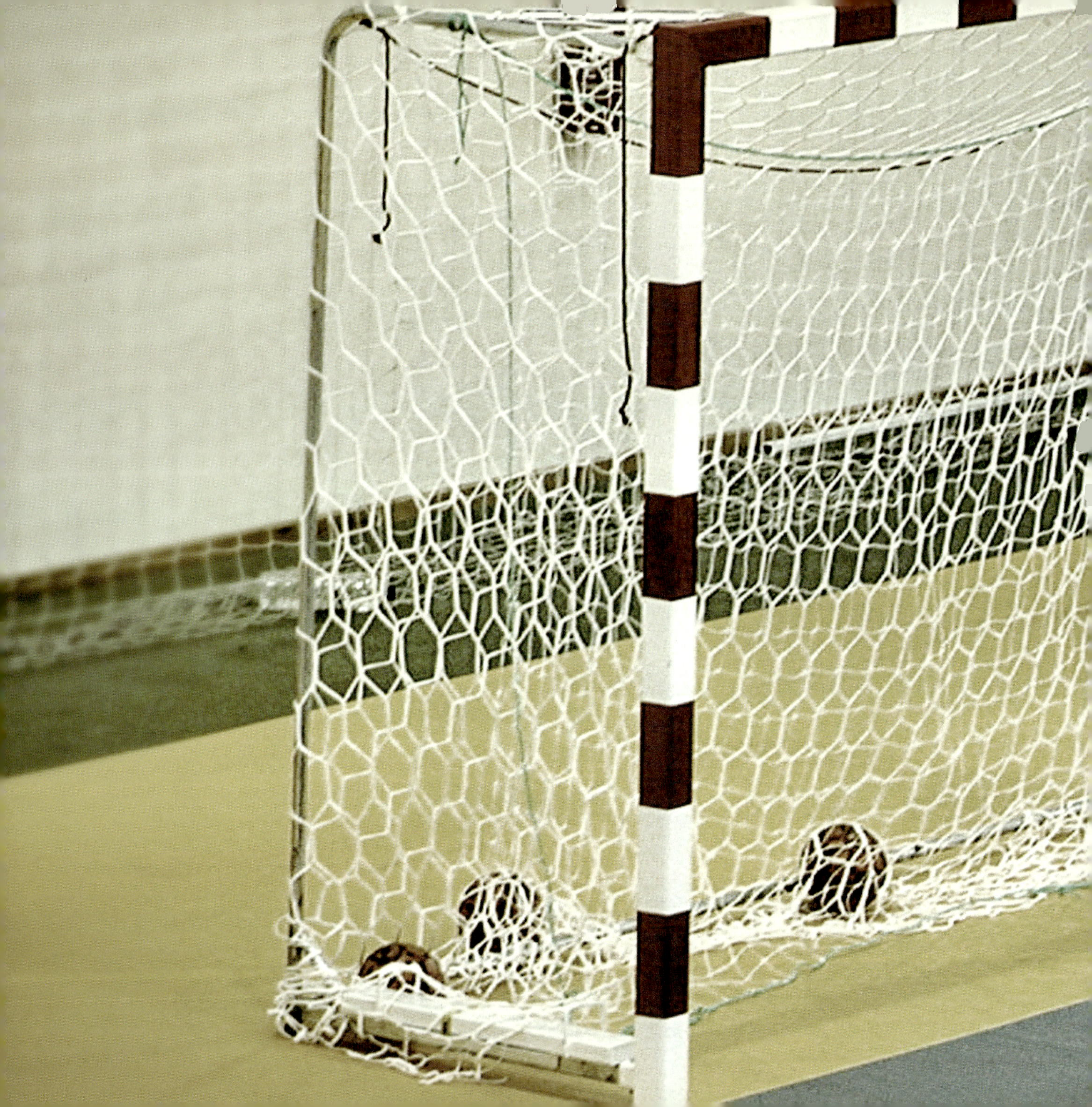

핸드볼을 위한 슬링 운동

(Sling training for Handball)

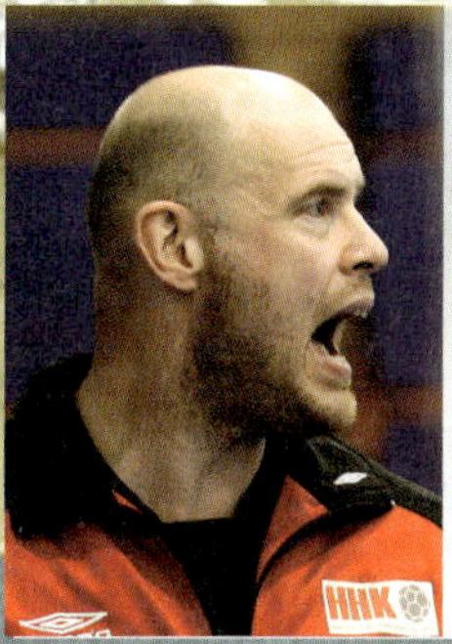

이름: Mika Nurmi

직업과 경력: Haugaland Handballclub 코치, Haugesund Elite Sports Academy 핸드볼 학과 강사.

포스튜랄 스쿼트(Postural squat) 47쪽 참조

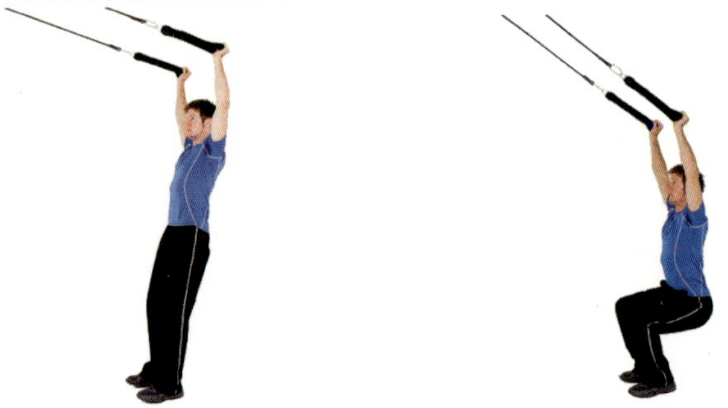

백워드 런지(Backward lunge) 52쪽 참조

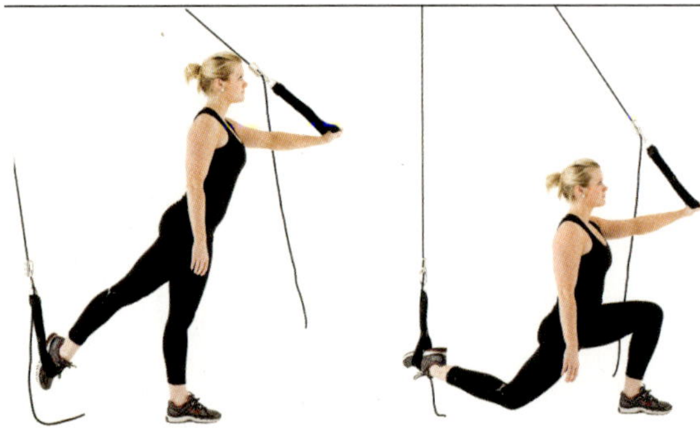

스타빌리티 런지(Stability lunge) 54쪽 참조

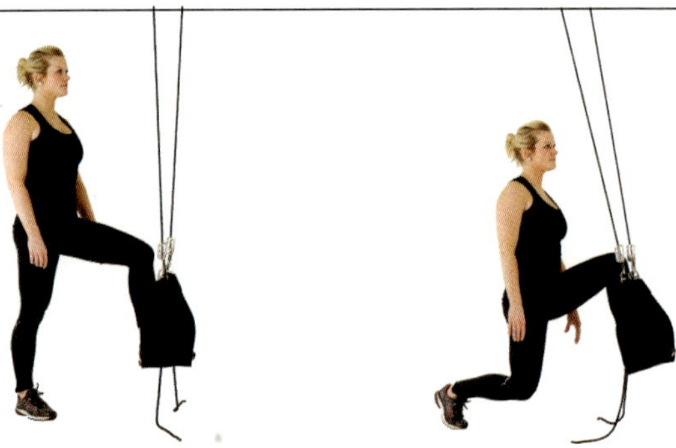

서포티드 딥(Supported dips) 84쪽 참조

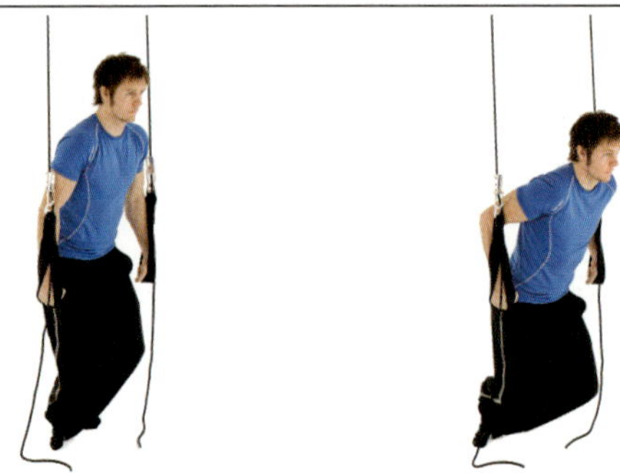

프랭크(The plank) 92쪽 참조

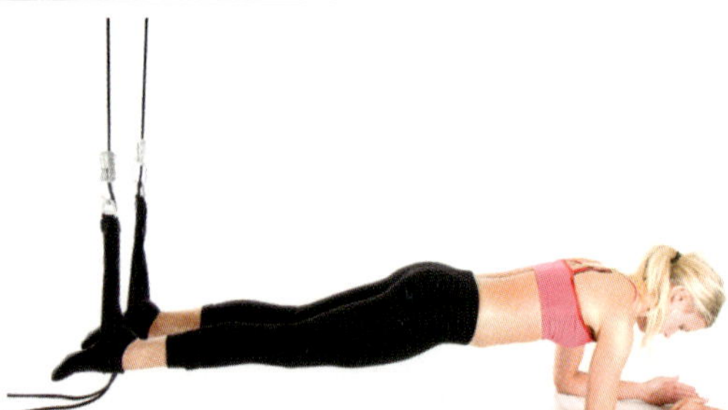

수파인 프랭크(Supine plank) 101쪽 참조

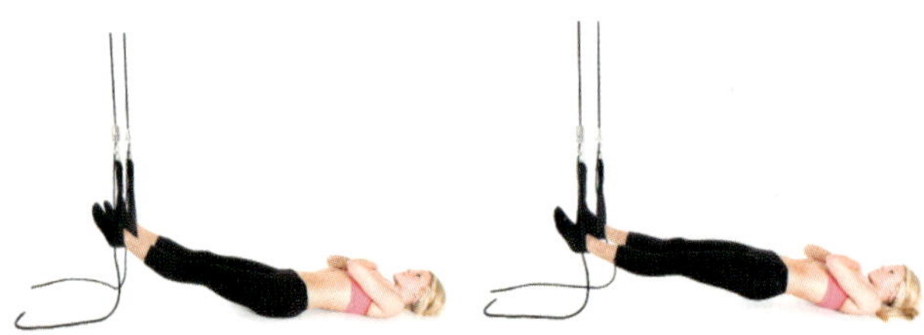

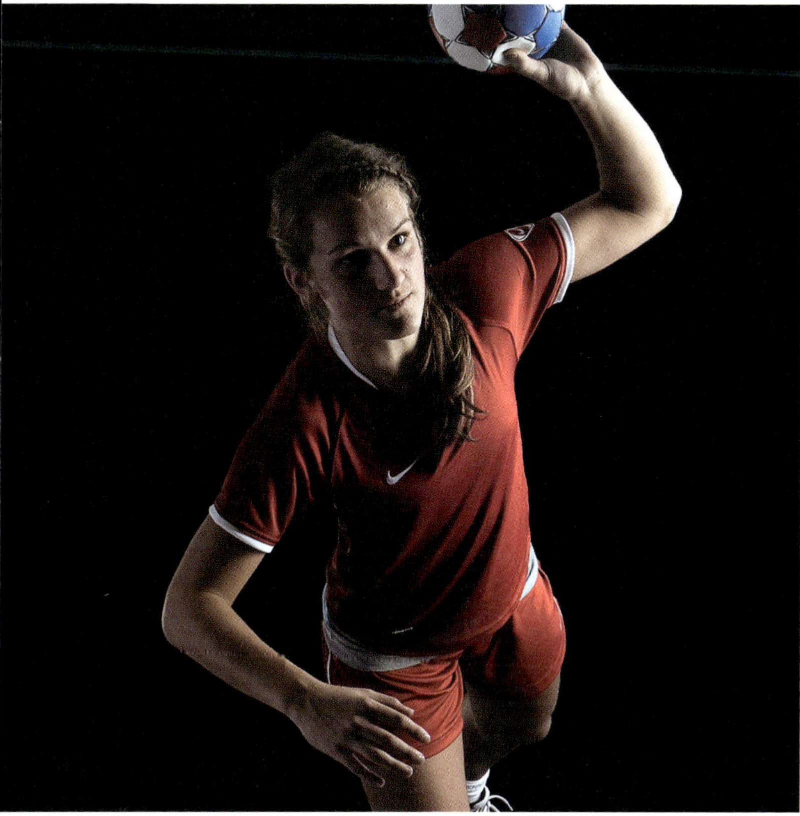

전문가의 조언 (expert advice) 4-6회 반복하여 3세트 하십시오.

핸드볼과 슬링 운동 시즌 중에 선수는 모든 경기에서 최선을 다 해야 합니다. 슬링 운동은 오랜 기간 동안 최고의 능력을 만들고 유지할 수 있는 운동을 하는데 도움이 되는 방법입니다.

인클라인 핸드스탠드 프레스(Incline handstand press) 111쪽 참조

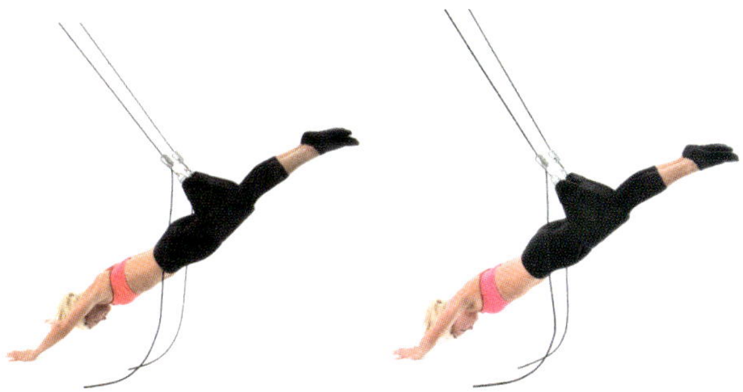

원 암 서포티드 푸시업(One arm supported push-up) 116 참조

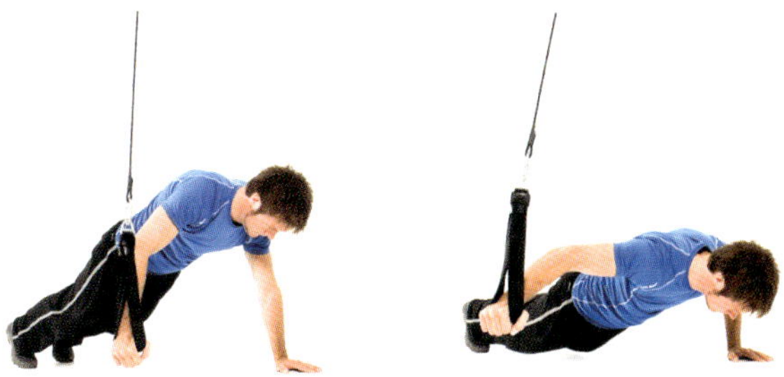

빙벽 등반을 위한 슬링 운동
(Sling training for ice Climbing)

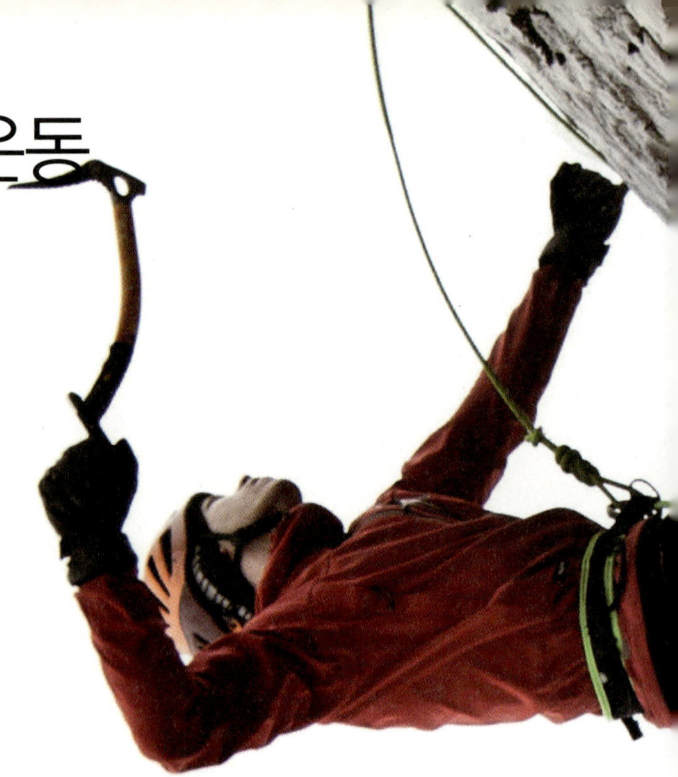

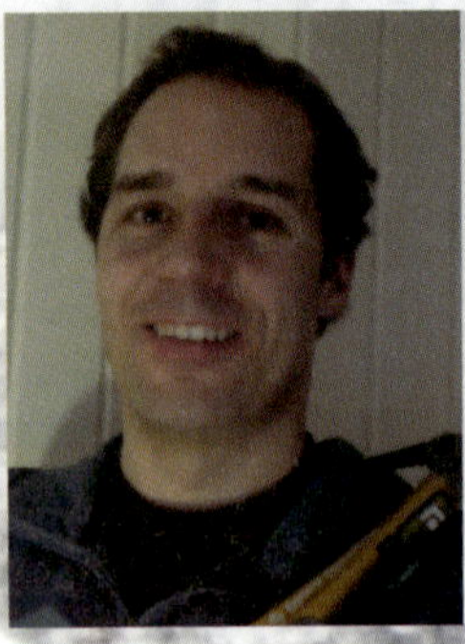

이름: Erik Mowinckel

직업과 경험: 물리치료사, 빙벽 등반가, 스노우보드와 등산 코치

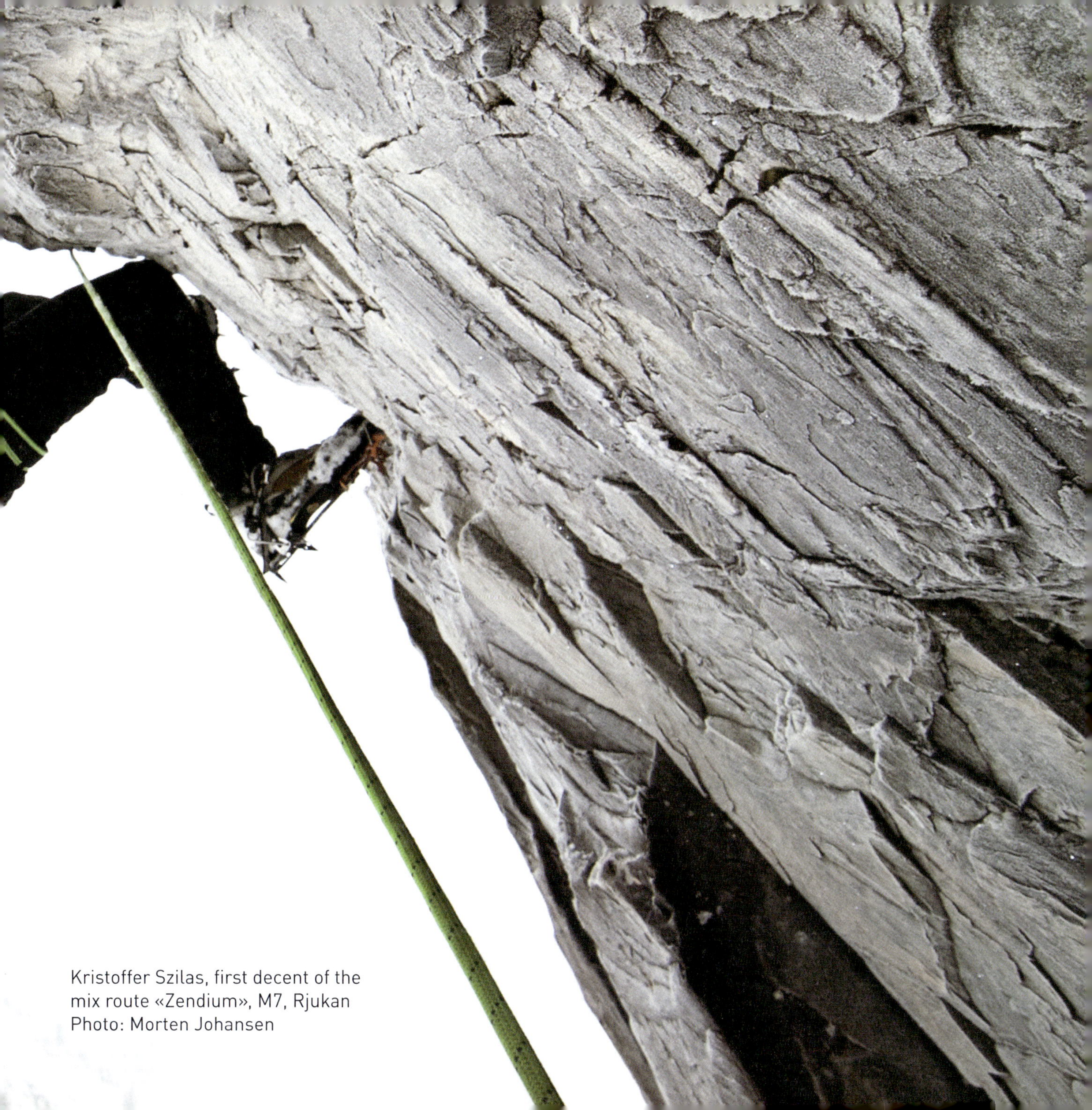

Kristoffer Szilas, first decent of the
mix route «Zendium», M7, Rjukan
Photo: Morten Johansen

포스튜랄 스쿼트(Postural squat) 47쪽 참조

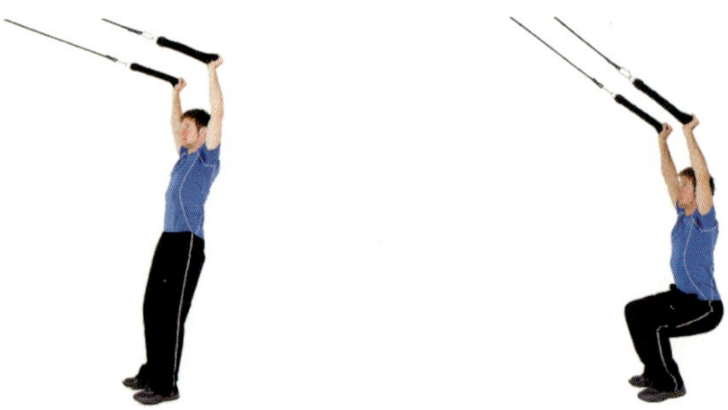

플라이스(Flies) 67쪽 참조

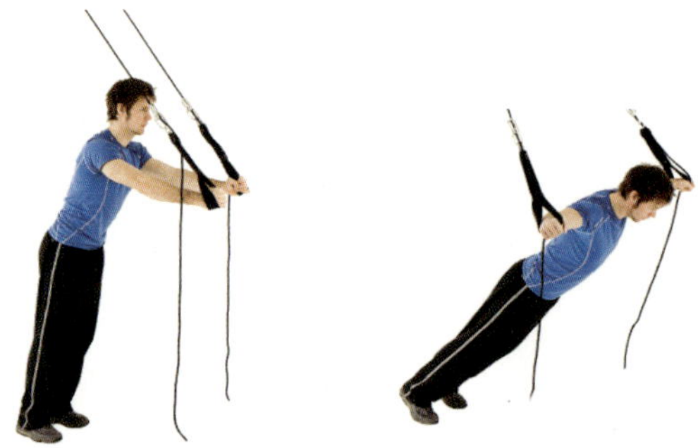

리버스 플라이스(Reverse flies) 69쪽 참조

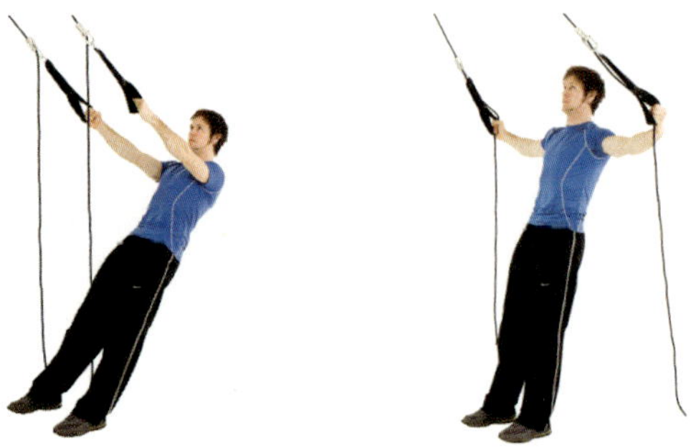

원 암 로우(One arm row) 72쪽 참조

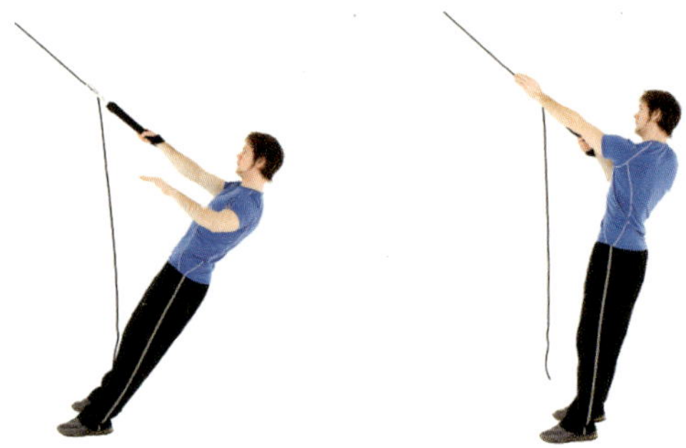

사이드 프레스(Side press) 75쪽 참조

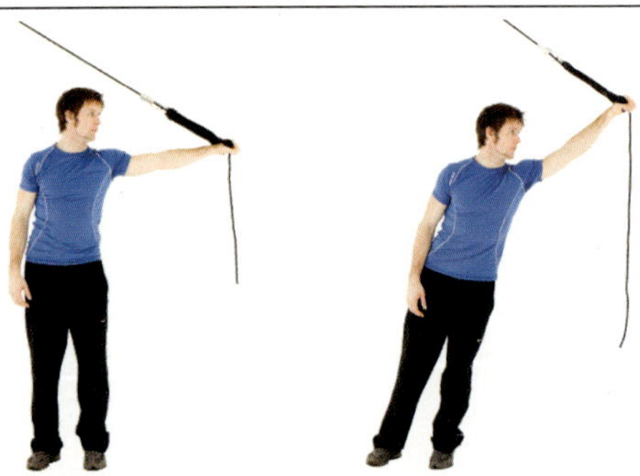

사이드 오메가(Sideways omega) 95쪽 참조

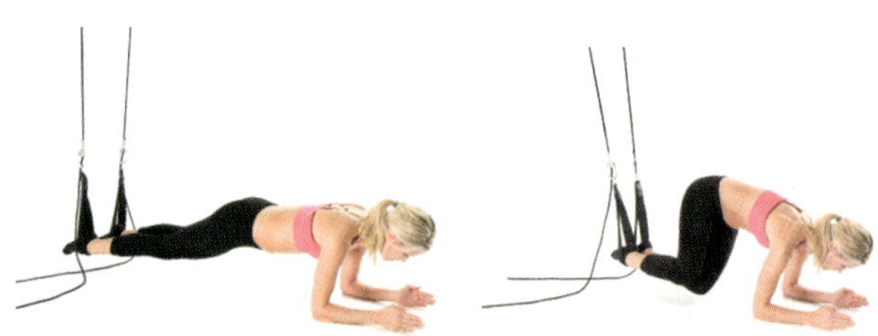

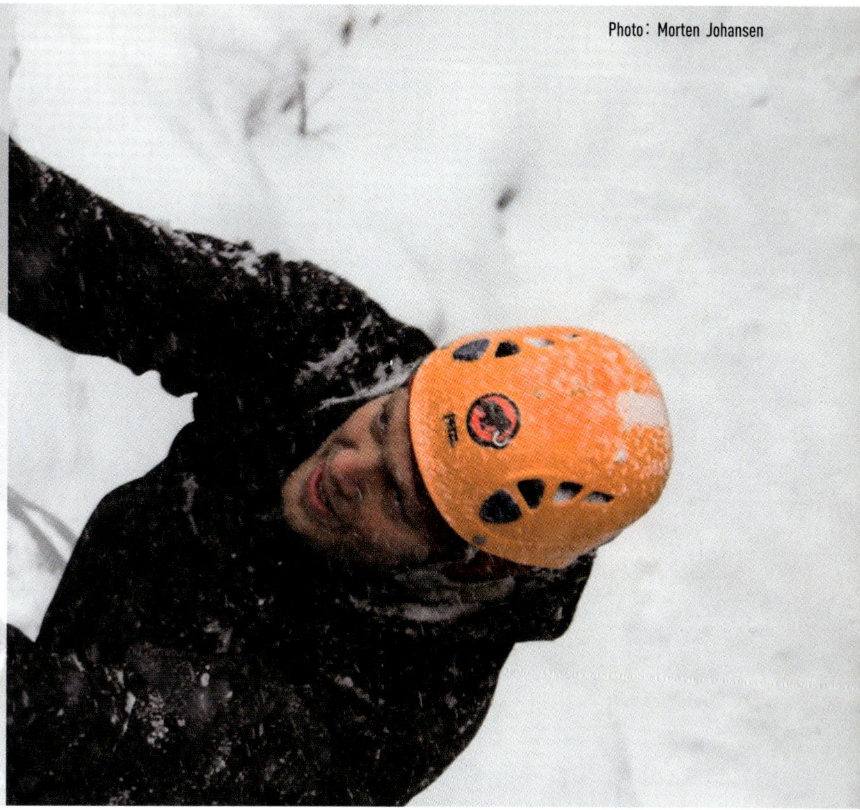

Photo: Morten Johansen

전문가의 조언 (expert advice) 빙벽 위에서 샤프트를 잡는 것처럼 슬링을 잡습니다. 가능하다면, 등산용 도끼를 카라비너(carabiner) 안에 직접 걸고 샤프트에 잡으십시오.

작은 스텝 박스나 이와 유사한 것을 사용하여 발 밑에 두고 발가락으로 서십시오. 이것은 여러분이 그립을 잡고 얼음 위에서 유지하는 것을 모방하는 방법입니다.

빙벽 등반과 슬링 운동 빙벽 등반은 몇 가지 동일한 동작을 엄청나게 반복합니다. 얼음 상태나 품질 및 가파름은 여러분이 매달리는데 필요한 코어 안정성의 정도에 영향을 미칠 겁니다. 좋지 않은 발판 상태는 더 많은 상체의 근력과 안정성을 요구하게 됩니다. 빙벽과 암벽을 섞인 등반은 좀 더 기술적인 문제를 야기합니다.

특수 운동: 4/9자(Specific exercise: Figure 4/9)

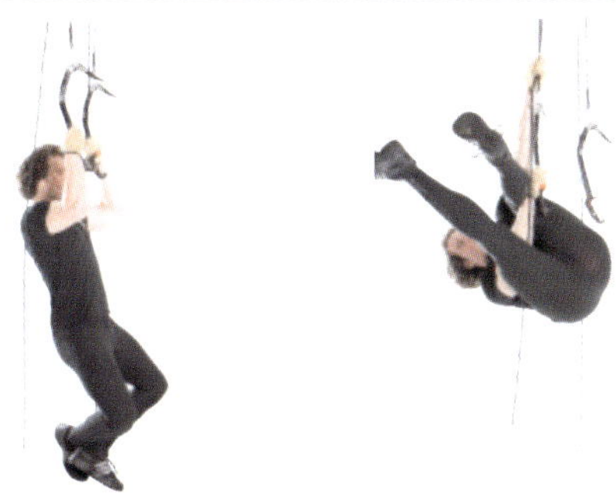

슬링을 잡고 가급적이면 축에 곧게 팔을 펴고 매달리십시오. 다리를 들어 올리고 오른쪽 팔 위로 왼쪽 다리를 교차하십시오. 최대한 다리를 위로 올려보십시오.

가슴을 위로 당기고 왼쪽 손을 놓고 가능한 한 높게 오른손을 위로 올립니다. 이 자세를 3~4초 간 유지한 다음 천천히 끝까지 내리고 반대쪽으로도 반복합니다.

카약을 위한 슬링 운동
(Sling training for Kayaking)

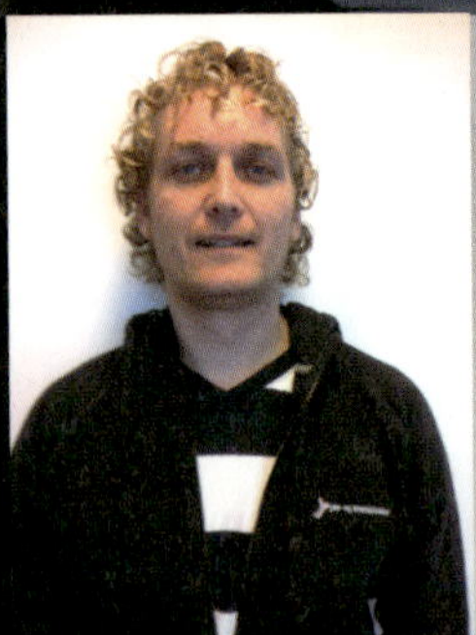

이름: Marius Holst Meinseth

직업과 경력: 물리치료사, 노르웨이 조정, 카약 올림픽과 세계대회 대표팀 물리치료사.

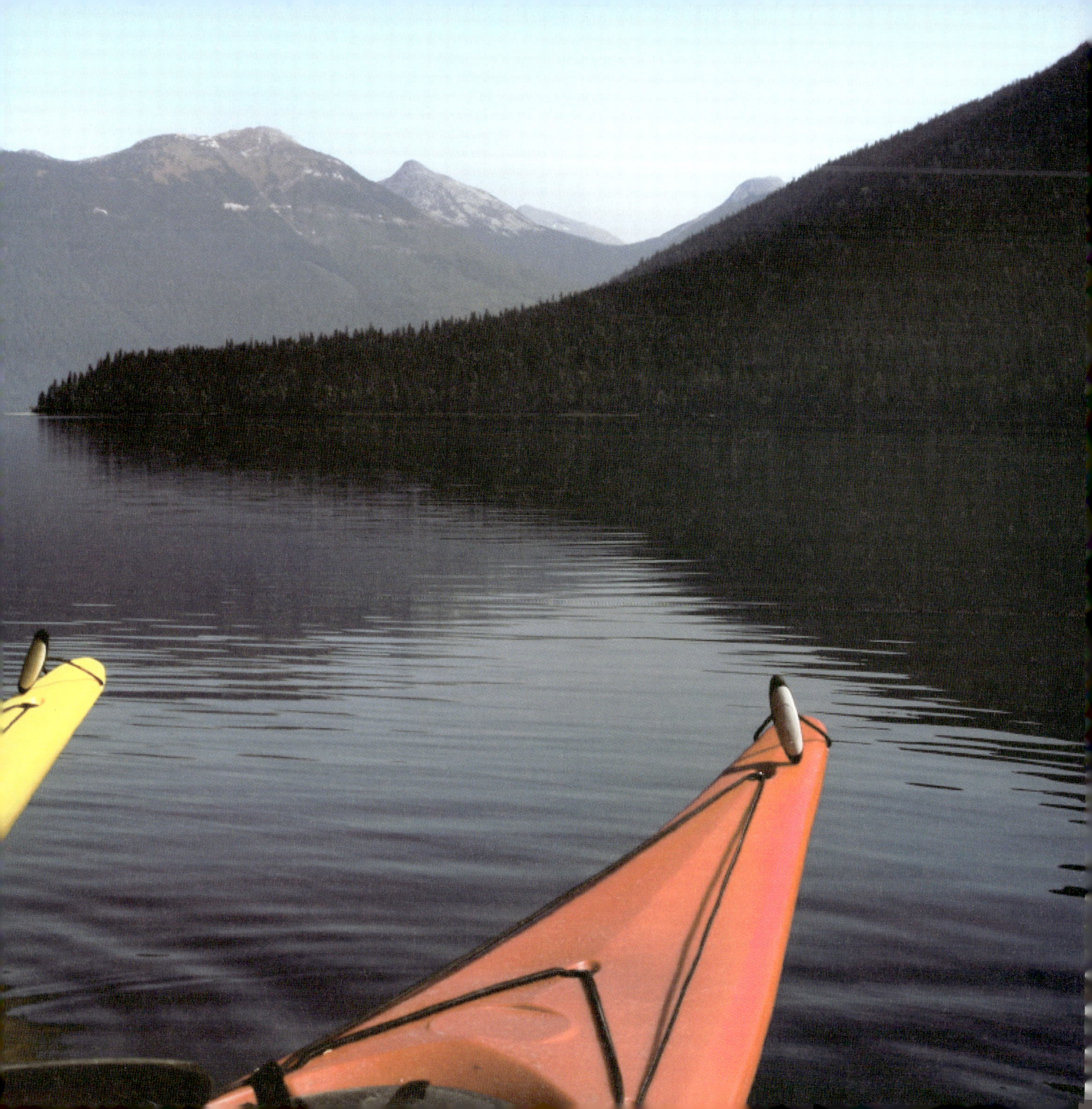

인클라인 풀업(Incline pull-ups) 73쪽 참조

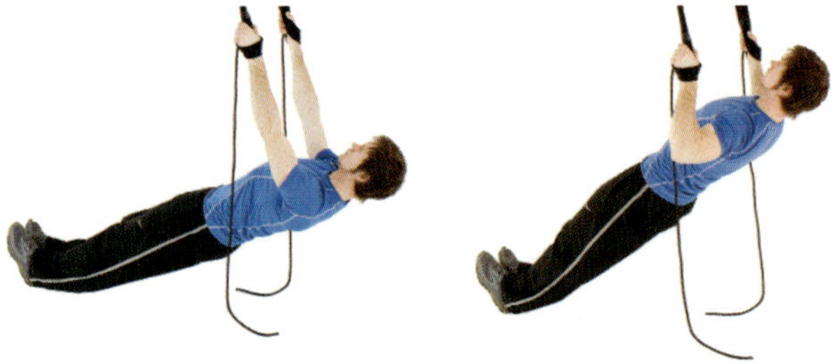

푸시업(Push-ups) 83쪽 참조

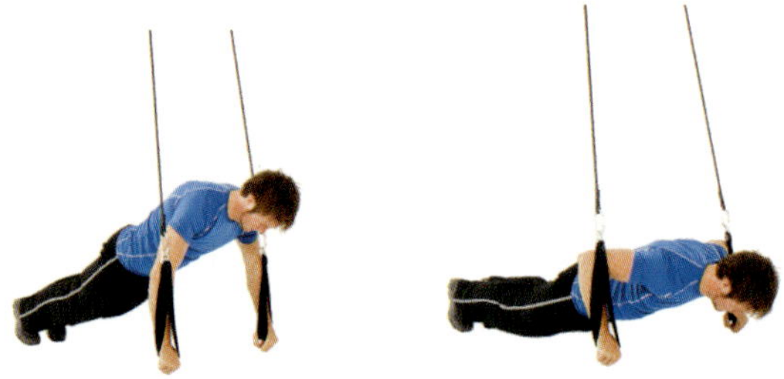

딥(Dips) 85쪽 참조

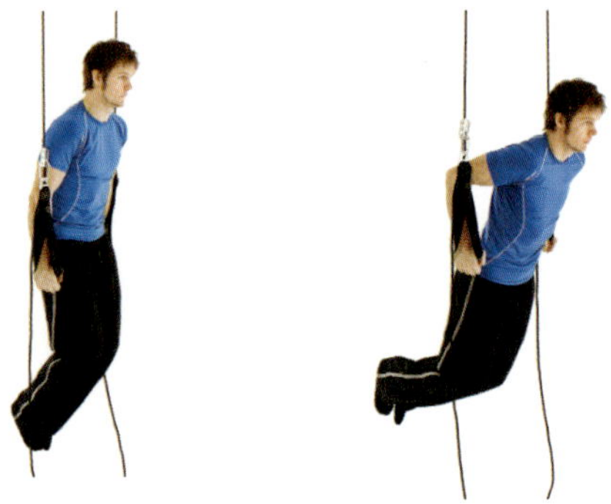

프랭크(The plank) 92 참조

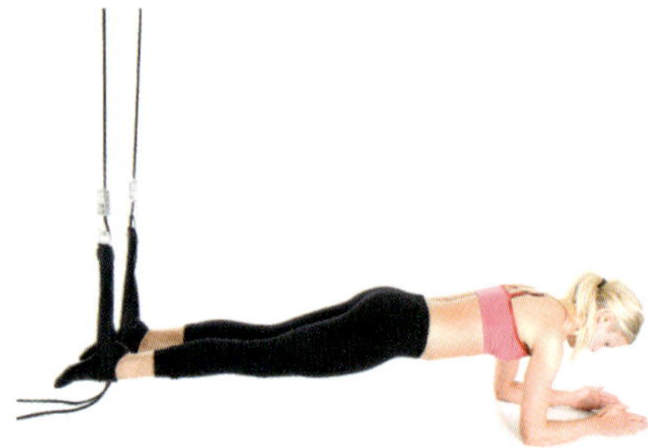

랙 리프트(Leg lifts) 106쪽 참조

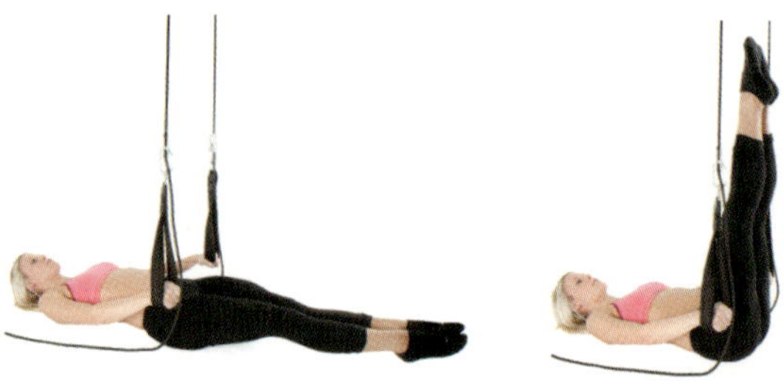

핸드스탠드 프레스(Handstand Press) 112쪽 참조

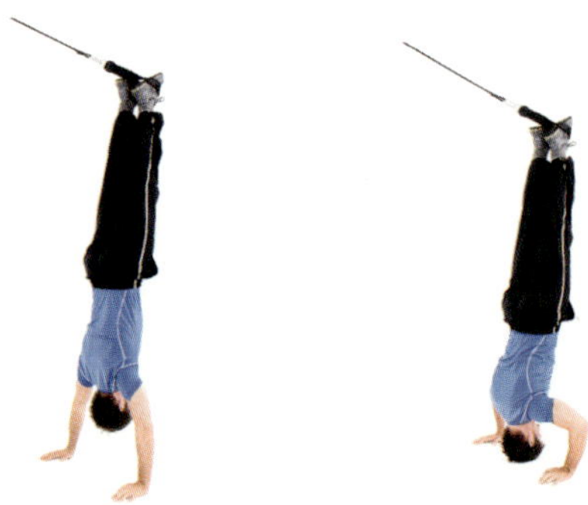

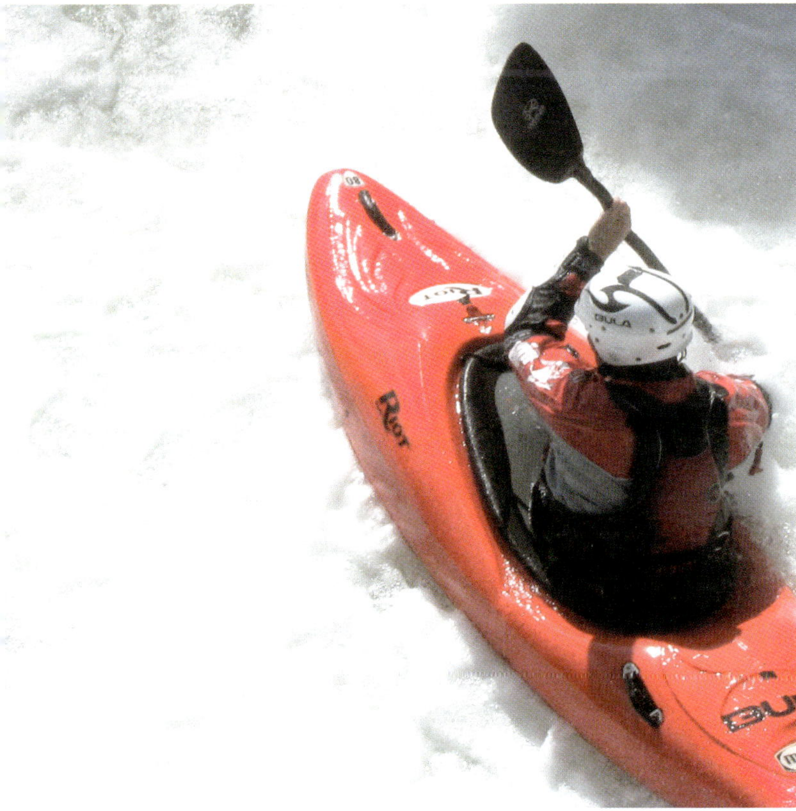

전문가의 조언 (expert advice) 이 운동은 특정 근육을 강화하여 더 나은 카약 선수가 될 수 있도록 고안되었습니다. 8~12번 반복을 4세트 하십시오. 운동을 좀 더 어렵게 만들려면 불안정성을 추가하십시오.

카약과 슬링 운동 만약 여러분이 더 나은 카약 선수가 되고 싶다면, 코어와 상체의 회전, 어깨 부위의 근력이 필요합니다. 여기에 제공된 운동들은 종종 시즌 전 훈련 시에 사용됩니다. 여러분의 능력에 맞게 난이도와 반복 수를 조절하십시오.

핸드스탠드 프레스(Handstand Press)

푸시업 자세에서 물구나무 자세가 되도록 서서 수레 돌리는 듯한 걸음 동작을 합니다.

탁구를 위한 슬링 운동
(Sling training for Table tennis)

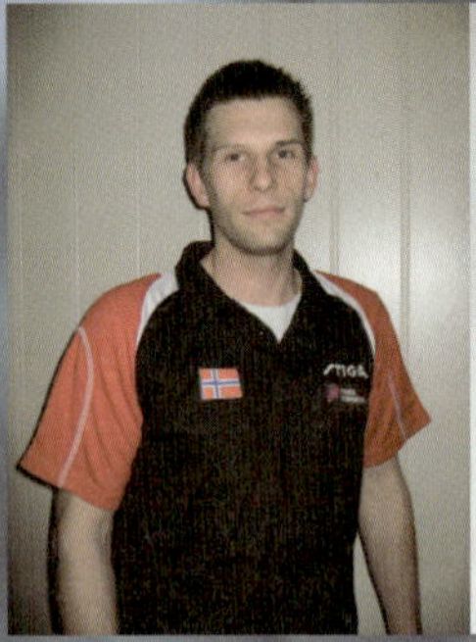

이름: Joachim Sørensen

직업과 경험: 물리치료사, 도수치료사, 노르웨이 탁구 연맹 의료 고문, 장애인 올림픽팀 스포츠물리치료사.

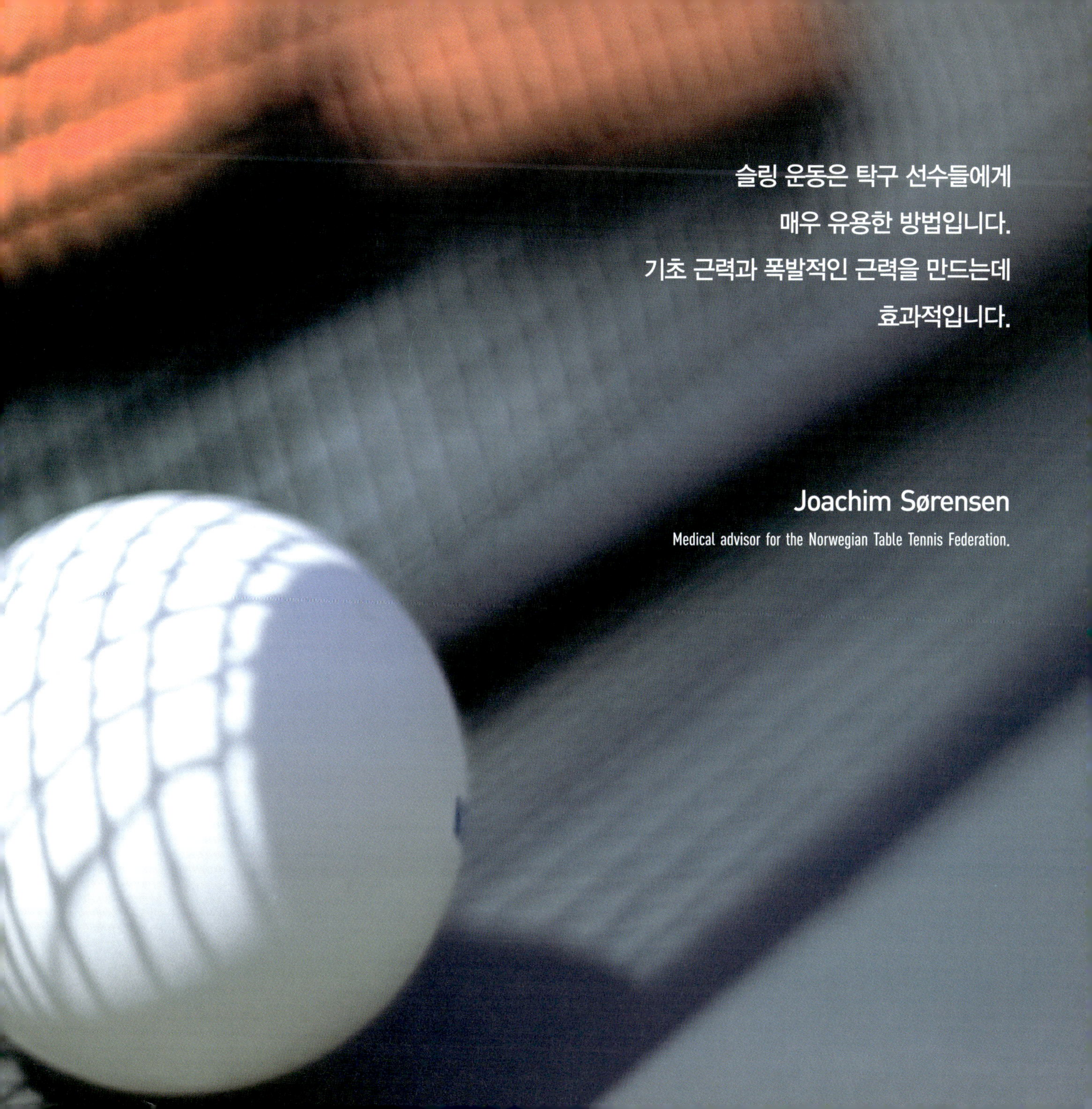

슬링 운동은 탁구 선수들에게
매우 유용한 방법입니다.
기초 근력과 폭발적인 근력을 만드는데
효과적입니다.

Joachim Sørensen

Medical advisor for the Norwegian Table Tennis Federation.

익스터널 로테이션(External rotation) 76쪽 참조

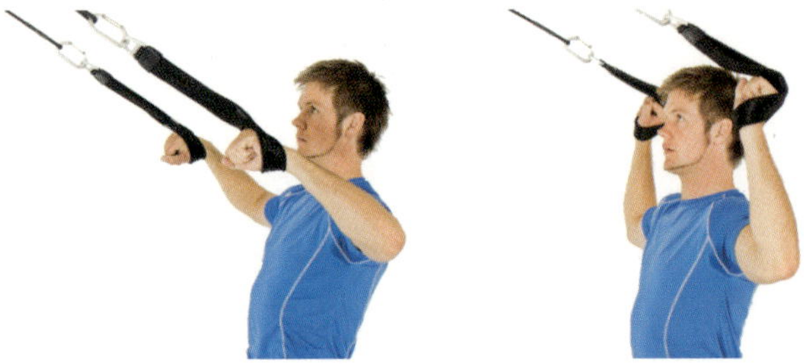

인터널 로테이션(Internal rotation) 77쪽 참조

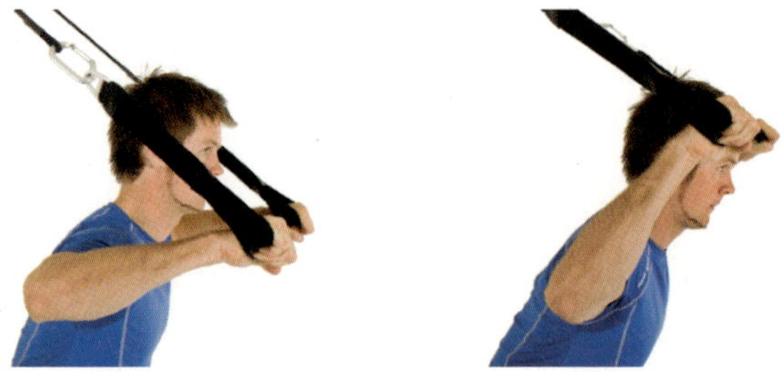

푸시업 온 어 휘트니스 볼(Push-ups on a fitness ball) 83쪽 참조

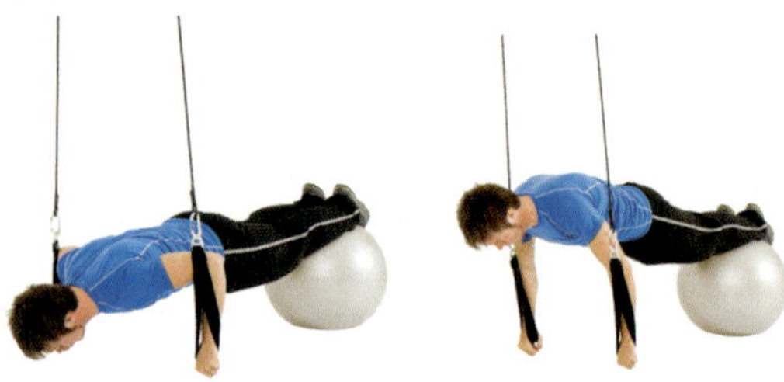

수파인 프랭크 로테이션(Supine plank rotation) 103쪽 참조

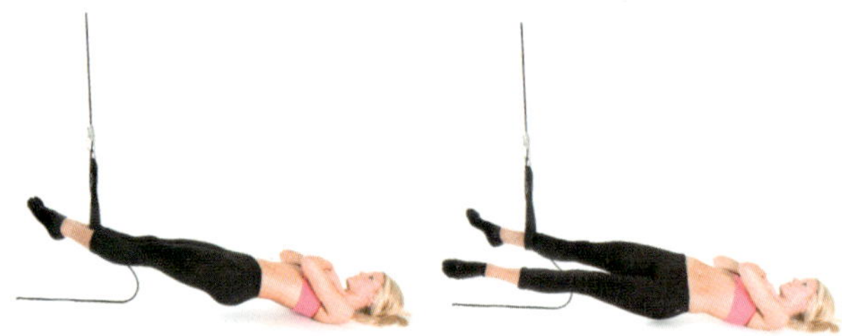

트위스티드 사이드 프랭크(Twisted side plank) 113쪽 참조

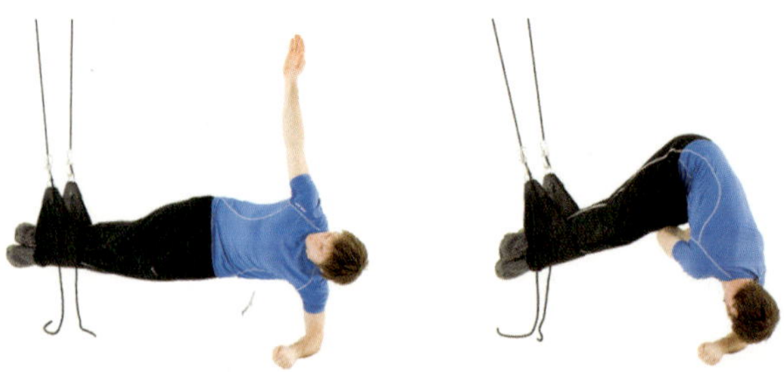

슬링 스콰트(Sling squat) 127쪽 참조

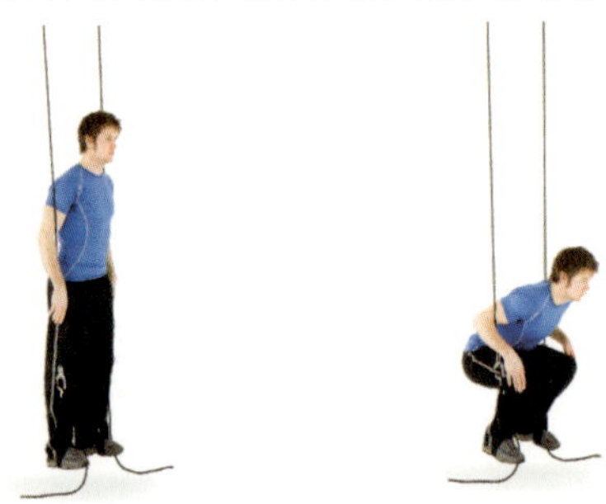

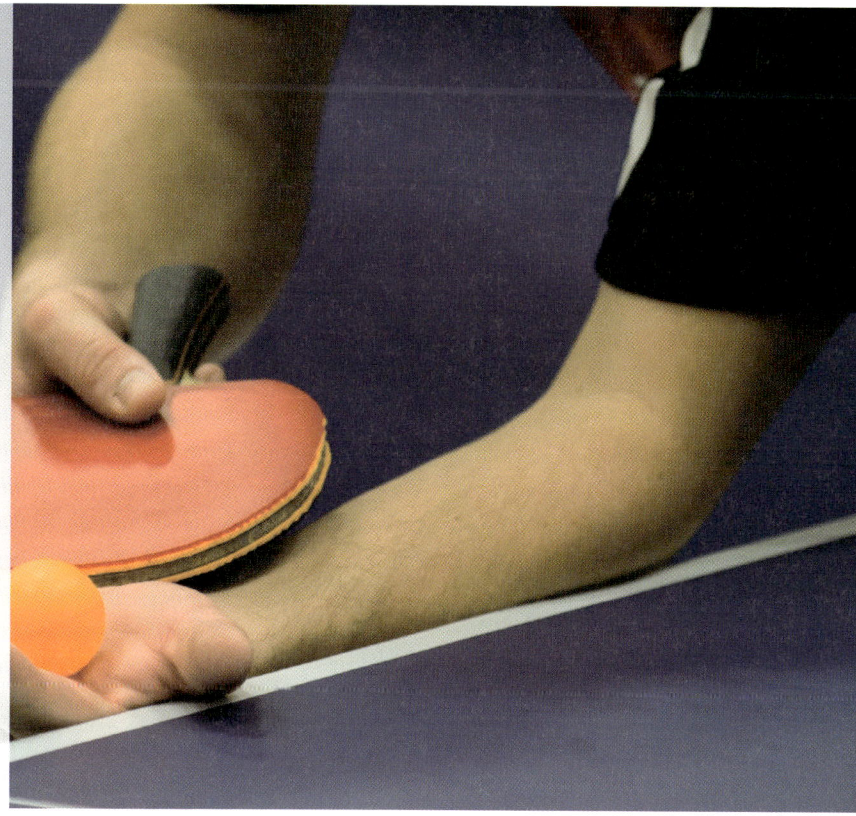

전문가의 조언 (expert advice) 4~6회 반복하여 3세트 하십시오.

탁구와 슬링 운동 탁구는 짧은 랠리(rallies)로 끊임없이 멈추고 움직이는 운동입니다. 여러분은 폭발적인 힘을 최대 속도로 최대로 발휘할 수 있도록 근력 운동에 집중해야 합니다.

또한 운동을 마무리할 때 6장의 여러 스트레칭을 추가하여 허리와 어깨의 운동성을 증가하고 유지시켜야 합니다.

특수 운동: 로테이팅 크로스(Rotating cross) 179쪽 참조

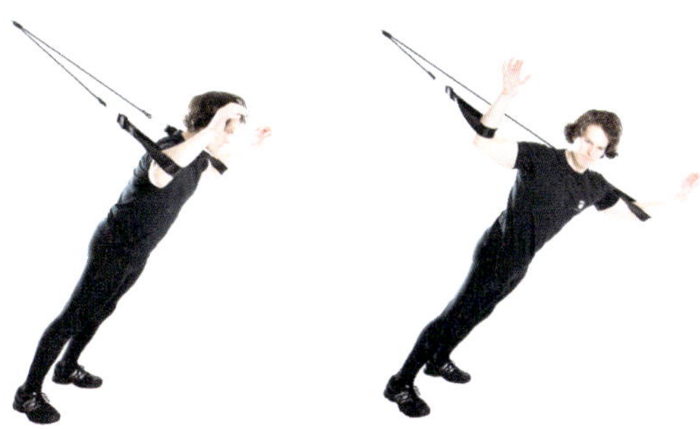

- 이 슬링 운동에는(pulley)가 필요합니다.
- 운동은 Flyes (운동 3.4)의 끝 위치에서 시작되며, 슬링은 팔뚝 주위에 고정되어 있습니다.
- 엉덩이를 단단히 고정하고 상체를 한쪽으로 천천히 돌립니다. 원래자세로 천천히 돌아간 후 반대편으로도 반복하십시오.

싸이클링을 위한 슬링 운동
(Sling training for Cycling)

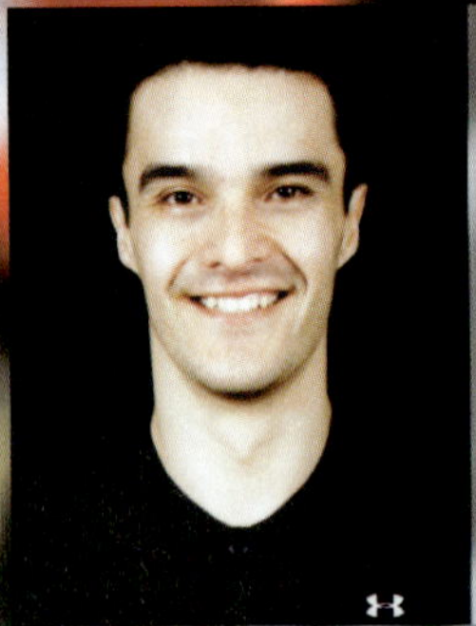

이름: Frank Rizzo

직업과 경력: 물리치료사, 축구, 싸이클, 육상팀 트레이너, Betterperformance사 대표.

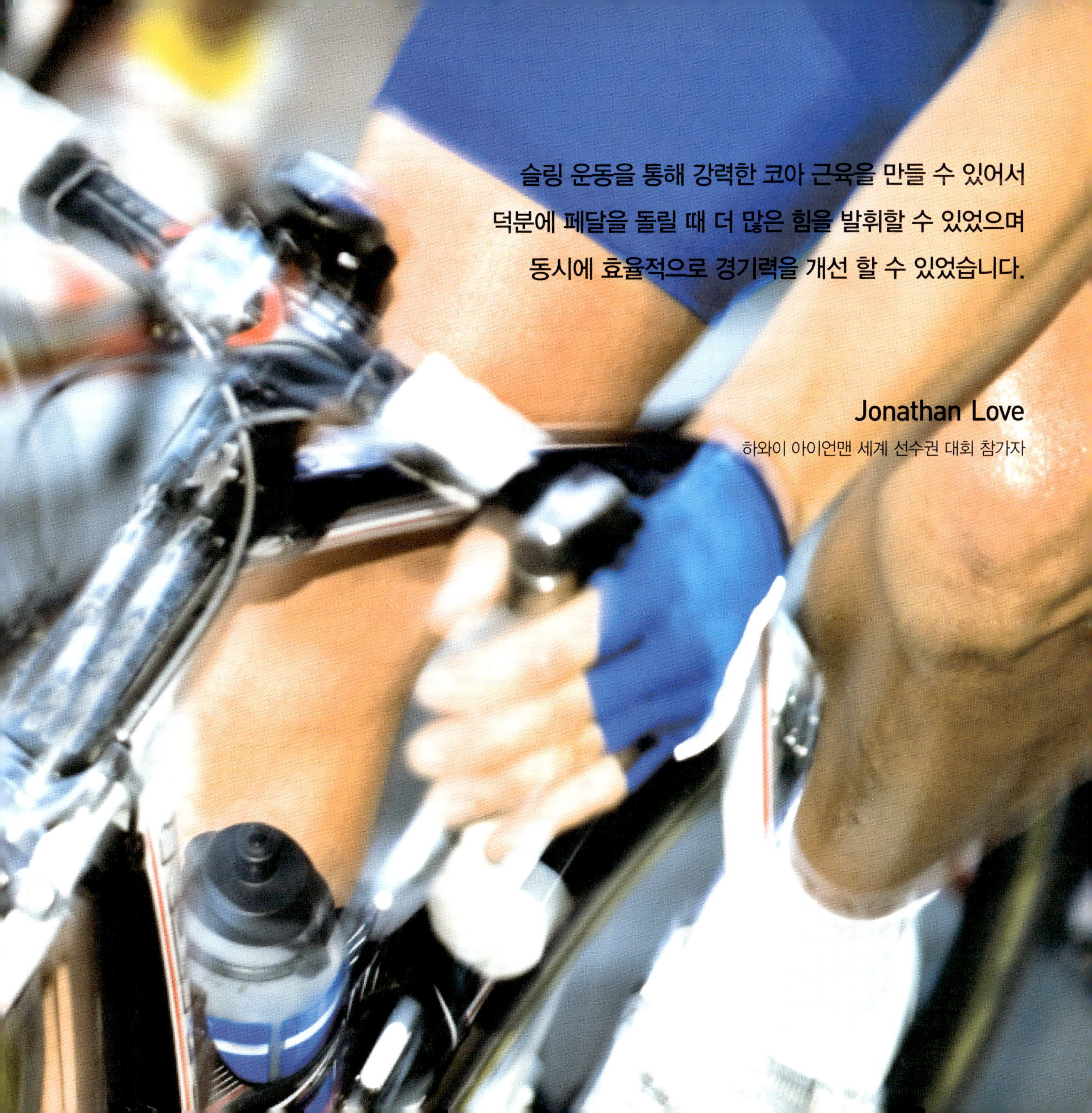

슬링 운동을 통해 강력한 코아 근육을 만들 수 있어서
덕분에 페달을 돌릴 때 더 많은 힘을 발휘할 수 있었으며
동시에 효율적으로 경기력을 개선 할 수 있었습니다.

Jonathan Love

하와이 아이언맨 세계 선수권 대회 참가자

포스튜랄 스쿼트(Postural squat) 47쪽 참조

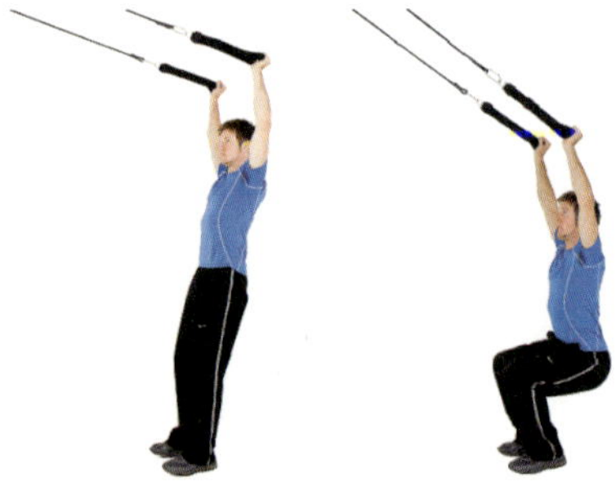

원 렉 햄스트링 컬(One leg hamstring curl) 58쪽 참조

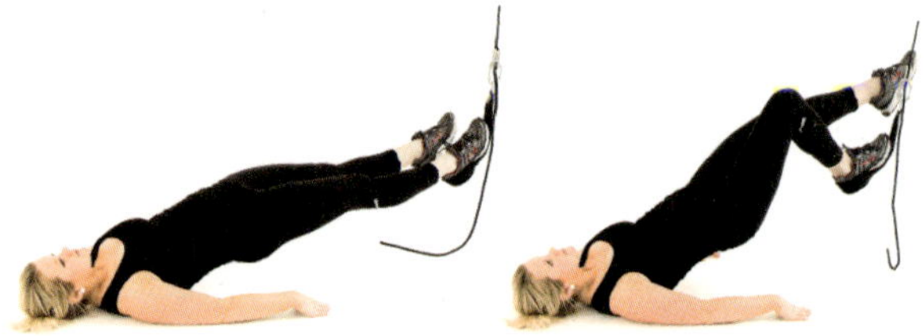

하이 익스텐션 투 스프릿(High extension to splits) 59쪽 참조

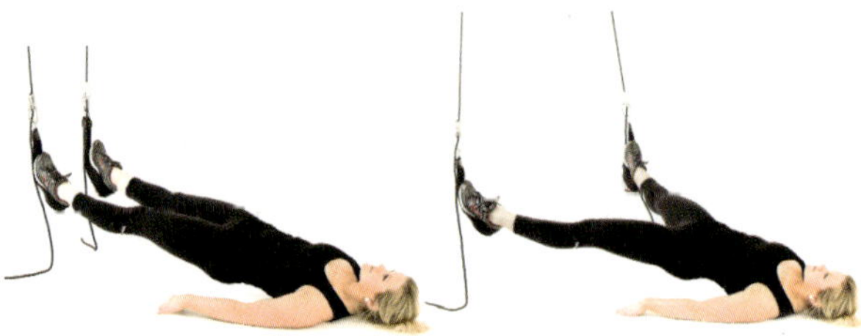

인클라인 풀업(Incline pull-ups) 82쪽 참조

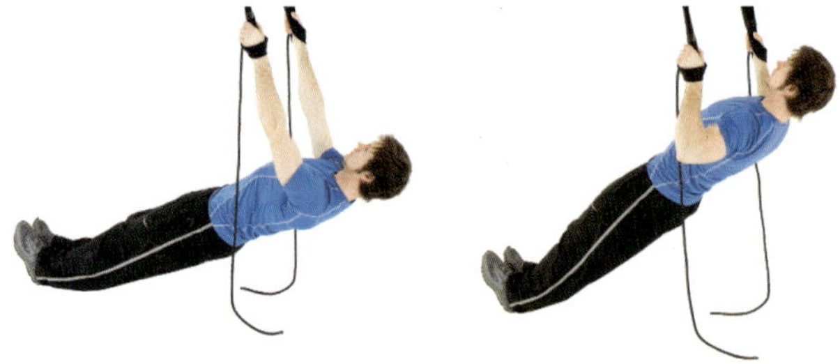

니 오프 더 그라운드(Knees off the ground) 91쪽 참조

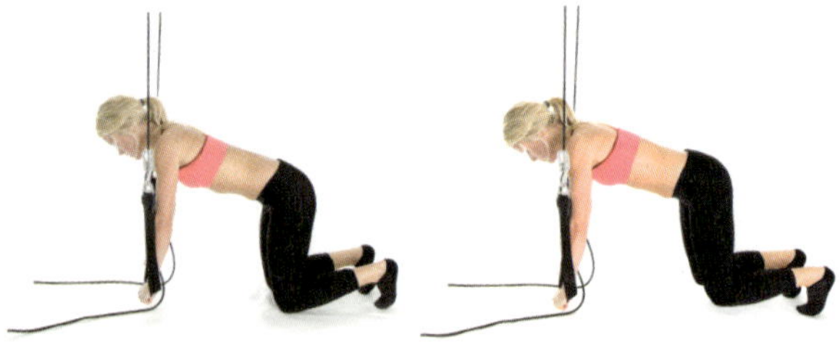

프랭크(The plank) 92쪽 참조

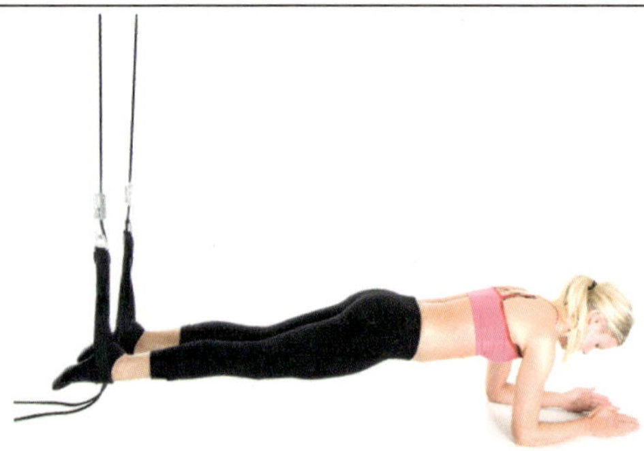

전문가의 조언 (expert advice) 이 전신 운동은 사이클링 시즌 전반에 걸쳐 사용될 수 있습니다.

6~8번 반복을 4세트하십시오.

사이클링과 슬링 운동 새로운 연구[1]에서 사이클링을 위한 생역학과 코어 근육의 근력 사이의 상관성이 있었다고 합니다. 약한 코어 근육과 코어 안정성의 부족은 무릎 관절에 부담을 줄 수 있으며 이로 인해 부상을 입을 수 있습니다.

초보자는 종종 기초 코아 근력의 부족을 보입니다. 이상적으로, 사이클 선수는 사이클링을 처음 시작할 때 코아 운동부터 시작해야 합니다. 슬링 운동은 여러분의 코아 근육과 특히 고관절 주위 근육을 강화시키고, 이로 인해 수행능력을 향상시키고 부상을 당하지 않게 합니다.

1. Smogita, JM et al. (2007). Relationship between cycling mechanics and core stability. J Strength Cond Res., 21(4), 1300–4.

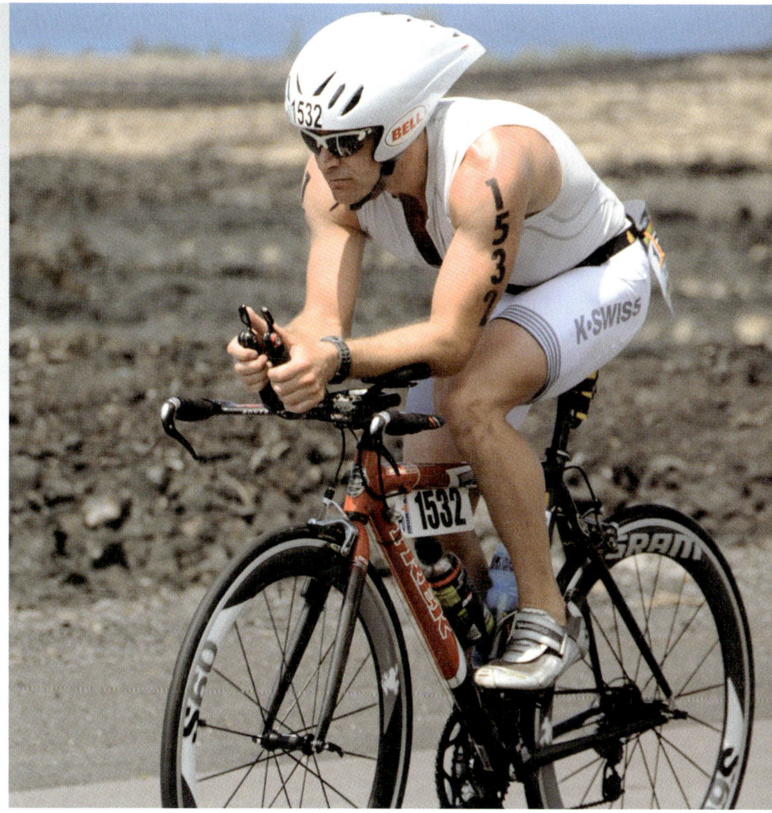

슬링 사이클링(Sling cycling) 93쪽 참조

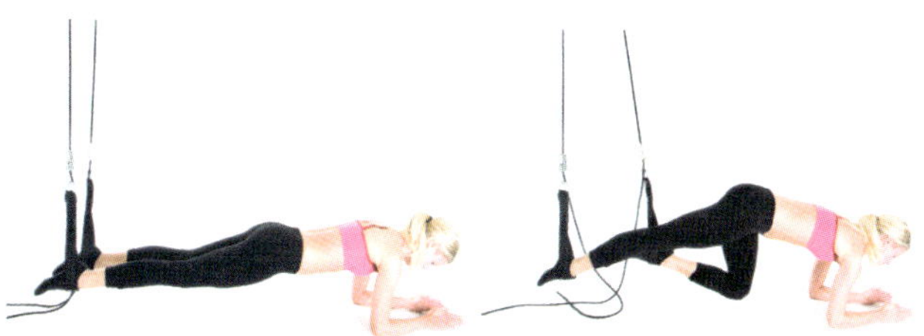

원 렉 수파인 프랭크(One leg supine plank) 102쪽 참조

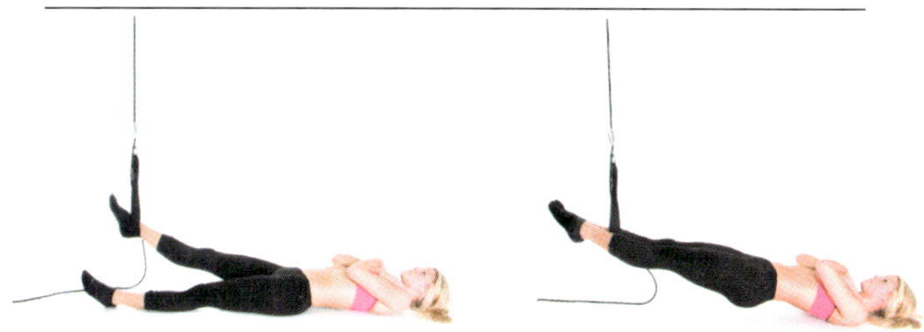

기초 운동(Basic workouts)

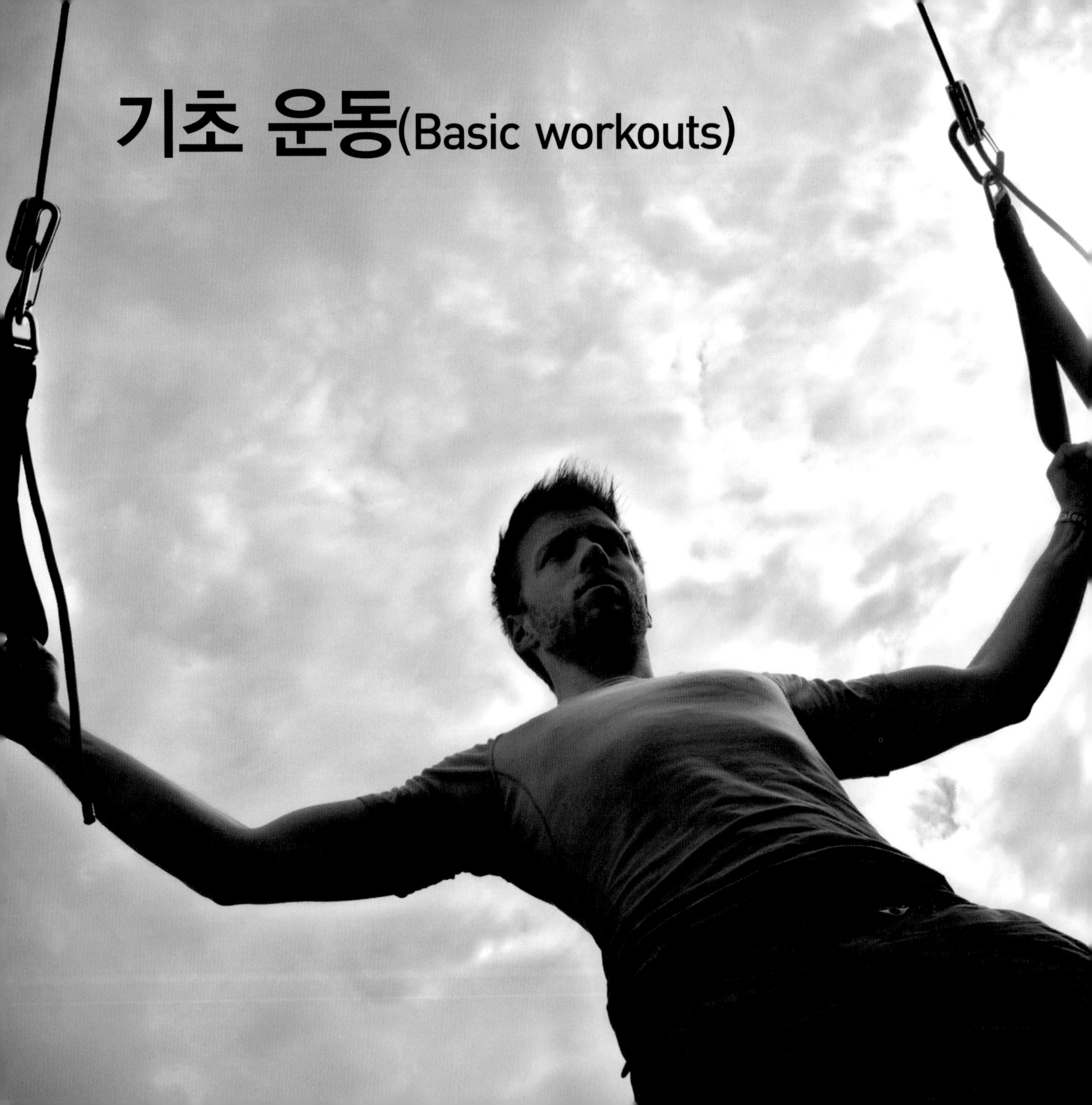

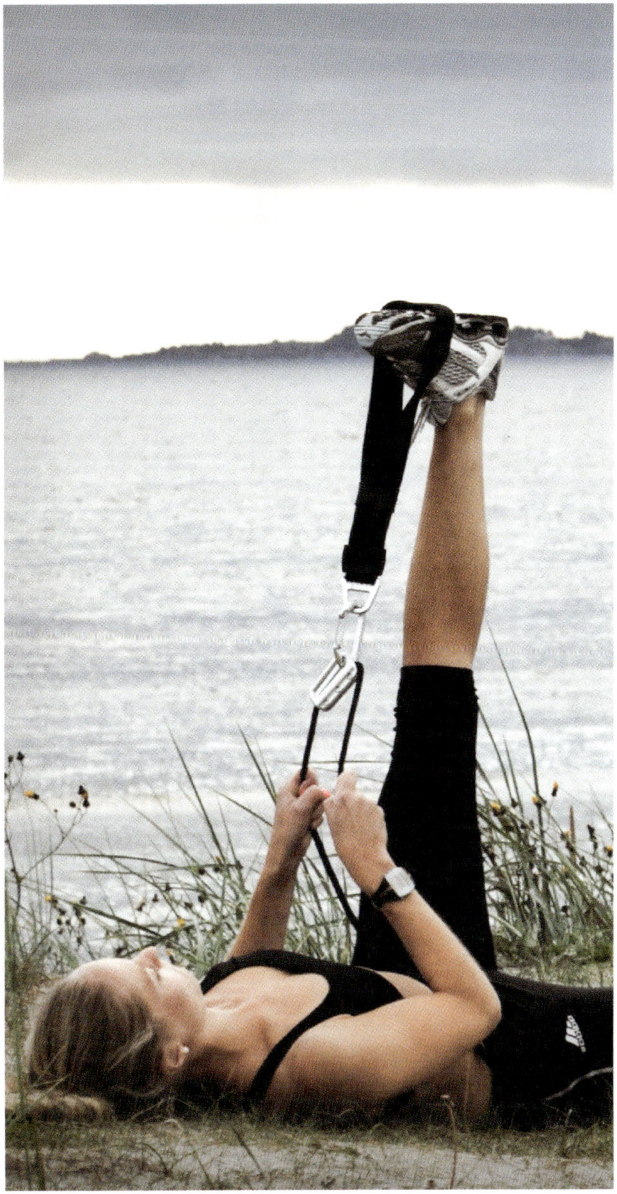

초보자 프로그램 30분

준비운동(10분)

1.1 스콰트와 로우(Squat and row)(전신)

1.2 런지와 플라이(Lunge and fly)(전신)

근력 운동(20분) 15회 반복 x 3세트

3.19 인클라인 푸시업(Incline push-ups)

3.5 리버스 엘보 플라이스(Reverse elbow flies)

2.1 원 렉 스콰트(One leg squat)

3.10 인클라인 풀업(Incline pull-ups)

4.3 프랭크(The plank)

2.7 햄스트링 컬(Hamstring curl)

3.15 햄머 컬(Hammer curls)

3.17 트라이셉스 프레스(Triceps press)

고급(Express program) 프로그램 20분

상지/코아

5~7반복 × 2세트: 2-2 운동을 짝으로 실시합니다. 다음 2가지 운동을 계속하기 전까지 2세트를 실시합니다.

예제: 플라이(Flies) – 리버스 플라이(Reverse flies) – 플라이(Flies) – 리버스 플라이(Reverse flies) – 푸시업(Push-ups) – 등(etc).

준비운동(10분)

1.1 스쿼트와 로우(Squat and row)
1.2 런지와 플라이(Lunge and fly)

근력 강화 운동

3.4 플라이(Flies)
3.6 리버스 플라이(Reverse flies)
3.13 익스터널 로테이션(External rotation)
3.10 인클라인 풀업(Incline pull-ups)
3.20 푸시업 인 컴비네이션(Push-ups in combination with)
4.5 오메가(Omega)
4.11 다이나믹 사이드 프랭크(Dynamic side plank)
3.24 풀업(Pull-ups)
3.18 원 암 트라이셉스 프레스(One arm triceps press)

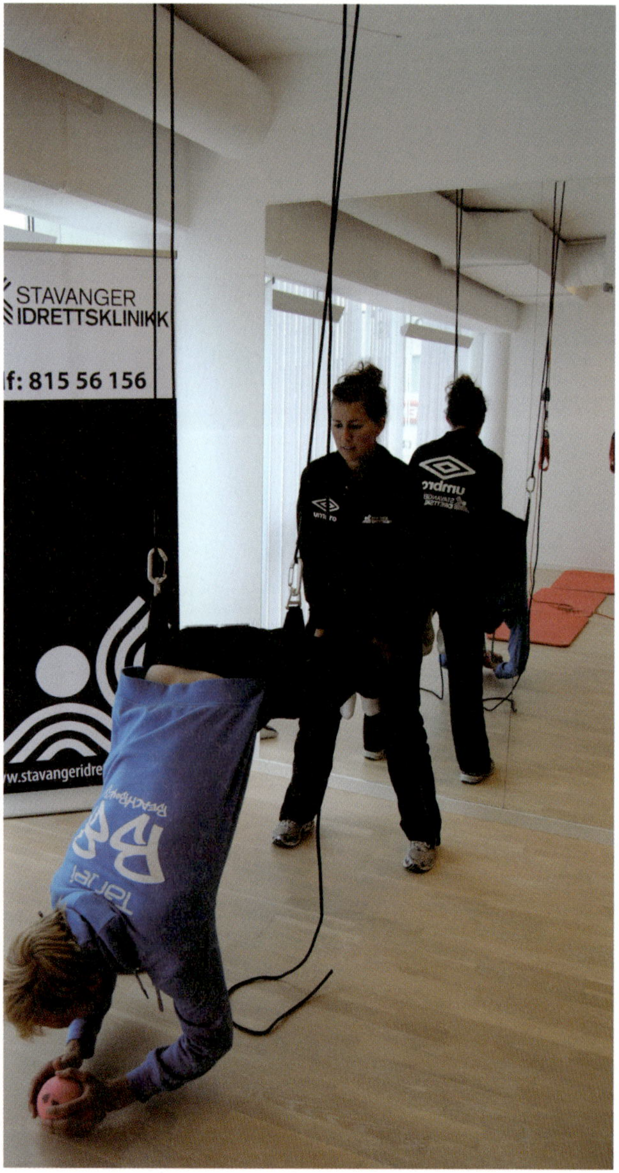

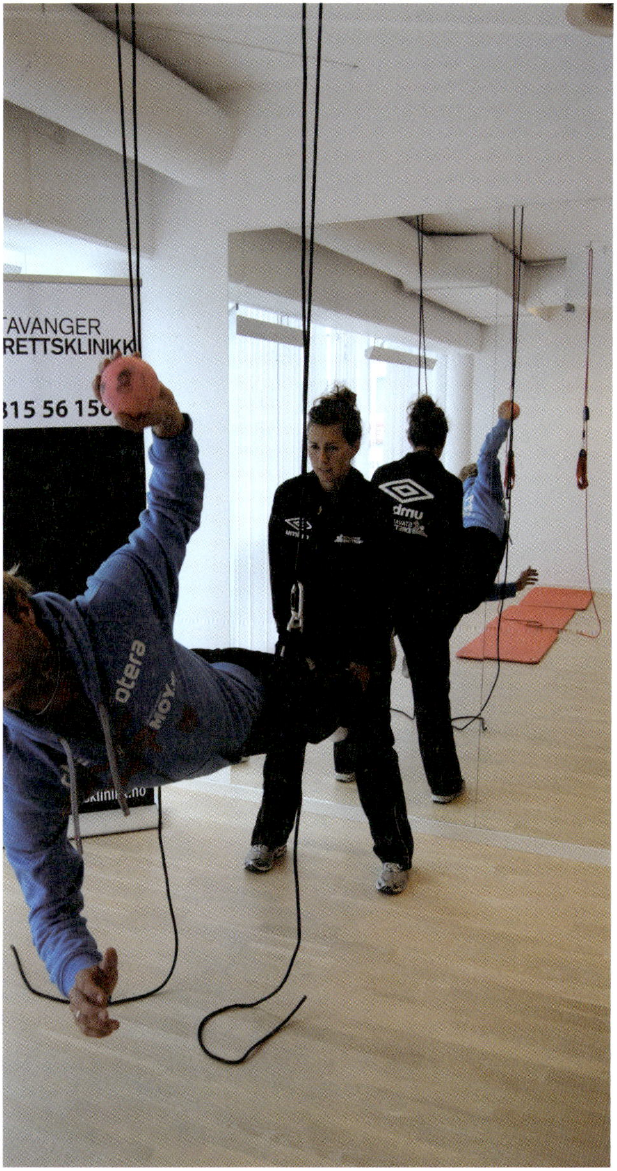

고급 운동(Express program) 20분

코아/허벅지

5~7반복 × 2세트: 2-2 운동을 짝으로 실시합니다. 다음 2가지 운동을 계속하기 전까지 2세트를 실시합니다.

예제: 오메가(Omega) – 하이 햄스트링 컬(High hamstring curl) – 오메가(Omega) – 하이 햄스트링컬(High hamstring curl) – 백워드 런지(Backward lunge) – 등(etc.)

준비운동 (10분)

1.1 스쿼트와 로우(Squat and row)

1.3 런지 위드 사이드 밴드(Lunge with side bend)

4.5 오메가(Omega)

2.8 하이 햄스트링 컬(High hamstring curl)

2.3 백워드 런지(Backward lunge)

2.11 슬링 랙 리프트(Sling leg lifts)

4.17 랙 리프트(Leg lifts)

4.10 사이드 프랭크(Side plank)

3.15 햄머 컬(Hammer curls)

3.17 트라이셉스 프레스(Triceps press)

극한 프로그램(Extreme program)

6반복 × 3세트: 2–2 운동을 짝으로 실시합니다. 다음 2가지 운동을 계속하기 전까지 2세트를 실시합니다.

예제: 백워드 런지 투 점프(Backward lunge to jump) – 하이 햄스트링 컬(High hamstring curl) – 백워드 런지 투 점프(Backward lunge to jump) – 하이 햄스트링 컬(High hamstring curl) – 트위스트 사이드 프랭크(Twisted side plank) – 등(etc.)

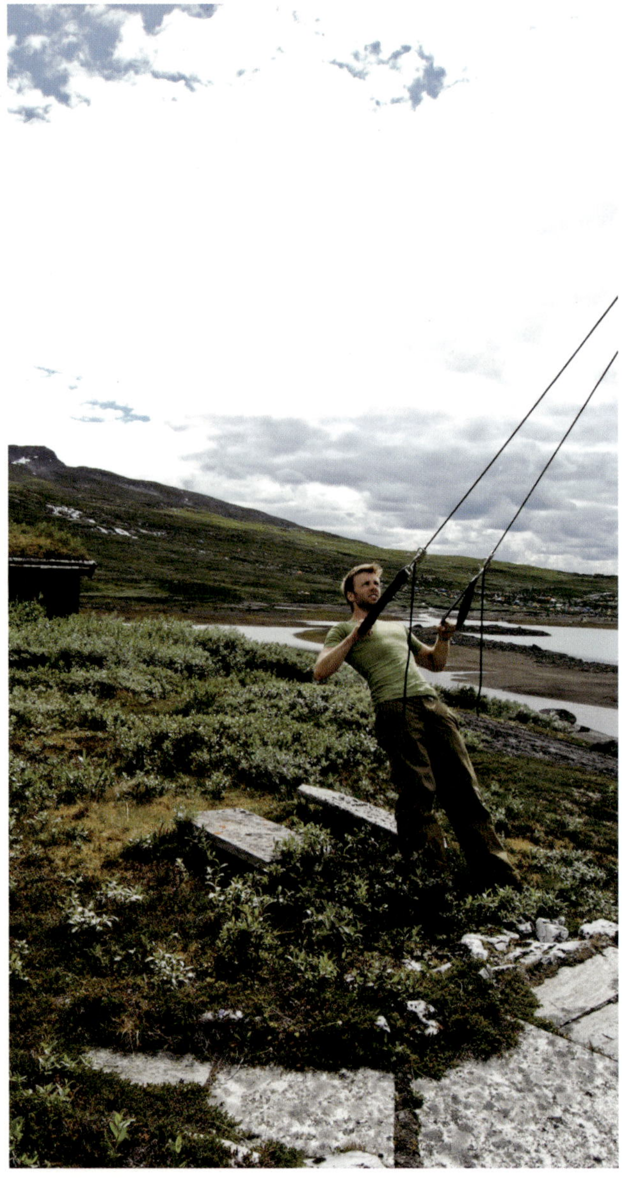

자유로운 준비운동(Free warm–up) 10분

근력강화 운동(Strength exercises)

2.4 백워드 런지 투 점프(Backward lunge to jump)
2.8 하이 햄스트링 컬(High hamstring curl)
4.8 델타 인 컴비네이션(Delta in combination with)
4.9 보디 사우(Body saw)
5.4 트위스티드 사이드 프랭크(Twisted side plank)
5.16 트위스티드 푸시업(Twisted push–ups)
3.7 와이 플라이스(Y–flies)
5.3 핸드스탠드 프레스(Handstand press)
5.13 브이 업(V–ups)
5.20 타이프라이터 풀업(Typewriter pull–ups)
3.23 딥스(Dips)